Kohlhammer *Pflege*

T0135853

Die Herausgeberin:

Ida Lamp, Dipl.-Theologin, Psychosoziale Beraterin, Psychoonkologin, Geschäftsführerin des Palliativen Hospiz Solingen e. V. www.ida-lamp.de

Ida Lamp (Hrsg.)

Umsorgt sterben

Menschen mit Demenz in ihrer letzten
Lebensphase begleiten

Verlag W. Kohlhammer

1. Auflage 2010

Alle Rechte vorbehalten
© 2010 W. Kohlhammer GmbH Stuttgart
Gesamtherstellung:
W. Kohlhammer Druckerei GmbH + Co. KG, Stuttgart
Printed in Germany

ISBN 978-3-17-020737-0

Geleitwort

Media in vita in morte sumus – kehrs umb – media in morte in vita sumus
(Mitten im Leben wir sind vom Tode umfangen
– kehrs umb –
Mitten im Tode wir sind vom Leben umfangen)

Martin Luther (1483–1546) nach Notker der Stammler (um 900 n. Chr.)

Als bedeutende Aufgabe im Lebenslauf ist die Integration zweier grundlegender Ordnungen zu verstehen: die Ordnung des Lebens und die Ordnung des Todes. In den einzelnen Lebensaltern besitzen die beiden Ordnungen unterschiedliches Gewicht: In den frühen Lebensaltern steht eher die Ordnung des Lebens im Zentrum – ohne dass die Ordnung des Todes damit ganz „abgeschattet" werden könnte – in den späten Lebensaltern tritt hingegen die Ordnung des Todes immer mehr in den Vordergrund, ohne dass dies bedeuten würde, dass die Ordnung des Lebens damit aufgehoben wäre. Wenn Menschen an einer fortgeschrittenen Demenz leiden, dann werden sie selbst, dann werden auch ihre engsten Bezugspersonen immer stärker mit der Ordnung des Todes konfrontiert: Die hohe Verletzlichkeit und die Vergänglichkeit dieser Existenz sind zentrale Merkmale der Ordnung des Todes. Doch dürfen wir auch bei der Konfrontation mit der Ordnung des Todes nicht die Ausdrucksformen der Ordnung des Lebens übersehen. Denn auch im Stadium höchster Verletzlichkeit, auch beim Vorliegen stark ausgeprägter psychopathologischer Symptome und körperlicher wie kognitiver Einbußen, ist nicht selten ein differenzierter emotionaler Ausdruck zu beobachten, der auf die Ordnung des Lebens verweist. Wer sich umfassend mit der Lebenssituation demenzkranker Menschen auseinandergesetzt und diese begleitet hat, erkennt auch bei weit fortgeschrittener Erkrankung nicht nur Zeichen der Ordnung des Todes, sondern auch Zeichen der Ordnung des Lebens. Er wird niemals die Lebensqualität des demenzkranken Menschen grundsätzlich in Frage stellen.

Wenn von der Ordnung des Todes gesprochen wird: Was ist mit dem Begriff der „Ordnung" gemeint? Mit diesem Begriff wird zum Ausdruck gebracht, dass der Tod nicht ein einzelnes Ereignis darstellt, sondern vielmehr ein unser Leben strukturierendes Prinzip, das in den verschiedensten Situationen des Lebens sichtbar wird – z. B. dann, wenn wir an einer schweren, lang andauernden Erkrankung leiden, die uns unsere Verletzlichkeit und Begrenztheit sehr deutlich vor Augen führt, oder dann, wenn wir eine nahestehende Person verlieren.

Mit Ordnung des Lebens ist hingegen das Streben des Menschen nach Selbstaktualisierung angesprochen. Damit soll ausgesagt werden, dass die erhaltenen Funktionen und Fähigkeiten der Person nach Ausdruck, nach Verwirklichung streben und dieser Ausdruck, diese Verwirklichung die Grundlage für das Erleben glücklicher, gelungener, erfüllter Momente bildet. Das Streben nach Selbstaktualisierung ist erkennbar, solange der Mensch lebt. Nun ist bei der Erörterung der Menschenwürde im Prozess der Demenz und des Sterbens nicht selten die Tendenz erkennbar, die Selbstbestimmung und Auto-

nomie des Menschen ganz in das Zentrum zu rücken und andere Aspekte des Mensch-
seins in den Hintergrund treten zu lassen. Abgesehen davon, dass wir nicht die Würde
des anderen definieren können – der Mensch besitzt grundsätzlich als Mensch Würde
– erscheint die alleinige Betonung von Selbstbestimmung und Autonomie viel zu eng.
Genauso bedeutsam – und im Verlauf der Demenz oder im Prozess des Sterbens vielleicht
noch bedeutsamer – ist die Selbstaktualisierung. Das Bedürfnis nach Selbstaktualisierung
wie auch deren Ausdrucksformen zu verstehen und sensibel auf diese zu antworten, ist
eine anspruchsvolle, im höchsten Sinne humane Aufgabe der Begleitung demenzkranker
und sterbender Menschen. Dabei mag sich dieses Bedürfnis nach Selbstaktualisierung
zum Teil hinter körperlichen und kognitiven Symptomen verbergen – doch ist es bei
einer tieferen Zuwendung und kontinuierlichen Begleitung des Menschen immer erkennbar.

Das vorliegende Buch gibt ein eindrucksvolles Zeugnis von der Verbindung der Ordnung
des Todes mit der Ordnung des Lebens in der Grenzsituation der Demenzerkrankung.
Sie verleugnet nicht die ausgeprägte Verletzlichkeit des an einer Demenz leidenden Menschen, nicht die Vergänglichkeit des menschlichen Lebens, die gerade bei der weit fortgeschrittenen Demenz so deutlich hervortritt. Und doch macht sie die Ordnung des
Lebens in dieser Grenzsituation stark: Die Beiträge zeigen in ihrer Gesamtheit auf, welche Wirkungen eine fachlich und ethisch fundierte Pflege und Begleitung demenzkranker
Menschen am Ende ihres Lebens zu erzielen vermag. Die hohen Anforderungen an das
betreuende Team werden dabei nicht verschwiegen, sondern – im Gegenteil – besonders
hervorgehoben, was aber gerade notwendig ist, wenn es darum geht, neben dem Huma-
nen dieser Begleitung deren fachliche Fundierung aufzuzeigen. Es wird weiterhin die
Vielfalt und Komplexität der Anforderungen dargestellt, die mit der Begleitung demenzkranker Menschen am Lebensende verknüpft sind, doch zugleich deutlich gemacht,
welches Potenzial Pflege und Begleitung besitzen, um diesen Anforderungen gerecht zu
werden, auf diese fachlich wie ethisch fundiert zu antworten.

Dabei ist zu bedenken: Gerade bei jenen Menschen, die an einer Demenz leiden, tritt die
Abhängigkeit von der Hilfe anderer Menschen sehr deutlich hervor. Es ist ein großer
Entwicklungsschritt, in einer Lebenssituation, in der auf Hilfe und Beistand anderer
Menschen nicht mehr verzichtet werden kann, zu einer Haltung der bewusst angenom-
menen Abhängigkeit zu finden. Diese bewusste Annahme ist nur möglich, wenn sich
Menschen in ihrer Würde geachtet sehen, wenn sie Vertrauen in andere Menschen haben,
wenn sie sich als geschützt erleben. Pallium, ein aus dem Lateinischen stammendes Wort,
ist mit Mantel zu übersetzen – auf die Palliativmedizin und Palliativpflege übertragen,
heißt dies: Wir legen um den besonders verletzlichen Menschen einen Mantel, wir schützen diesen vor Schmerzen, vor Symptomen, aber auch vor übermäßiger seelischer Not.
Vor allem aber: Wir versichern diesen unserer Solidarität in einer Grenzsituation, in der
er ohne diese Solidarität nicht mehr sein kann. Diese Haltung durchzieht die Beiträge
dieses Buches wie ein cantus firmus – neben den sehr wertvollen Kenntnissen und Ein-
sichten, die der Leser beim Studium der Beiträge gewinnt, ist es dieser cantus firmus, ist
es diese von Solidarität und Fürsorge bestimmte Grundhaltung, die in besonderer Weise
anspricht.

Gerade bei Demenzkranken besteht die Gefahr, dass noch vorhandene Kompetenzen
übersehen werden. Offenkundige kognitive Defizite können dazu verleiten, anzunehmen,
dass der Demenzkranke gar nichts mehr versteht, dass er zu einer normalen Interaktion
gänzlich unfähig ist. Dagegen zeigen neuere Erkenntnisse – und diese gehen in die Bei-

träge dieses Buches ein –, dass Demenzkranke auch im weit fortgeschrittenen Stadium der Krankheit in der Lage sind, differenziert auf Ansprache zu reagieren. Da Demenzkranke fähig sind, Emotionen zumindest nonverbal auszudrücken, ist es Ärzten, Pflegefachkräften und ehrenamtlich Tätigen auch prinzipiell möglich, Zugang zu ihnen zu finden und aufrechtzuerhalten. Einen solchen Zugang vorausgesetzt, ist die Pflege Demenzkranker nicht lediglich oder primär Belastung, sondern auch zwischenmenschliche Begegnung, in der Hilfeleistung mit Dankbarkeit begegnet und damit Helfen auch als befriedigend erlebt werden kann. Die Beiträge in diesem Buch machen dies sehr deutlich. Sie setzen bei der Grundannahme an, dass Demenz keinen Verlust von Individualität bedeutet, sondern dass sich in der Demenz Individualität anders ausdrückt, dass deren Erkennen besondere Sensibilität, Zuwendung, Kontinuität in der Begleitung erfordert. Wird diese Forderung erfüllt, so stellt sich auf Seiten der Pflegenden und Begleitenden vielfach das Erleben von Erfüllung und Glück ein.

Von Mitarbeiterinnen und Mitarbeitern in Pflegeeinrichtungen wird vielfach hervorgehoben, dass sie in einem Maße mit der Verletzlichkeit und Endlichkeit des Lebens konfrontiert werden, das sie ursprünglich nicht erwartet haben. Dabei heben sie hervor: Nur dann, wenn sie in der Lage sind, sich intensiv mit diesem existenziellen Thema auseinanderzusetzen und dieses auch im Arbeitskontext zu reflektieren, finden sie die Motivation, sich auch weiterhin in der Pflege und Betreuung demenzkranker Menschen zu engagieren. Dabei betonen sie zugleich, dass die fachlich und ethisch verantwortungsvolle Pflege und Betreuung auch von den Rahmenbedingungen beeinflusst ist, unter denen sie arbeiten. Dies spiegeln die Beiträge dieses Buchs ebenfalls in sehr überzeugender Weise wider: Sie zeigen die institutionellen Rahmenbedingungen auf, die gegeben sein müssen, damit eine fachlich wie ethisch fundierte Pflege und Begleitung geleistet werden und sich der Gedanke der Solidarität auch in dieser letzten – schwersten – Grenzsituation der menschlichen Existenz verwirklichen kann.

Ein fachlich, ethisch und persönlich sehr ansprechendes, bewegendes Buch!

Die Red ist uns gegeben
Auf dass wir nicht allein
Für uns nur sollen leben
Und fern von Menschen sein.
Wir sollen uns befragen
Und sehn auf guten Rat
Das Leid einander klagen
So uns befallen hat.

Simon Dach (1605–1659)

Andreas Kruse

Inhalt

Vorwort

Menschen mit fortgeschrittener Demenz sind bislang noch wenig als eigene Zielgruppe palliativer Versorgung oder als Sterbende, die der besonderen Aufmerksamkeit und Fürsorge bedürfen, in den Blick gekommen: Das gilt für die Praxis ebenso wie für die wissenschaftliche Reflexion oder die populärwissenschaftliche Wahrnehmung des Themas im deutschsprachigen Raum.

„Umsorgt sterben" realisiert in einem Reigen von Beiträgen unterschiedlicher Professionen und Stimmen, was es alles für die letzte Lebensphase von Menschen mit Demenz zu bedenken gilt. Jeder Beitrag ist in sich eine Einheit. Um das zu erreichen, sind da und dort Überschneidungen in inhaltlichen Ausführungen nicht zu vermeiden.
Neben Beiträgen, die eine eher wissenschaftliche Sprache sprechen, stehen solche, die eher alltagspraktisch und erfahrungsbezogen Zugänge eröffnen oder Blickwinkel zeigen. Dabei waren der Herausgeberin zwei Zielrichtungen wichtig: Einmal galt es, möglichst viele Stimmen (Fachrichtungen, Ehrenamtliche, Angehörige) sprechen zu lassen, zum anderen soll „Umsorgt sterben" viele ansprechen: Pflegekräfte in der Altenhilfe und in Hospizen, ambulant Pflegende wie die, mit denen sie zu tun haben, wie Ärzte, Angehörige, ehrenamtlich Engagierte – allen sollen die ganz verschiedenen Aspekte palliativer Sorge gut verständlich zu Gehör gebracht werden. Diese Gratwanderung, zugleich fundiert und praxisnah Eindrücke von den Besonderheiten und Notwendigkeiten, aber auch den Defiziten und Lernbedarfen in der Versorgung Demenzerkrankter in ihrer letzten Lebensphase zu vermitteln, haben Autorinnen und Autoren verschiedener Versorgungskontexte und Professionen gemeinsam unternommen.

Wir alle wünschen uns, dass wir uns als Gesellschaft um eine angemessene und würdevolle Begleitung von Menschen mit Demenz bemühen. Aus vielen kleinen und großen Reflexionen mögen Impulse für die Praxis erwachsen und eine Kommunikationskultur entstehen, die uns gemeinsam eine bessere Versorgung für Menschen mit weit fortgeschrittener Demenz erzielen lässt.
In diesem Sinne wünschen wir uns Leserinnen und Leser, die ihre eigenen Erfahrungen mit unseren abgleichen, und die aus den Aspekten palliativer Versorgung, wie sie hier dargestellt sind, auch gesundheitspolitische Forderungen ableiten.
Eine gute Begleitung für Menschen mit Demenz in der letzten Lebensphase ist nur möglich, wenn uns über alle professionellen Grenzen hinweg der Dialog gelingt, wenn wir Finanzierungsmodelle für den professionellen Bereich entwickeln und solidarisch-mitmenschliches Engagement in unserer Gesellschaft fördern.

Solingen, im August 2009   Ida Lamp

1 Sterben und Demenz

1.1 Wann und woran sterben Menschen mit Demenz?

Martin Haupt

Die Häufigkeit von Demenzerkrankungen, also von ausgeprägten Störungen der Hirnleistung, wird in den kommenden Jahren und Jahrzehnten mit dem steigenden Anteil älterer Menschen an der Gesamtbevölkerung weiter zunehmen. Auch wenn Demenzen bereits im 3. oder 4. Lebensjahrzehnt vorkommen können, tritt die weitaus größte Zahl der Krankheitsfälle doch nach dem 70. Lebensjahr auf. Insbesondere diejenigen Demenzursachen, die zu einem fortschreitenden Verlust von Nervenzellen in unterschiedlichen Gebieten des Gehirns führen (sog. degenerative Formen), und diejenigen, die eine allmählich zunehmende Beeinträchtigung der Durchblutung des Gehirns nach sich ziehen (sog. vaskuläre Formen), sind mit Abstand die häufigsten Ursache für Demenzen im hohen Lebensalter. Insofern konzentriert sich die ärztliche Erkennung der Demenzursache nach dem 70. Lebensjahr v. a. auf diese beiden Formengruppen, da andere Demenzursachen seltener werden, beispielsweise Stoffwechselstörungen (z. B. Vitaminstoffwechsel), hormonelle Erkrankungen (z. B. Schilddrüsenunterfunktion), Bluterkrankungen (z. B. Vermehrung von Blutkörperchen: Polyzytämie) oder langsam wachsende Tumoren (z. B. Hirnhauttumore: Meningeom). Gleichwohl stehen bei diesem diagnostischen Zugangsweg nicht allein die Alzheimer-Demenz und vaskuläre Demenz sowie Mischformen aus beiden Erkrankungen im Mittelpunkt der Betrachtung, sondern durchaus auch Demenzen bei Parkinson Krankheit, die Demenz mit Lewy-Körperchen oder Demenzformen bei Stirnhirnerkrankungen. Auch in der letzten Lebensphase können auftretende depressive Verstimmungen so stark ausgeprägt sein, dass bei dem Betroffenen das Symptombild mit Antriebs- und Interesselosigkeit sowie Störungen der Merkfähigkeit und der Konzentrationsleistung wie eine Demenz erscheinen kann.

Dies bedeutet einerseits, dass sich die ärztliche Diagnostik im Praxisalltag auf einige Kernursachen der Demenzprozesse beschränken darf, auch wenn seltenere Ursachen mit zu bedenken sind. Die Erkennung der Erkrankung wird sich zudem besonders im höheren Lebensalter und in Anbetracht des hier im Mittelpunkt stehenden Zeitraums der letzten Lebensphase auf die Einbußen konzentrieren, die noch vorhandene Funktionen und Fertigkeiten im täglichen Leben beeinträchtigen oder zu einer Verschlechterung von bereits gestörten Funktionsbereichen führen. Hier sind innerhalb der Demenzsymptomatik die Stimmungs- und Verhaltensauffälligkeiten gemeint, zu denen Unruhezustände, unvermittelte abwehrende, unter Umständen auch aggressive Verhaltensweisen gehören, wie auch Antriebs- und Teilnahmslosigkeit oder auch wahnhafte Verkennungen und Sinnestäuschungen. Darüber hinaus muss bei der Einordnung solcher Auffälligkeiten bei Menschen mit Demenz sorgfältig die meist gleichzeitig bestehenden körperlichen Erkrankungen und die damit verknüpfte Medikation, auch hier in der Regel eine begleitende Mehrfachmedikation, berücksichtigt werden.

Die hieraus getroffenen ärztlichen Entscheidungen zur Behandlung sollten in der letzten Lebensphase und bei schwerem Demenzgrad mit den körperlichen und psychischen

Leistungsreserven des Kranken abgeglichen und gemeinsam auf ihre mögliche Umsetzung überprüft werden, v. a. im Hinblick auf Angemessenheit, Zumutbarkeit und Sicherheit der jeweiligen Maßnahme für den schwerkranken Menschen.

Tab. 1: Häufigkeit ausgewählter Demenzerkrankungen

Häufige Erkrankungen (85 %)	Seltenere Erkrankungen (10 %)	Potenziell umkehrbare Demenzen (5 %)
Alzheimer-Demenz (60 %)	Stirnhirnbezogene Demenzen	Kommunizierender Hydrozephalus
vaskuläre Demenz	Demenz mit Lewy-Körperchen	Schilddrüsenunterfunktion
Mischdemenz (Alzheimer und vaskulär)	Parkinson-Krankheit mit Demenz	Depression

1.1.1 Symptome der Demenz in der letzten Lebensphase

Die leichten und mittelschweren Stadien von Demenzerkrankungen werden hier in ihrem klinischen Erscheinungsbild nicht näher dargestellt. Die folgende Schilderung orientiert sich an den Symptomen der letzten Stadien einer Demenz.

Im Übergang vom mittelschweren zum schweren Stadium der Demenz ist in der Regel die Fähigkeit zur selbstständigen Vornahme alltäglicher Handlungen verloren gegangen, etwa sich selbst zu baden oder anzuziehen. Die Toilette wird kaum noch ohne Hilfe aufgesucht, es entwickelt sich eine zunehmende Inkontinenz (Kontrollschwäche), meist zunächst der Blase, dann des Darms. Selbst einfache Aufgaben (Nachsprechen von Wörtern oder Zahlen, Rückwärtszählen von zehn bis eins o. ä.) können nicht mehr erbracht werden, nicht selten versteht der Kranke bereits die Aufgabenstellung selbst nicht mehr. Es werden aktiv nur noch Bruchstücke der eigenen Adresse erinnert, biografische Daten kommen nur noch sehr lückenhaft und meist ungeordnet. Selbst die nächsten Angehörigen werden häufig bereits mit Namen nicht gekannt, in der Begegnung mitunter nicht mehr erkannt. Verwechslungen von Bezügen zu vertrauten Menschen sind im Gespräch feststellbar (Eltern mit Partner oder Kindern), der eigene Name ist oft noch erinnerlich. In diesem Stadium ist die Häufigkeit von herausfordernden Verhaltensstörungen am höchsten. Phasenhafte Erregungszustände, motorische Unruhe, unerwartet auftretende aggressive Impulse, ebenso wie erhebliche Verunsicherungen bei gewöhnlichen und wiederkehrenden Situationen können auftreten, ferner plötzliche und mitunter nur schwer zu beruhigende Ängste, Panikattacken in unterschiedlichen sozialen Situationen, labile Emotionen mit wechselnden Phasen von Weinen, Traurigkeit und Wehklagen oder stillem Rückzug. Auch Beeinträchtigungen des Tag-Nacht-Rhythmus beginnen sehr häufig erst in diesem Stadium der Demenz. Manchmal ist es erst das gestörte Einschlafen, manchmal der unterbrochene Schlaf mit Umhergeistern und Erregung in der Nacht, dann bei fortgesetzter nächtlicher Schlafstörung auch der Beginn von Tagesmüdigkeit mit gelegentlichem Einnicken (sog. „naps") und erschwerter Orientierungsfähigkeit beim Aufwachen. Bei rund einem Viertel der Betroffenen kommt es zu wahnhaften Symptomen und Trugwahrnehmungen (sog. Halluzinationen). Hierzu gehören auch die Verkennungen von Personen, auch der eigenen im Spiegelbild, die Verkennung des im Fernsehen verfolgten Filmgeschehens als tatsächlich sich ereignend oder auch die Verkennung von vertrauter Umgebung (etwa der eigenen Wohnung) als fremd.

Bei den körperlichen Funktionen ist es in diesem fortgeschrittenen Stadium ebenfalls bereits zu Störungen gekommen. Die Fähigkeit zur Handlungskoordination, die Möglichkeit, mehr als eine Wahrnehmung gleichzeitig verarbeiten zu können, die sinnvolle Aufeinanderfolge von Einzelhandlungen zu einem Ziel sind durch die Störung der Hirnleistung nicht mehr abrufbar. Daher können immer mehr auch einfachste Handlungen in der Selbstversorgung (z. B. Haare kämmen, einen Rasierer führen, Zähne mit der Zahnbürste putzen, mit einem Waschlappen den Körper reinigen) nicht mehr eigenständig und erfolgreich ausgeführt werden. Einfach erscheinende, im Prinzip aber komplexe Handlungen, wie das Glas zum Mund führen und trinken, einen Tisch decken, ein Handtuch falten u. ä., werden immer weiter erschwert. Die Gangmotorik, die Koordination bei der Aufeinanderfolge der Schritte und der Aufrechterhaltung der Körperachse sowie die Wahrnehmung der Bodenbeschaffenheit und der Räumlichkeit sind schwer beeinträchtigt und führen zu Gleichgewichtsproblemen und einer Verlangsamung der Fortbewegung. Mitunter wissen die Betroffenen nicht mehr, wie sie vom Stuhl aufstehen und die ersten Schritte voreinander setzen müssen; das Ändern der Laufrichtung, das Ausweichen bei Hindernissen (z. B. Personen, Mobiliar) wird problematisch, Stufen oder Unebenheiten am Boden werden weniger erkannt. Viele Menschen mit einer solch ausgeprägten Demenz können nur noch schwer alleine auf einem Stuhl Platz nehmen, da sie entweder den Zweck des Gegenstands nicht mehr wissen oder ihren Körper nicht mehr angemessen zur Sitzgelegenheit ausrichten können. Sie setzen sich dann auf die Lehne oder drohen zu stürzen, da sie den Stuhl verfehlen.

Bei einigen Demenzprozessen treten andere Störungen typischerweise auf, z. B. häufige Stürze bei Demenz mit Lewy-Körperchen, motorische Schwächen oder Sensibilitätsstörungen bei vaskulären Demenzen; epileptische Anfälle und Myoklonien, also unwillkürliche abrupte, kurzzeitige Bewegungen von Extremitäten, können bei Alzheimer-Demenz auftreten.

Bestehen gleichzeitig Erkrankungen des Herz-Kreislauf-Systems mit Blutdruckschwankungen oder Herzrhythmusstörungen und einer insgesamt geringeren Belastbarkeit, dann wirkt sich diese Funktionseinschränkung zusätzlich verschlechternd auf die neurologischen und psychischen Funktionen aus.

Das gleiche gilt für die häufig im höheren Lebensalter und bei vorhandenen körperlichen Beeinträchtigungen aufkommenden Schmerzzustände. Wegen der großen Häufigkeit von Schmerzen im späten Verlauf einer Demenz bei hochaltrigen Menschen muss die ärztliche Untersuchung des Kranken immer auch eine Überprüfung der Körperfunktionen auf Schmerzhaftigkeit umfassen. Schmerzhafte Bewegungseinschränkungen oder Gewebe- und Gelenkdruckpunkte sind zu bestimmen.

1.1.2 Erläuterung zu verschiedenen Demenzursachen

Die Alzheimer-Krankheit steht unter den Ursachen der Demenz mit rund 60 % an erster Stelle; häufig bestehen zusätzliche Schädigungen der Hirngefäße (siehe Tabelle 1). Zerebrovaskuläre (hirngefäßbezogene) Krankheiten machen 10–15 % aus. Seltenere irreversible Ursachen sind die weitgehend auf das Stirnhirn bezogenen Demenzen einschließlich der sog. Pick-Krankheit sowie die Lewy-Körperchen-Krankheit oder die Demenz bei Parkinson Krankheit. Behebbare Ursachen, die insgesamt wohl nicht mehr als 5 % aller Demenzfälle ausmachen, wegen ihrer grundsätzlich bestehenden Heilbarkeit in der ärztlichen Untersuchung aber besonders bedeutsam sind, beziehen sich auf Hormon- oder Vitamin-Mangelzustände, Abflussstörungen des Nervenwassers, wie den sog. kommunizierenden Hydrozephalus, oder die depressive Krankheit.

Die Alzheimer-Krankheit als weitaus häufigste Form irreversibler Demenzen steht für alle diejenigen degenerativen Erkrankungsformen des Gehirns, die durch einen Verlust von Nervenzellen sowie durch weit verbreitete krankhafte Eiweißveränderungen (sog. Plaques und Neurofibrillen) in zahlreichen Hirnregionen gekennzeichnet sind. Die Erkrankung kann im frühen Erwachsenenalter auftreten, beginnt aber in der Mehrzahl der Fälle jenseits des 65. Lebensjahres. Gegenwärtig gibt es, auch wenn ausgewählte Eiweiße im Nervenwasser (A-beta$_{1-42}$-Protein, Gesamt-tau-Protein und phspho-tau-Protein) zur Bestimmung allgemein verfügbar sind, noch keine verlässlichen klinisch-biologischen Krankheitsmarker, sodass die Diagnose mit letzter Sicherheit nur durch Gewebeuntersuchung des Gehirns (autoptisch) nach dem Tode gestellt werden kann. Dennoch ist die Wahrscheinlichkeit für den kundigen Facharzt, die Alzheimer-Krankheit klinisch zutreffend zu erkennen, mit > 90 % außerordentlich hoch. Charakteristisch für die Krankheit sind ein schleichender Beginn und ein chronisch fortschreitender Verlauf. Das führende Symptom zu Beginn ist die Gedächtnisstörung. Der Antrieb ist nahezu ausnahmslos gestört, häufig im Sinne einer Antriebsverarmung (siehe Tabelle 2). Die Persönlichkeit des Kranken bleibt in den ersten Jahren erhalten und ist meist durch eine Liebenswürdigkeit in den Umgangsformen sowie durch eine Verbindlichkeit im Sozialverhalten gekennzeichnet. Später treten unter den herausfordernden Verhaltensweisen nicht selten Unruhezustände, aggressives Verhalten und psychotische Auffälligkeiten hinzu. Neurologische Symptome sind in den ersten Jahren der Krankheit selten. In späteren Stadien entwickeln sich bei einem Teil der Betroffenen unwillkürliche Muskelbewegungen (Myoklonien), bei rund jedem siebten Kranken epileptische Anfallserscheinungen. Gangstörungen bis zum Auftreten von Immobilität und Bettlägrigkeit kommen bei schwerer Demenz hinzu. Insgesamt dauert die Krankheit rund 8 Jahre, nach den bisherigen Erkenntnissen rund vier bis fünf Jahre nach ärztlicher Diagnosestellung. Der Symptomverlauf schwankt jedoch erheblich mit recht kurzen Verläufen von nur drei Jahren bis zu mehr als 20 Jahren Krankheitsdauer. Der Tod tritt meist in der Folge der Bettlägrigkeit durch Infektionen der Lunge oder der Harnwege ein, seltener führt wohl die Alzheimer-Demenz direkt zum Tode, indem ihre krankhaften Eiweißablagerungen entscheidend in die lebenswichtigen Regulationszentren im Hirnstamm eindringen.

Häufige Todesursachen bei Demenzerkrankungen:
• Entzündungen der Lunge,
• Entzündungen der ableitenden Harnwege,
• Herz-Kreislaufversagen bei Hochaltrigkeit,
• Versagen zentral regulierender Hirnfunktionen.

In den vergangenen Jahren sind wichtige Erkenntnisse zu den genetischen Ursachen und den Risikofaktoren der Krankheit gewonnen worden. Nach gegenwärtigem Kenntnisstand sind rund 1–2 % aller Fälle von Alzheimer-Krankheit auf eine Mutation innerhalb von drei heute bekannten Genen zurückzuführen. Diese Veränderungen finden sich auf den Chromosomen 21 (APP-Mutation), 14 (Präsenilin I) und 1 (Präsenilin II). Diese familiären Formen der Alzheimer-Krankheit folgen alle einem autosomal-dominanten Erbgang und zeichnen sich durch einen frühen Beginn der Krankheit aus. Das Alter bei Manifestation ist innerhalb einer Familie relativ konstant, und der Krankheitsverlauf, die Zusammensetzung der Symptomatik und die Überlebenszeit bei erkrankten Familienmitgliedern sind sehr ähnlich (Brodaty 1995). Als wichtigster Risikofaktor für ein gehäuftes Auftreten der Krankheit wurde das Apolipoprotein E (APO-E), das auf Chromosom 19 codiert, erkannt. Einen wesentlichen Beitrag zur Diagnose der Krankheit leistet der Nachweis aber nicht. Darüber hinaus hat die neuere Forschung belegt, dass die für Herz-Kreislauf-Erkrankungen relevanten Risikofaktoren, wie Bluthochdruck,

Herzrhythmusstörungen, Übergewicht, Diabetes mellitus und Fettstoffwechselstörung, auch das Risiko für die Alzheimer Demenz erhöhen.

Die Demenz bei zerebrovaskulärer Krankheit (vaskuläre Demenz) entsteht meist als Folge einer ausgedehnten Schädigung des Marklagers auf der Grundlage von durch Bluthochdruck bedingten Wandveränderungen kleiner, wenig verzweigter Gefäße. Klinisch äußert sie sich v. a. in neurologischen Herdsymptomen wie Halbseitenlähmungen, Schluckstörungen, Gangstörungen und Harninkontinenz. Über Gedächtnisstörungen und Minderungen des Denk- und Urteilsvermögens hinaus bestehen insbesondere Antriebsmangel, Depressivität und Veränderungen der Persönlichkeit (siehe Tabelle 2). Die Gedächtnisstörung beginnt relativ oft schleichend, manchmal auch – im Gefolge eines Schlaganfalls – plötzlich. Ihr Verlauf ist aber häufig stufenförmig, kann seltener auch langsam fortschreitend sein. Die gleichzeitige Entwicklung von neurologischen Herdbefunden und Hirnleistungsabnahme bei langjährig bestehendem Bluthochdruck ist diagnostisch wegweisend. Die Krankheitsdauer ist unterschiedlich lang und hängt wesentlich von der Behandelbarkeit der Begleiterkrankungen ab, zu denen v. a. Herz-Kreislauf-Erkrankungen gehören. So führen nicht selten die Folgen erneut auftretender Schlaganfälle zum vorzeitigen Tod.

In den letzten Jahren ist die Lewy-Körperchen-Demenz zusätzlich ins Blickfeld gerückt. Sie ist mittlerweile eingehend beschrieben worden und scheint offenbar häufiger zu bestehen als früher angenommen. Möglicherweise macht sie klinisch mehr als 5 % aller Demenzprozesse aus. Die in den Nervenzellen liegenden Einschlusskörper, Lewy-Körper genannt, sind im gesamten Gehirn nachweisbar. Sie lassen sich im Gehirn mit dem Mittel Antiubiquitin chemisch markieren; zusätzlich findet man senile Plaques und Neurofibrillenveränderungen. Die klinischen Merkmale bestehen im Beginn v. a. in rasch wechselnder Beeinträchtigung von Aufmerksamkeit und Konzentration, unterbrochen durch symptomfreie Intervalle. Darüber hinaus kommt es zu optischen, seltener akustischen Halluzinationen, die häufig von wahnhaftem Erleben begleitet werden. Auch depressive Verstimmungszustände, mitunter von erheblicher Ausprägung, können bestehen (siehe Tabelle 2). Zusätzlich liegen bewegungsbezogene Veränderungen wie bei der Parkinson-Krankheit (Verlangsamung der allgemeinen Bewegungsabläufe) vor; ferner kommt es zu häufig kaum erklärbaren Sturzereignissen. In der Vorgeschichte können Schlaganfallereignisse oder kurzfristige Durchblutungsstörungen ausgeschlossen werden. Im Krankheitsverlauf schwankt die Hirnleistung nach wenigen Jahren immer weniger und geht in ein kontinuierlich fortschreitendes Demenzsyndrom über. Demenzkranke mit einem Lewy-Körperchen-Demenztyp reagieren häufig auf herkömmliche neuroleptische Medikamente paradox bzw. atypisch oder mit einem überraschend frühzeitigen Auftreten ausgeprägter motorischer Nebenwirkungen. Der Verlauf dieser Demenzform ist im Durchschnitt kürzer als die Alzheimer-Krankheit, die Ursachen des Lebensendes sind aber ähnlich.

Die Demenz bei Parkinson-Krankheit tritt in der Regel erst nach vielen Jahren der Parkinson-Symptome auf. Zum klinischen Bild gehört eine erhebliche Verlangsamung der hirnleistungsbezogenen Prozesse (Denk- und Urteilsvermögen, Entscheidungskraft, Informationsverarbeitung, Sprachflüssigkeit) als Spiegelbild der motorischen Verlangsamung. Antriebsminderung, depressive Verstimmungen und Halluzinationen sind sehr häufig. Auch diese Kranken reagieren wie die Kranken mit einer Demenz bei Lewy-Körperchen auffällig auf herkömmliche Neuroleptika. Die Behandelbarkeit der Parkinson-Symptome bedingt bei dieser Demenzform die Krankheitsdauer, sodass starke Schwankungen mit 4–30 Jahren bestehen. Infolge der Bewegungsstörungen führen v. a. Immobilität und Bettlägrigkeit bei schwerster Bewegungseinschränkung mit Immunschwäche und antibiotikaresistenten Infektionen zum Tode.

Zu den irreversibel fortschreitenden Demenzen gehören auch die den vorher erwähnten Demenzformen gegenüber selteneren auf das Stirnhirn bezogenen Demenzen.

Diese sog. Frontallappendegenerationen, die durch einen fortschreitenden Nervenzell-verlust im Stirnhirn (frontaler Kortex) und den Schläfenlappen (temporaler Kortex) des Gehirns verursacht werden, sind vor dem 65. Lebensjahr in etwa so häufig wie die Alzheimer-Krankheit. Das durchschnittliche Erkrankungsalter liegt bei rund 58 Jahren, wobei es eine große Streubreite gibt (20–85 Jahre). Die Erkrankung beginnt mit einer Veränderung von Verhalten und Persönlichkeit. Die Patienten erscheinen im Vergleich zu ihrem früheren Verhalten meist sorgloser und oberflächlicher. Ein Teil der Kranken zeigt enthemmtes, häufig sozial inadäquates, manchmal taktloses oder sogar aggressives Verhalten. Nicht selten führt diese Enthemmung dazu, dass die Patienten (Bagatell-) Delikte begehen oder unbedachte finanzielle Transaktionen durchführen. Bei einem an-deren Teil der Patienten fällt von Beginn an eine zunehmende Antriebslosigkeit und Apathie auf. Sie ziehen sich aus Familie und Freundeskreis zurück, verlieren das Inter-esse an ihren Hobbys. Viele Patienten entwickeln einen ausgesprochenen Heißhunger, v. a. auf Süßes; andere nehmen nur noch bestimmte Speisen zu sich. Nicht selten entwickeln die Patienten Rituale, z. B. indem sie ihren Tagesablauf völlig gleichförmig gestalten, und zeigen sich wiederholendes Verhalten, z. B. mehrfaches Duschen oder unentwegtes Sam-meln unterschiedlichster Dinge. Typischerweise ist die Krankheitseinsicht deutlich be-einträchtigt, die Patienten nehmen ihre Veränderung selbst nicht wahr. In der Pflege auftretende herausfordernde Verhaltensweisen sind aber deutlich ausgeprägt und wegen der fehlenden Krankheitseinsicht kommunikativ oder mit sozialen Maßnahmen schwer zu behandeln. Eher selten lässt sich bei den Patienten eine depressive Symptomatik fest-stellen. Mit oder nach dem Auftreten von Verhaltensauffälligkeiten kommt es zu einer Beeinträchtigung der sprachlichen Fähigkeiten mit Reduktion des Wortschatzes, Wort-findungs- und schließlich auch Sprachverständnisstörungen. Beeinträchtigungen von Gedächtnis und Orientierung sind v. a. zu Beginn der Erkrankung meist wenig offen-sichtlich, nehmen im Verlauf aber zu. Die durchschnittliche Krankheitsdauer wird mit 6–8 Jahren angegeben, wobei sich eine große Streuung findet. Die Todesursache ist in zahlreichen Fällen unklar, viele der Patienten sterben an durch Bettlägerigkeit verursach-ten somatischen Erkrankungen. Für die Bezugspersonen dieser Kranken ist die Pflege im Vergleich zur Pflege von Alzheimerkranken noch stärker belastend, da die Persönlich-keitsstörungen und Beeinträchtigungen des Sozialverhaltens mit affektiver Verflachung, Verlust des Taktgefühls und zunehmender Gleichgültigkeit gegenüber dem Wert zwi-schenmenschlicher Beziehungen besonders schwer zu bewältigen sind (Kurz 2000).

Tab. 2: Häufige Verhaltensauffälligkeiten bei verschiedenen Demenzen (modifiziert nach McKeith und Cummings 2005)

Demenzart	Verhaltensauffälligkeit
Alzheimer-Demenz	Apathie, Reizbarkeit, Agitiertheit, Depression, Angst; Wahn und Halluzinationen seltener
Demenz mit Lewy-Körperchen	optische Halluzinationen, Wahn, Depression, Schlafstörungen
Vaskuläre Demenz	Apathie, Depression, Wahn
Parkinson-Demenz	Optische Halluzinationen, Wahn, Depression, Schlafstörungen
Frontotemporale Demenz	Apathie, Enthemmung, stereotype Handlungen, Appetit- und Essveränderungen

Zu der kleineren Gruppe der potentiell behebbaren Ursachen zählt der kommunizierende Hydrozephalus, die Schilddrüsenunterfunktion, die depressive Krankheit und Stoffwechsel- sowie Vitaminmangel-Krankheiten oder auch raumfordernde Prozesse. Bei frühzeitiger erfolgreicher Behandlung dieser Erkrankungen wird die Lebenszeit des Betroffenen nicht verkürzt. Bei der Demenz mit kommunizierendem Hydrozephalus besteht in der Regel neben einer Gangstörung auch eine Harninkontinenz. Oft gehen diese Veränderungen der allmählich sich entwickelnden kognitiven Leistungsabnahme voraus. Die Demenz zeigt im klinischen Bild eine allgemeine Verlangsamung und Teilnahmslosigkeit sowie Störungen der Aufmerksamkeit und des Antriebs. Einschränkungen des Gedächtnisses und der Orientierungsfähigkeit kommen hinzu; Sprachstörungen oder Störungen des räumlichen Erkennens gehören nicht zum typischen Bild.

Frühe Auffälligkeiten der Demenz bei Schilddrüsenunterfunktion liegen im Leistungsabfall, einer Antriebsminderung, Initiativverlust und Stimmungswechsel. Aber auch Konzentrationsschwächen, Gedächtnisstörungen und Denkverlangsamung können bereits frühzeitig hinzutreten. Sprachstörungen fehlen in der Regel. Neurologisch findet sich eine Verlangsamung der Sehnenreflexe, Störungen der Hautempfindung, muskuläre Schwäche und Gangunsicherheit. Die Veränderung des Schilddrüsenhormons (thyreoidea-stimulierendes Hormon: TSH) ist in der Blutuntersuchung diagnostisch wegweisend.

Störungen der Merkfähigkeit und der Konzentration bei depressiver Krankheit treten im Alter bei rund einem Drittel der Betroffenen auf. Sie betreffen die Gedächtnisleistung, die Konzentrationsfähigkeit und die Geschwindigkeit der Denkvorgänge. Zwar ist der Ausprägungsgrad der Beeinträchtigungen meist gering; mitunter fällt aber die Abgrenzung gegenüber frühen Stadien der Alzheimer-Krankheit schwer. Ein wichtiges Abgrenzungsmerkmal zwischen Depression und leichtgradiger Demenz ist, dass Störungen der Sprache, der Handlungsorganisation oder des räumlichen Erkennens bei depressiv Kranken in der Regel nicht auftreten. Die Orientierungsfähigkeit im täglichen Leben ist erhalten. Auch klingen die Störungen bei Depression mit erfolgreicher medikamentöser Behandlung ab.

Unter den chronischen psychischen Störungen gibt es auch andere Erkrankungen, die mit teilweise ähnlichen Symptomen wie Demenzerkrankungen einhergehen. Hierzu zählen etwa Korsakow-Erkrankte oder Menschen mit einer chronischen schizophrenen Störung.

Der enge Zusammenhang von der Funktionstüchtigkeit der psychischen Systeme mit der der körperlichen Leistungen besteht auch bei den schwergradigen Demenzprozessen. Zu beobachten ist dabei, dass mit zunehmender Demenz die Widerstandsreserve des Körpers gegen weitere Einbußen in seinen Funktionen fortschreitend abnimmt.

Im schweren Demenzstadium sind die Hirnleistungen nahezu ausnahmslos in ausgeprägter Weise gestört. Die Merkfähigkeit ist aufgehoben, die Orientierung ist in allen Qualitäten gestört, sprachliches Ausdrucksvermögen auf wenige Wörter oder Laute gemindert. Mitunter können subjektiv als extrem bewertete Situationen (z. B. Schmerz oder helle Freude) die Hirnleistungen vorübergehend stimulieren. Im körperlichen Bereich ist nun meist die selbstständige Fortbewegung nicht mehr möglich, mit Gehhilfen wird nicht mehr verständig umgegangen, die Haltung des Körpers in der Aufrechten (vertikale Achse) gelingt zunehmend nicht mehr.

Viele demenzkranke Menschen sterben in der Zeit, in der sie die Fähigkeit verlieren zu gehen oder zu sitzen. Hier sind häufigste Todesursachen infizierte Dekubitus oder Pneumonien. Bei anderen Demenzkranken entwickeln sich Muskelkontrakturen, zunächst an den Füßen und Händen mit Überwiegen der Beugerfunktion der Muskeln. Das Spektrum der Verhaltensstörungen ist meist beschränkt auf motorische Unruhe, Schlafstörungen und lautes Rufen oder Schreien. Schmerzen und Verletzungen, das Erfordernis zu essen oder trinken sind als Ursachen auszuschließen, bevor eine medikamentöse Behandlung verordnet wird. In diesem Stadium ist es völlig überflüssig, den Kranken mit Testverfahren zu untersuchen; vielmehr stellt dies eine unwürdige Zumutung und Quälerei für den Kranken dar und ergibt auch keine für die Therapie sinnvolle Information mehr.

Literatur im Text

Brodaty, H. (1995): Consensus statement on predictive testing for Alzheimer disease. Alz Dis Assoc Disord, 9/95, S. 182–187
McKeith, I./Cummings, J. (2005): Behavioural changes and psychological symptoms in dementia disorders. Lancet (Neurol), 4/05, S. 735–742
Kurz, A. (2000): Demenz. In: Möller, H.-J./Laux, G./Kapfhammer, H.-P. (Hrsg.): Psychiatrie und Psychotherapie. New York/Berlin/Heidelberg: Springer, S. 852–894

Ausgewählte weiterführende Literatur

Deutsche Alzheimer Gesellschaft (Hrsg.) (2006): Ratgeber (5) Häusliche Versorgung Demenzkranker. Schriftenreihe der DALZ. Berlin
Haupt, M. (2001): Der klinische Verlauf der Alzheimer Krankheit. Paderborn: Schöningh
Förstl, H. (Hrsg.) (2001): Demenzen in Theorie und Praxis. New York/Heidelberg: Springer
Wächtler, C. (Hrsg.) (2003): Demenzen. Stuttgart: Thieme

1.2   Die besondere Situation von Menschen mit Demenz

Ida Lamp

„Man stelle sich vor, als Tourist sich auf einem Flughafen mit fremden Schriftzeichen (z. B. ein Provinzflughafen in Russland oder China) zu befinden, in dem Bewusstsein, einen bestimmten Flug erreichen zu müssen, um nicht zu spät nach Hause zu kommen. Würde man den Flug versäumen, verlöre man seine Arbeitsstelle, da man am folgenden Tag wieder zur Arbeit müsste. Man steht also unter einem enormen Druck. Nun kann einem aber auf dem Flughafen keiner helfen: Man versteht die Sprache nicht, man kann die schriftlichen Hinweise nicht lesen und die knappe Zeit verrinnt. In dieser Situation könnte man in der Regel in Angst und Furcht, Wut und Verzweiflung geraten. Man würde je nach Temperament reagieren: mit Schreien und Fluchen, Handgreiflichkeiten oder auch mit Apathie und Resignation." (Lind 2005).
Menschen mit Demenz befinden sich bildlich gesehen in solch einer Notsituation; sie sind der Fähigkeit beraubt, mit Sprache zu kommunizieren. Sie geraten in die verschiedensten Stimmungslagen, weil sie die Welt um sich herum nicht mehr verstehen, und in tiefe Einsamkeit, weil sie keinen Zugang mehr zu Menschen und der sie umgebenden, fremden Welt finden. Alles Verhalten dient der Orientierung und Verständigung in einer Welt, die dem Menschen mit Demenz ungeheuer und fremd ist. „Herausforderndes Verhalten" ist – sofern es nicht eindeutig krankheitsbedingt ist – keine Provokation, sondern ein Kommunikationsversuch. Das Verhalten eines Menschen mit Demenz kann man also nur verstehen, wenn man im Kontext von Pflege und Begleitung möglichst vielfältige erklärende Aspekte berücksichtigt. Dazu gehören auch solche, die sich nicht nur unmittelbar auf die Demenz beziehen. Dazu sind Strukturmodelle (z. B. das Need-

driven Dementia compromised Behavior-Modell NDB – bedürfnisgesteuertes demenz-bezogenes Verhalten; Kolanowski et al. 1999) entwickelt worden. Sie integrieren neben dem neurologischen Status des Patienten (also den krankheitsbedingten Faktoren) physiologische (wie z. B. Hunger, Durst, Schmerz, schlechte Sitzhaltung) und psychosoziale Aspekte (z. B. Langeweile oder Angst), die Verhalten bedingen, ebenso wie biografische und soziografische Blickpunkte (wie Geschlecht, Familienstand, Schulbildung), Aspekte der physikalischen (Raumgestaltung, Geräuschpegel usw.) und sozialen (Personal, andere Menschen) Umgebung, um Verhalten zu deuten.

Marina Kojer, die Wiener Fachfrau für Palliative Geriatrie, wird nicht müde, in ihren Vorträgen zu betonen, dass Demenzerkrankte keine Möglichkeit haben, sich nach den Pflegenden oder Angehörigen zu richten: Sie sind auf deren Entgegenkommen angewiesen. Von sich aus können Menschen mit Demenz nicht mehr in Kontakt treten; selbst aktive mimische Kontakte, wie sie sogar dem Kleinkind zur Verfügung stehen – wie Blickkontakt, Lächeln – gehen Menschen mit Demenz zunehmend verloren. Sie brauchen andere als Begleiter, die sich ihnen zuwenden, die ihre Gefühle beachten, ihre Interessen und ihre Würde wahren, die ihre Befindlichkeiten sehen und Bedürfnisse zu erfüllen suchen. Um Menschen mit fortgeschrittener Demenz angemessen zu versorgen, braucht es daher komplexe Fachlichkeit, aber mehr noch menschliche Haltungen der Zuwendung und Beziehungsfähigkeit.
„Wir unterschätzen vielfach die Ressourcen demenzkranker Menschen. Dies hat v. a. damit zu tun, dass wir unsere Form der Kommunikation nicht den kognitiven, sprachlichen und emotionalen Besonderheiten demenzkranker Menschen anpassen." (Kruse 2004). In dieser Hinsicht sind Pflegende wie Begleitende allemal Lernende. Solche kommunikativen Anpassungsprozesse an Menschen mit Demenz sind hochkomplex und fordern Begleitende in jeder Hinsicht, „normale Muster" der Kommunikation aufzugeben und Neues in einem andauernden Prozess einzuüben. Dabei geht es zunächst um Verlangsamung – unseres Sprechens wie Handelns (und das in einer Welt der Schnelligkeit). Dann müssen wir die Komplexität zerlegen und zu kleineren Segmenten kommen: keine „Oder"-Angebote, nur Ja/Nein-beantwortbare Fragen, gefühls- und sinnesorientierte, wertschätzend-empathische Sprache. Wir müssen „Türöffner" nutzen: gleich bleibende, sich wiederholende, eindeutige Kontakt-Berührungen, die unsere Nähe signalisieren und körperlich verstehbar machen. Es gilt unsere Wahrnehmungsfähigkeit für mimische Reaktionen, für Hautfarb-, Muskelspannungs- und Atemveränderungen zu schärfen, die Erfahrungen mit deren Deutung auszutauschen und so zu prüfen. Nur mit dieser geschärften Wahrnehmung können wir erkennen, ob uns da und dort der Zugang in die Welt des anderen gelingt.
In einem ihrer Vorträge beschreibt Kojer als Grundbedürfnisse hilfloser Kranker:
- „Ich werde respektiert und wertgeschätzt.
- Ich verstehe meine Mitmenschen und sie verstehen mich.
- Meine Schmerzen und quälenden Beschwerden werden gelindert.
- Ich darf wünschen, fordern und verweigern" (Kojer 2006).

Diesen Grundbedürfnissen gilt es mitmenschlich wie fachlich zu begegnen.
Dabei ist v. a. dem Aspekt der Kommunikation besonderes Augenmerk zu zollen: Erst wenn wir den Menschen mit Demenz wirklich erreichen, können wir von gelingender Kommunikation sprechen. Und wir erreichen ihn dann, wenn wir spürbar mehr Lebensqualität für ihn schaffen: entspannte Atmung, Schmerzfreiheit, gelöste Angst usw. Es gilt – so Kojer – alles daran zu setzen:
1. die Würde des Erkrankten nicht zu verletzen durch Missachtung seiner Bedürfnisse, Ausübung von Zwang oder Demütigung,

2. seine (physischen wie psychischen) Schmerzen und andere behandelbare Symptome wahrzunehmen und adäquat zu behandeln.

Erst wenn sich Pflegende und Begleitende auf den kranken Menschen als Du, als lebendiges (und nicht als vegetierendes!) Gegenüber einlassen, kann die Pflege und Begleitung von Menschen mit Demenz sinn-voll und mit Lebensqualität für den Kranken gelingen. Letztendlich ist entscheidend, dass der Betreuende den dementen Menschen in seiner „Ver-rücktheit" kennenlernen will. Dann, erst dann, werden Pflegende und Begleitende auch damit leben lernen müssen, dass sie keinen Zugang zum anderen finden und dass es gut ist, die eigenen Grenzen und Bedürfnisse in die Prozesse der Begegnung einzubringen. Dies gilt beispielsweise auch für apathisches Verhalten bei fortgeschrittener Demenz. Apathie – die für Angehörige und Pflegende oftmals eine Belastung darstellt – ist für den Kranken vielleicht ein Schutz, eine Fähigkeit, mit den vorhandenen nicht-abstellbaren Einschränkungen zu leben. Vielleicht steht sie nicht im Widerspruch zu Wohlbefinden. Vielleicht braucht es, wenn Wohlbefinden nicht mehr artikulierbar ist (die subjektive Dimension von Erleben ist für Menschen mit Demenz nicht zu kommunizieren), ganz andere Ideen davon, eine Balance des Miteinander-Lebens (zu dem dann eben auch Menschen mit fortgeschrittener Demenz gehören) zu finden.
Studien zum Verhalten und Empfinden von Menschen mit fortgeschrittener Demenz bzw. richtiger gesagt: zur Interaktion mit Pflegenden, anderen Professionen und Angehörigen (also zu Wechselwirkungen), zur Wahrnehmung von Begleitenden, zu positiven Schutzstrategien von Pflegenden stehen dringend aus!

Literatur

Kojer, M. (2006): Sterbefall Mensch. Vortrag beim Wiener Kongress 2006. iffpallorg_1145952743_ Marina_Kojer_iff_sterbefall_mensch.pdf

Kolanowski, A.M. (1999): An overview of the need-driven dementia-compromised behavior model. In: J Gerontol Nurs. 25 (9): S. 7–9

Kruse, A. (2004): Gemeinsam für ein besseres Leben mit Demenz in Wissenschaft und Gesellschaft. Vortrag bei der Fachtagung „Gemeinsam für ein besseres Leben mit Demenz" der Robert Bosch Stiftung, Berlin, 19./20.03.2004

Lind, S. (2000): Umgang mit Demenz. Wissenschaftliche Grundlagen und praktische Methoden. Ergebnisse einer Literaturrecherche und Sekundäranalyse der Fachliteratur in internationalen Pflegezeitschriften zur psychogeriatrischen Pflege und Betreuung Demenzkranker. Erstveröffentlichung: Stuttgart: Paul-Lempp-Stiftung 2000; http://freenet-homepage.de/Sven.Lind; Zugriff am 29.06.09

1.3 Die besondere Situation von sterbenden Menschen mit Demenz

Ida Lamp

> *„Manches Mal wusste ich nicht, ob ich meine Mutter gerade im Leben oder im Sterben begleite. Bis mir klar wurde, dass es eigentlich keinen Unterschied gibt. Es geht doch in jedem Fall darum, jede Minute des Lebens lebenswürdig zu gestalten. Es geht darum, dass ein Mensch sich wohl fühlt. Dass er oder sie nicht mehr tun muss, als sie kann. Aber dass wir alles unterstützen, damit sie ihre Person zum Ausdruck bringen kann. Dass wir sie in der Lebenswirklichkeit, in der sie sich gerade befindet, ernst nehmen – im Leben und im Sterben."*
>
> *Geertje Froken-Bolle*

Menschen mit fortgeschrittener Demenz sind nicht mehr dazu in der Lage, Krankheitseinsicht zu zeigen, Endlichkeit zu thematisieren und ihr Sterben zu antizipieren; der gedankliche Weg in die Zukunft („Was muss ich noch erleiden? Wie wird es einmal mit mir sein? Gibt es ein Fortleben nach dem Tod?") ist ihnen unzugänglich.

Sie leben in einem Zustand der Gegenwärtigkeit, in dem die Vergangenheit als gewusste, erinnerte, bedachte Vergangenheit verloren gegangen ist. Über die Art und Weise, wie sie Sterben erleben, kann man bislang – und wird man wohl auch zukünftig, da Studien kaum vorstellbar sind – nur wenig aussagen. Bei Demenzerkrankten fehlt uns jedenfalls die verbale Selbsteinschätzung zum Sterbeprozess („Jetzt ist es bald soweit mit mir") fast durchgängig. Demenzkranke fragen nicht, ob, wann und warum sie sterben müssen. Auch das Sterben anderer, ihnen naher Menschen ist nur kurzzeitig und vor allem (dann aber u. U. auch sehr tief) emotional bedeutsam.

Kriterien für die Einschätzung des Erlebens eines Sterbeprozesses von Menschen mit Demenz durch andere sind bislang noch fast völlig unbestimmt.

Ob an Demenz erkrankte Menschen ihr Sterben – wenn es unmittelbar ansteht – bewusst (das ist nicht dasselbe wie rational!) wahrnehmen und erleben, ist strittig. Die Einschätzungen dazu reichen von der Annahme, dass sie „sowieso nichts mehr mitbekommen" bis hin zu den Erfahrungen von Angehörigen und Professionellen, dass an Demenz erkrankte Menschen den nahenden Tod spüren und annehmen können.

Das Realisieren von Sterben (oder auch von Todesängsten und anderen Gefühlen im Umfeld des Sterbens) wird ja gerade bei Demenzerkrankten nicht über verbale Möglichkeiten kommuniziert und nicht auf der Ebene von Reflexion bearbeitet, sondern eher durch Intuition und die Achtsamkeit der Begleitenden für non- und paraverbale Anzeichen des Demenzerkrankten „erkannt". Alle Mutmaßungen und Einschätzungen sind daher vermutlich stark von den Werthaltungen der Pflegenden und anderen Begleitenden geprägt (Studien, die uns eine Innensicht geben könnten, sind in diesem Feld nur sehr schwer bis gar nicht durchzuführen.). Menschen, die als Pflegende und Angehörige das Sterben von Menschen mit Demenz erleben, sind daher in besonderer Weise gefragt, ihre Erfahrungen auszutauschen.

Das gilt vor allem für die Wahrnehmung von Schmerzen bei Menschen mit fortgeschrittener Demenz (siehe Kap. 2.1), denn nach wie vor erhalten sie zu wenig Schmerzbehandlung. Die Veränderungen im Körperbild – Embryonalhaltung aufgrund der Verkürzung von Sehnen und Bändern und „Schrumpfen" der Muskeln – bringen allein schon Schmerzen mit sich! Hinzu kommen natürlich auch Schmerzen aufgrund von anderen altersbedingten (Osteoporose, Arthrose, Arthritis usw.) oder pflegebedingten (bzw. durch Immobilität

verursachte) Erkrankungen (Druckgeschwüre), Krebserkrankungen und anderen Vorerkrankungen, die bei Menschen mit Demenz oft nicht mehr adäquat weiter behandelt werden. Eine britische Studie, die anhand von Behandlungsdokumenten einer gerontopsychiatrischen Abteilung retrospektiv die Pflegequalität bei 17 verstorbenen Demenz-Kranken
überprüfte (Durchschnittsalter: 83 Jahre), gelangte zu Ergebnissen, die sicher nicht unty-
pisch sind: Die meisten Kranken erlagen einer Lungenentzündung, obwohl sie mit Anti-
biotika behandelt worden waren. Nach Ansicht von Lloyd-Williams (1995) trug man zwar
Probleme wie Verstopfung und oraler Candidiasis (Pilzinfektion im Mund) adäquat Rechnung; dagegen wurden vor allem Schmerz und Fieber unzureichend behandelt und Opiate
zu wenig verordnet. Obwohl 10 Patienten offenbar unter starken Schmerzen litten (durch
Frakturen, Druckgeschwüre, Arthrose, Knochenmetastasen), sahen die Krankenblätter nur
in zwei Fällen eine regelmäßige Morphingabe vor. Hinweise zur Dosisanpassung im Falle
einer Schmerzzunahme fehlten ebenso wie Notizen zur optimalen Dosis; stattdessen wurde
bemerkt: „Möglichst kein Morphin, da es die Atmung dämpfen kann" und „Morphin nur,
wenn wirklich notwendig". Obwohl die verstopfende Wirkung von Opiaten bekannt ist,
wurden Abführmittel nicht routinemäßig verschrieben. (siehe dazu Kap. 2.11). Lloyd-
Williams führt aus, dass zwar fast die Hälfte der Sterbenden unter Fieber litt, dass dennoch
selbst bei hoher Körpertemperatur nicht an ein fiebersenkendes Mittel oder an kühlende
Maßnahmen (etwa in Form eines Ventilators oder von Wadenwickeln) gedacht wurde. Der
Sinn der alternativ betriebenen antibiotischen Therapie erscheint im Endstadium einer
Demenz dagegen eher fraglich (im Hinblick auf nicht-medikamentöse Therapie aber na-
türlich als weniger aufwändig und zeitraubend). Dies gilt im Übrigen auch für die Antibio-
tika-Therapie bei Lungenentzündungen, dass sie bei Sterbenden durchaus fraglich ist, oder
für die Neuanlage von PEG-Sonden in einem fortgeschrittenen Demenz-Stadium.
Selbstverständlich sollten Pflegende und Begleitende nicht nur physische Symptome der
Sterbenden intensiv beobachten und deren Behandlungsbedürftigkeit und -notwendigkeit
kritisch auf den Nutzen für den Kranken hin hinterfragen, sondern auch die psychosozialen und spirituellen Bedürfnisse von Menschen mit Demenz in den Blick nehmen. Sie
sollten davon ausgehen, dass der Wunsch nach Kontakt und Nähe, Sicherheit und Geborgenheit, Trost und Wohlbefinden bis zum letzten Atemzug menschliche Grundbedürfnisse darstellen. Warum sollte das bei einem Menschen mit Demenz anders sein?
Dem anderen, an Demenz erkrankten Sterbenden so zu begegnen, wird Fachlichkeit
ebenso erfordern wie den unbedingten Willen zu Mitmenschlichkeit. Demgegenüber ist
die Prognostizierbarkeit des Krankheitsverlaufs nicht nur nicht gegeben, sondern sie
bringt für die Versorgung des Erkrankten nichts Wesentliches.

Folgende generelle Symptomgruppen und Verhaltensweisen können die terminale Phase
der Erkrankung anzeigen (Abbey 2003):
- progressive Verschlechterung des Gedächtnisses und verstärkte Desorientierung,
- Verlust der verbalen Kommunikationsfähigkeit,
- Verhaltensänderungen, z. B. Aggressionen, Schreien, aber auch Passivität und Apathie,
- Verschlechterung der Mobilität bis hin zur Bettlägerigkeit,
- Verlust der Fähigkeit zur Selbstpflege,
- Verlust der Fähigkeit zur selbstständigen Nahrungsaufnahme, Auftreten von Schluck-
  beschwerden mit Aspirationsrisiko, rapider Appetitverlust,
- Harn- und Stuhlinkontinenz,
- Muskelatrophien und -kontrakturen,
- steigende Anfälligkeit für ein Delirium,
- wiederkehrende Infekte, Lungenentzündung,
- Verschlechterungen des Hautzustandes und Dekubitus.

Da diese Symptome aber die Phase fortgeschrittener Demenz mehr oder weniger stark ausgeprägt begleiten, sind sie zur Einschätzung des nahen Lebensendes kaum hilfreich. Vielmehr bedarf es des Austauschs aller an der medizinischen Versorgung, Pflege und Begleitung Beteiligten, um den Bedürfnissen und Notwendigkeiten des von Demenz betroffenen Sterbenden gerecht zu werden.

Es ist zudem frühzeitig nötig, sich darauf einzustellen, dass Entscheidungen für den Menschen mit Demenz stellvertretend getroffen werden müssen (siehe Kap. 7.3).

Zur Auseinandersetzung mit dem Sterben von Menschen mit Demenz gehört es also notwendig auch, alle Themen, die zum Krankwerden, Leiden und Sterben eines Menschen gehören, und auch unseren Umgang mit Hochleistungs- und Apparatemedizin, mit Fürsorge und Betreuung, gesellschaftsfähig und damit (frühzeitig) ansprechbar zu machen.

Mit dem palliativen, person-zentrierten Ansatz rücken das Beachten und Lindern aller Symptome beim Erkrankten, die Leiden verursachen, ins Zentrum. Der Erhalt seiner Lebensqualität wird zum Kernpunkt aller Bemühungen, und die Beteiligten tun alles, was dazu dient, die Würde zu fördern und Einweisungen ins Krankenhaus nach Möglichkeit zu vermeiden (siehe Kap. 3.4). Darin unterscheiden sich dann das Sterben und die Sterbebegleitung eines Menschen mit Demenz nicht vom Sterben und der Begleitung anderer sterbender Menschen. Im Moment können wir an vielen Stellen die Fragen im Hinblick auf das Sterben von Menschen mit fortgeschrittener Demenz besser formulieren als valide Antworten geben. Sie lauten etwa: Wie wirken Medikamente bei alten und hochbetagten Menschen mit fortgeschrittener Demenz? (Die norwegischen Palliativmediziner Stein Husebö und Bettina Sandgathe-Husebö sagen in ihren Vorträgen provokativ, dass Menschen über neunzig gewöhnlich nicht mehr als zwei oder drei Medikamente bekommen sollten!). Was ändert sich in der Medikation sinnvollerweise im Sterbeprozess? Welche pflegerische Intervention trägt wirklich zum Gewinn von Lebensqualität bei Demenzerkrankten bei? Welche subjektiven und objektiven Faktoren bilden überhaupt das Konstrukt Lebensqualität bei schwerer Demenz? Welche therapeutischen und medizinischen Maßnahmen sind dem Erkrankten wirklich dienlich? Und wie steht es etwa um Krankenhauseinweisungen am Lebensende? Wie sind die Angehörigen und ehrenamtliche Begleiter in die Prozesse der Wahrnehmung von Sterben und Sterbebegleitung einbezogen?

Dementia Quality of Life Instrument
Das Dementia Quality of Life Instrument (DQoL) ist ein Instrument zur Messung der subjektiv empfundenen Lebensqualität von Menschen mit Demenz; es besteht aus fünf Skalen:
1. **Selbstwertgefühl (Self Esteem)** – dazu gehören Gefühle von Selbstvertrauen, Zufriedenheit mit dem Geleisteten und die Möglichkeit, eigene Entscheidungen zu treffen und zu realisieren.
2. **Positive Emotionen/Humor (Positive Affect/Humor)** – wie z. B. Glück, Zufriedenheit, Hoffnung, die Erfahrung, andere Menschen zu erheitern, Witze machen und gemeinsam lachen zu können.
3. **Negative Emotionen (Negative Affect)** – Angst, Scham, Niedergeschlagenheit, Einsamkeit, Verärgerung Trauer, Unsicherheit, Nervosität.
4. **Zugehörigkeitsgefühl (Feelings of Belonging)** – wie z. B. nützlich zu sein, von anderen akzeptiert und geliebt zu werden, und
5. **Sinnliche (schöne) Erfahrungen (Sense of Aesthetics)** – positive Reaktionen auf und Freude an sensorischer Stimulation durch Musik, Farben, Gespräche, Betrachten der Natur, Kontakt mit Tieren usw.

Jede der fünf Skalen wird getrennt ausgewertet; die Ergebnisse werden nicht zusammenaddiert. Falls erwünscht, wird noch zusätzlich nach der subjektiven Einschätzung der allgemeinen Lebensqualität gefragt, die auf einer Fünf-Punkte-Skala von „Schlecht" bis „Ausgezeichnet" beurteilt wird (Brod et al. 1999).

Literatur

Abbey, J. (2003). Ageing, Dementia and Palliative Care. Palliative Care Nursing – A Guide to Practice (Second edition). S. Aranda and M. O'Connor. Melbourne, Ausmed: S. 313–326

Abbey, J. (2006): Palliative Care and Dementia. Alzheimer's Australia, http://www.alzheimers.org.au/upload/PalliativeCare.pdf; Zugriff am 29.06.09

Brod, M./Stewart, A.L./Sands, L./Walton, P. (1999). Conceptualization and measurement of quality of life in dementia. The Dementia Quality of Life Instrument (DQoL). The Gerontologist, 39 (1), S. 25–35

DessOrientiert 2/07: „Pflegeheime: Lebensräume bis zum Ende"

Guidelines for a Palliative Approach in Residential Care. Australian Government & Department of Health and Aging, 2004

Lloyd-Williams, M. (1995): An audit of palliative care in dementia. Eur. J. Cancer Care 1995 (5), S. 53–55

Radzey, B. (2006): Überblick: Diskussionsstand zum Thema „Menschen mit Demenz in ihrer letzten Lebensphase". In: DessOrientiert 2/06: „Menschen mit Demenz in ihrer letzten Lebensphase", S. 5–10

1.4 Ethikberatung – Neue Unterstützung für Begleiter von Menschen mit Demenz

Monika Wacker

Begleiter von Menschen mit Demenz sehen sich in der Verantwortung, ihr Handeln moralisch zu rechtfertigen.

Oft genügen hier allgemeine Überzeugungen, Berufsethos und Leitlinien der Einrichtung nicht. Zu schwer ist es oft, den Willen der Erkrankten selbst zu erkennen, zu vielfältig sind in einer Organisation die Meinungen der Beteiligten, zu plural sind die gesellschaftlichen Werteinstellungen, zu individuell die Problemlagen.

In Dilemmasituationen, die in der Begleitung demenziell erkrankter Menschen am Lebensende auftreten können, gibt es keine Standardlösung, so z. B. bezüglich künstlicher Ernährung, der Einweisung ins Akutkrankenhaus in der Sterbephase oder der Ermittlung des mutmaßlichen Willen von Menschen mit schwerer Demenz.

An dieser Stelle bedarf es konkreter Reflexion, um eine Entscheidung für das bestmögliche Handeln fällen zu können. Jeder gewissenhafte Mensch mit moralischer Intuition hat die Kompetenz, auf diese Weise Ethik zu betreiben. Und wer die Begleitung sterbender Menschen ernst nimmt, reflektiert im Rahmen seiner beruflichen Entscheidungsprozesse seine Handlungsbegründungen.

Ambulante und stationäre Altenhilfeeinrichtungen und Hospize sind also per se keine ethikfreien Zonen. Schon immer geschieht hier ethisch begründetes Handeln in der Pflege und Begleitung schwerstkranker, alter und in ihrer Selbstbestimmung eingeschränkter Menschen. Angesichts der zunehmenden Komplexität von Dilemmasituationen und ihrer hohen Brisanz wird jedoch der Ruf nach professioneller und institutionalisierter Unterstützung ethischer Reflexion immer lauter.

Seit 2006 gibt es in Deutschland (stationäre) Altenhilfeeinrichtungen, die mit ethischen Fallbesprechungen und Ethikkomitees Instrumente ethischer Reflexion in ihrer Organisationsstruktur eingerichtet haben. Hierbei orientieren sich die Einrichtungen meist an Formen klinischer Ethikberatung in Krankenhäusern, wie sie sich in den letzten 20 Jahren etabliert haben (May 2008).

1.4.1 Konkrete Gestaltung ethischer Reflexionsprozesse in der Organisation

Akute ethische Probleme treten in der Begleitung einzelner Menschen auf und müssen in der Praxis einer konkreten Entscheidung zugeführt werden. Seismograph für ein ethisches Problem ist die moralische Intuition, das Gewissen. Das heißt, jeder Begleiter – ob haupt- oder ehrenamtlich, ob mit der Pflege oder der hauswirtschaftlichen Versorgung betraut, ob Angehörige oder Seelsorger, ob Entscheider oder Beobachtende – jeder, der intuitiv das Gefühl hat, dass eine Situation einer besonderen ethischen Reflexion bedarf, kann diese in Form einer Fallbesprechung anregen.

Dass und wie dies geschehen kann, ist (z. B. durch Fortbildungen) allen klar und in einer Verfahrensanweisung eindeutig und transparent geregelt.
Die ethische Fallbesprechung wird zeitnah einberufen und von einem oder zwei fortgebildeten Mitarbeitern strukturiert und moderiert. Teilnehmen können Vertreter der Pflege, des sozialen Dienstes und der Seelsorge sowie der Hausarzt, die Heimleitung und andere beteiligte Personen. Betroffene und Angehörige können im Vorfeld befragt werden oder – wenn die Situation für sie nicht zu belastend ist – selbst an der Fallbesprechung teilnehmen. Eine Fallbesprechung dauert ca. eine Stunde.
Elemente der Fallbesprechung sind
- Benennung des ethischen Problems,
- Sammlung der Fakten unter verschiedenen Gesichtspunkten (pflegerische, medizinische, biographische, psychosoziale, seelsorgliche, sonstige) unter Anhörung aller Teilnehmenden,
- Sammlung möglicher Handlungsoptionen ohne Bewertung,
- Bewertung der Handlungsoptionen vor dem Hintergrund ethischer Prinzipien,
- Formulierung einer Empfehlung für den Entscheidungsträger.

Das Ergebnis einer Fallbesprechung soll für den betroffenen Entscheider eine Unterstützung darstellen. Diese Empfehlung muss nicht einstimmig sein, Minderheitsvoten sind möglich – sie verdeutlichen das Dilemmatische der Entscheidungssituation und die Tatsache, dass es nicht immer eine einzige verantwortbare Lösung gibt.

Festes Gremium organisierter Ethik in einer Einrichtung ist ein Ethikkomitee. Es erarbeitet zu wiederkehrenden Fragestellungen Leitlinien. Diese sind transparent für alle, stellen aber keine Handlungsanweisungen dar. Das Ethikkomitee organisiert Fortbildungen zu ethisch relevanten Themen, Informationsveranstaltungen, die ethische Fallbesprechungen nahe bringen und Veranstaltungen zu erarbeiteten Leitlinien.

Öffentlichkeitsarbeit und Vernetzung sind weitere Konsequenzen institutionalisierter Ethikberatung und Aufgabe des Ethikkomitees.

1.4.2 Das Besondere der Ethikberatung in der Begleitung von Menschen mit Demenz am Lebensende

Ethikberatung steckt in allen Feldern des Sozial- und Gesundheitswesens (mit Ausnahme des klinischen Bereichs) noch in den Kinderschuhen. Im Bereich der Begleitung demenziell erkrankter Menschen am Lebensende machen sich derzeit stationäre und ambulante Einrichtungen der Altenhilfe und Einrichtungen des Hospiz- und Palliativbereichs auf den Weg in die organisierte Ethikberatung. Hierbei stoßen die Beteiligten auf Besonderheiten gegenüber der bekannten klinischen Ethikberatung.

Besondere Probleme: Alltäglichkeit, Autonomie in der Demenz

Anders als im klinischen Kontext kann sich die Sterbephase von demenziell erkrankten Menschen über einen langen Zeitraum hinziehen. Es kann sein, dass für eine problematische Begleitung über die Zeit mehrere Fallbesprechungen einberufen werden müssen, weil sich die Situation der Begleitung, aber auch der Prozess der ethischen Reflexion gewandelt haben. Viele ethische Probleme in der Begleitung bei Demenz betreffen aus demselben Grund keine medizinethischen Fragestellungen, sondern eher Fragen des Zusammenlebens und der Alltagsgestaltung.

In der Beurteilung von möglichen Entscheidungen und Handlungsoptionen spielt in Fallbesprechungen der Aspekt der Autonomie eine große Rolle. Trotz Demenz kann von einer „Autonomie des Augenblicks" (Schwerdt 2005, S. 61) ausgegangen werden, die durch angemessene Begleitung in jeder Phase der Erkrankung entfaltet werden kann. Diese Annahme ist von großer Wichtigkeit, denn an mangelnder Autonomie und Selbstbestimmungsfähigkeit eines Menschen wird oft dessen Würde im wahrsten Sinne des Wortes „aufgehängt". Das Leben eines Menschen mit Demenz, dessen Selbstbestimmung nicht mehr gesehen wird, wird als würdelos und nicht mehr lebenswert bezeichnet.

Das ethische Fürsorgeprinzip schützt Begleiter und Erkrankte vor Überforderung in der manchmal verzweifelten Suche nach dem mutmaßlichen Willen des Erkrankten. In mitmenschlicher, ernster, ausgleichender und solidarischer Sorge um Menschen, die ihre Autonomie nicht (mehr) in vollem Umfang wahrnehmen können, muss der Verlust von Selbstbestimmungsfähigkeit nicht mit dem Verlust der Würde einhergehen. Eine fürsorgliche Begleitung kann die Würde des Menschen wieder ans Licht bringen und ihr gerecht werden.

Die Balance zwischen Autonomie und Fürsorge ist in ethischen Problemlagen bei Demenz besonders brisant, und die Frage nach der Würde der Sterbenden wird eng an sie gekoppelt.

Besondere Beteiligte: Externe, Hausärzte, Berater

Im Kontext Krankenhaus ist Ethikberatung als Entscheidungshilfe für Ärzte angelegt. In der Begleitung alter Menschen mit Demenz drängen eher pflegerische Aspekte, anstehende Entscheidungen von gesetzlichen Betreuern, Fragen der guten Begleitung (die z. B. auch Ehrenamtliche oder andere Externe betreffen können). Die Teilnehmer von ethischen Fallbesprechungen sind nicht immer ausschließlich „Mitglieder des behandelnden Teams", was eine besondere Herausforderung für das Handling der Verschwiegenheitspflicht von Hausärzten und hauptamtlich Pflegenden darstellt. Dies muss schon bei der Implementierung von Ethikberatung bedacht werden.

Ebenfalls stellt sich die Frage nach den Moderatoren und Beratern für die Einrichtung. Während in Krankenhäusern unbeteiligte Mitarbeiter von anderen Stationen und ausgebildete Krankenhausseelsorgerinnen als Moderatoren und/oder Beraterinnen hinzugezogen werden können, ist im Altenhilfe- und Hospizbereich die Mitarbeiterschaft oft sehr überschaubar und Neutralität damit oft nicht gegeben. Das Hinzuziehen eines externen Beraters jedoch birgt die Gefahr, Ethik „auszulagern", statt die Einrichtung damit zu durchdringen.

Besondere Dimension: Gesellschaftlicher Wandel des Diskurses, Raum für Reflexion

Institutionalisierte Ethik in der Begleitung demenziell erkrankter Menschen hat eine besondere gesellschaftliche Dimension. Ethikberatung stellt sich dem gesellschaftlichen und demographischen Wandel. Die zunehmende Zahl alter Menschen mit Demenz, die nicht zuhause, sondern in einer Institution sterben werden, nötigt uns zu verantwortetem und ethisch begründetem Handeln wie nie zuvor. Die gesellschaftliche Wahrnehmung ist von der Brisanz der Situation noch nicht durchdrungen, noch beherrschen eher polemisierende, medienwirksame Debatten das Feld. Mangelnde finanzielle Ressourcen, fehlende gesellschaftliche Anerkennung für Pflegeberufe in der Altenhilfe, ungenügendes Wissen über Demenzerkrankungen und damit verbundene Lebenswelten, die Enttabuisierung von aktiver Sterbehilfe und assistiertem Suizid und die Komplexität und Neuheit der Problemsituationen machen für eine echt fürsorgliche Pflege ethische Reflexion im konkreten Fall und darüber hinaus unverzichtbar.

Institutionalisierte Formen ethischer Beratung können an diesem Punkt ansetzen und Freiräume schaffen, in denen moralische Werte, zur Gewohnheit gewordenes Handeln, verschiedene Sichtweisen und die Möglichkeiten verantwortlichen Handelns mit fachlicher Unterstützung angegangen und reflektiert werden.

Literatur

Bobbert, M. (2007): Autonomie als Leitidee der Beziehungsgestaltung in der Pflege. In: Teising, M./Drach, L.M./Gutzmann, H./Haupt, M./Kortus, R./Wolter, D.K. (Hrsg.): Alt und psychisch krank. Diagnostik, Therapie und Versorgungsstrukturen im Spannungsfeld von Ethik und Ressourcen. Stuttgart: Kohlhammer (= Schriftenreihe der Deutschen Gesellschaft für Gerontopsychiatrie und -psychotherapie (DGGPP), Band 6), S. 103–117

Bockenheimer-Lucius, G./May, A.T. (2007): Ethikberatung – Ethik-Komitee in Einrichtungen der stationären Altenhilfe (EKA). Eckpunkte für ein Curriculum. In: Ethik in der Medizin 4/2007, S. 331–339

Dörries, A./Neitzke, G./Simon, A./Vollmann, J. (Hrsg.) (2008): Klinische Ethikberatung. Ein Praxisbuch. Stuttgart: Kohlhammer

Klie, T. (2007): Die Zeitlichkeit des Ichs – Die Würde des Menschen und ihre Gefährdung durch eine Vereinseitigung des ethischen Leitprinzips der Autonomie. In: Teising, M./Drach, L. M./Gutzmann, H./Haupt, M./Kortus, R./Wolter, D. K. (Hrsg.): Alt und psychisch krank. Diagnostik, Therapie und Versorgungsstrukturen im Spannungsfeld von Ethik und Ressourcen. Stuttgart: Kohlhammer (= Schriftenreihe der Deutschen Gesellschaft für Gerontopsychiatrie und -psychotherapie (DGGPP), Band 6), S. 77–83

May, A.T. (2008): Ethikberatung – Formen und Modelle (Vortrag). http://www.malteser.de/53.MTG_Malteser_Traegergesellschaft/53.25.MTG_Fachtagung_Ethik/Tagungsband/tagungsband_web.pdf, Zugriff am 15.11.2008

Schwerdt, R. (2005): Lernen der Pflege von Menschen mit Demenz bei Alzheimer-Krankheit. Zeitschrift für medizinische Ethik 51, S. 59–76

Wacker, M. (2008): leben-ethik-alter. (www.leben-ethik-alter.de), Zugriff am 15.11.2008

Wunder, M. (2008): Demenz und Selbstbestimmung. In: Ethik in der Medizin 1/2008, S. 17–25

1.5 Angehörigenarbeit in Pflegeeinrichtungen

Ida Lamp

Maria K. ist mit ihrem Mann 54 Jahre verheiratet; ihr Leben lang sind sie zusammen gewesen: Tag und Nacht, Werktag, Sonn- und Urlaubstag. Ein Leben ohne ihn – nicht auszudenken.

Seit einem halben Jahr lebt Hubert K. nun im Pflegeheim. Es ging zu Hause nicht mehr. Maria K. ist mit ihren 79 Jahren ja auch nicht mehr die Jüngste. Als ihr Mann zunehmend immobil wurde, da musste sie ihn „abgeben", wie sie sagt. Jeden Tag kommt sie mehrere Stunden ins Pflegeheim. Und doch zerreißt es ihr jeden Tag aufs Neue das Herz, wenn sie abends nach Hause geht und ihren Mann zurücklassen muss.

Als Pflegende kennen Sie solche Situationen: Liebevolle Angehörige, die alles gegeben haben, bis ihre Kraft für die Pflege daheim nicht mehr ausreichte, die sich plagen mit Schuldgefühlen, die Sie als Pflegende unterstützen, weil sie jeden Tag kommen, Essen reichen, einen Spaziergang begleiten, die dankbar sind für Ihre Pflege und die Entlastung, die das bedeutet usw. Und Sie kennen das Gegenteil: Angehörige, die sich nicht kümmern, die nie auftauchen, außer wenn es um irgendwelche Geldfragen geht. Oder auch Angehörige, die immer „meckern", denen Sie nichts recht machen können.

Die Facetten des Erlebens von Angehörigen sind so vielfältig und facettenreich wie die Lebensgeschichten, die den Bewohner einer Pflegeeinrichtung und seine Angehörigen verbinden. Mit jedem Angehörigen kommt eine ganze Welt von Gefühlen, Bedürfnissen, Interessen, Fragen und Gedanken auf Sie zu.

Angehörige sind auf ganz eigene Weise Betroffene. Daher ist Palliative Care auch Angehörigenarbeit, ist Prävention (denn viele erkranken, wenn sie nicht gut begleitet werden) und ist Kommunikation (wie es Marina Kojer (2008) gesagt hat).

Wichtig ist es also, sich als Einrichtung zu befragen, welche Kommunikationsformen etabliert sind, um Angehörigen angemessen zu begegnen und sie auf ihrem schweren Weg mit dem demenzkranken Angehörigen auch jetzt im Pflegeheim zu begleiten. Ehe der Angehörige in die Pflegeeinrichtung kommt, waren Angehörige ja meist „pflegende Angehörige". Sie haben diese Zeit der fortschreitenden Erkrankung als große Belastung erlebt: die Veränderung der familiären Rollen, die eingeschränkte Kommunikation, mangelnde eigene Freiräume u. v. a. m.

Wenn jemand nach einer Zeit intensiver Pflege zuhause ins Heim kommt, ist das für den Angehörigen wieder mit Rollenwechsel verbunden. Die Gefühle sind ambivalent: die Entlastung erleichtert – endlich mal wieder durchschlafen, endlich mal wieder in Ruhe essen und Kaffee trinken können, endlich mal selber zum Arzt gehen können ohne Druck...; aber die bange Frage quält: Habe ich es richtig gemacht? Ist mein Mann, meine Frau, meine Mutter, mein Schwiegervater gut versorgt...?

Angehörige kommen bei uns in Deutschland im Kontext der stationären Pflege von Pflegeeinrichtungen noch wenig in den Blick. Es gibt kaum Konzepte oder Studien, wie wir diese Situation des Übergangs von der häuslich-privaten zur stationär-professionellen Pflege auffangen und gut begleiten können. Angehörige werden von professionell Pflegenden zwar durchaus in ihrer Bedürftigkeit wahrgenommen, aber dafür nun auch noch Zeit, geistigen Raum, mitfühlende Empathie aufbringen? Und welche Einrichtungen haben schon eigene sozialpädagogische und seelsorgliche Kräfte, um der Not der Angehörigen zu begegnen? Schnell tritt neben Verständnis für Angehörige zudem auch das eigene Erleben, von ihnen kritisiert zu werden und nie genug zu tun. Angehörige werden von Pflegenden als Kontrolleure ihrer Leistungen empfunden, und immer wieder höre ich in Fortbildungen, dass sie eher inkompetente, aber machtvolle Konkurrenten sind in der Frage, wie denn der demenzerkrankte Mensch nun am besten zu versorgen sei.

Was es braucht, sind neue und nachhaltige Ideen zur Angehörigenarbeit in stationären Einrichtungen – vor allem für die gute Gestaltung der letzten Lebensphase von Menschen mit Demenz. Zufriedene Angehörige lassen den Kranken zufriedener sein, erleichtern die schwierige Pflege durch ihr Verstehen und durch konstruktive Mitarbeit.

Was ist zu tun?

Es gibt die Idee, mit Angehörigen zu Beginn der Pflege einen Vertrag abzuschließen, in dem man Art und Zeitausmaß der Aktivitäten festlegt, an denen sie teilnehmen mögen. In einem informativen Gespräch werden ihnen die Vorstellungen über die Pflege vermittelt, Möglichkeiten erläutert, wie sie in die Betreuung und Pflege einbezogen werden können und ihre Wünsche abgefragt. Leitend ist dabei, was ihnen als Angehörige gut tun würde, wo sie sich Unterstützung, Austausch oder Schulung wünschen – auch für das, was noch auf sie zukommt. Angehörige werden eingeladen, ihre – auch sich wandelnden – Bedürfnisse zu benennen und einzubringen.

Frau Maria K. z. B. ist glücklich, wenn sie ihren Mann waschen kann; die Pflegenden kommen zu einer vereinbarten Zeit und stellen ihr eine kleine Wanne mit lauwarmem Wasser mit einem Schuss Sahne hin, legen einen Waschhandschuh und ein flauschiges Handtuch bereit. Sie zeigen Maria K., wie sie mit einigen Bewegungen die Muskelspannung ihres Mannes etwas lösen kann.

Aktivitäten von und mit Angehörigen können ein breites Spektrum haben von der regelmäßigen Erteilung von Information über die Entwicklung des Kranken bis hin zu Teilhabe an der körperlichen Pflege und an psychosozialen Maßnahmen. Dabei ist es natürlich für Angehörige wichtig, dass sie nicht das Gefühl haben, ihre Arbeitskraft werde ausgenutzt.

Schmerzerfassung bei Demenzerkrankten beispielsweise kommt ohne die Rückmeldung von Angehörigen kaum aus. Und welch ein schöner Beitrag zur Biographiearbeit wäre es manches Mal, wenn Pflegeeinrichtungen Angehörige bäten, im Zimmer ein Buch zu schreiben: jeden Tag eine Erinnerung an einen guten Moment des gemeinsamen Lebens – damit die guten Zeiten nicht in Vergessenheit geraten und auch jetzt „da sind", wo es so schwer ist.

Eine Grundlage jeder Angehörigenarbeit ist deren Verankerung im Leitbild der Einrichtung. Mit mehr Phantasie, als das bisher der Fall ist, kann man
• feste Ansprechpartner für Angehörige etablieren;
• eine verpflichtende Informationsveranstaltung in den ersten Wochen nach Heimeinzug etablieren, bei der man Grundsätze der Versorgung an Demenz erkrankter und sterbender Bewohner erläutert;

- Information einplanen: durch regelmäßig stattfindende Informationsveranstaltungen (mit nachfolgendem Protokoll per Email, Infomappe für Angehörige im Bewohnerzimmer oder Aushang am Angehörigenbrett) oder feste Anrufzeiten;
- Schulung für Angehörige anbieten – z. B. in Kooperation mit Hospizvereinen oder Alzheimer-Selbsthilfegruppen – zu Themen wie Veränderungen beim Sterben, Schmerzbeobachtung, Kontakt zum Menschen ohne verbale Austauschmöglichkeit und ohne Worterkennung, PEG, Mundpflege usw.;
- Pflegeplanungskonferenzen und ethische Fallbesprechungen unter Einbeziehung von Angehörigen stattfinden lassen;
- Termine, zu denen der Hausarzt kommt, an Angehörige weitergeben.

Als Zentren der „Care" könnten Heime regelmäßige Veranstaltungen für Interessierte und Angehörige zu bestimmten Themen – auch in Kooperation mit Partnern – anbieten: Patientenverfügung und Gesundheitsvorsorgevollmacht, Testament, freiheitsentziehende Maßnahmen, Bestattungsvorsorge, Bestattungsformen, Alter, Wohnformen im Alter, Umgang mit dem Handy/Notruf, Filmeabende ... Wenn man von den Hausärzten nur zwei gewinnt, einen Vortrag/Gesprächsabend zu einem Thema im Jahr zu halten; ein Rechtsanwalt aus dem näheren Umfeld findet sich bestimmt auch und ein Bestatter ganz sicher... Schlagen Sie einfach mal das Bildungsprogramm auf und schauen Sie, welches Thema in Ihre Einrichtung passen könnte. All das kostet Kraft und Ressource – stimmt, aber es bringt auch langfristig Ressourcen und Entlastung. Es fördert das Image, bringt gute Presse, kann eine niedrigschwellige Kontaktstelle zur Pflegeeinrichtung werden, kann Konflikte abbauen helfen, weil mehr Verständnis entsteht, und viele andere Effekte bringen.

Dass ein Ansprechpartner der Angehörigen in der Pflegedokumentation benannt ist, dürfte etablierte Praxis sein. Ist es aber auch geregelt, wer Angehörige anspricht und wie sie angesprochen werden, „wenn Sterben ansteht"?
- Ist es geregelt, ob Angehörige im Zimmer ihres sterbenden Verwandten übernachten können (= Rooming-in)? Steht ein bequemer Sessel bzw. ein zweites Bett/Liege bereit, und wird selbstverständlich eine Decke, ein Kissen, ein Getränk angeboten?
- Gibt es hilfreiche Broschüren für Angehörige zu den letzten Tagen und Stunden, über Krankensalbung, Aussegnung, Bestattung etc.?
- Gibt es einen Aufenthaltsraum für Angehörige in der Einrichtung, einen Automaten für kalte/heiße Getränke?
- Wissen Pflegende, dass und wie sie Angehörige im Falle einer Verschlechterung des Zustands erreichen? Wissen sie, wie sie Angehörige in die Versorgung eines Verstorbenen einbeziehen?
- Ist es konzeptionell geregelt, wie lange der Verstorbene auf dem Zimmer bleiben darf, ob es einen Aufbahrungsraum gibt und wer eine Aussegnung feiert, wenn Angehörige das wünschen?
- Kennen Sie Beraterinnen und Berater, auf die Sie verweisen können, wenn Angehörige ohne Unterstützung nicht klar kommen?

Angehörige sind die wichtigsten Werbeträger einer Pflegeeinrichtung – ein Schatz, den es zu heben gilt. Wenn das nicht Argument genug ist für eine gute Angehörigenarbeit: Dass Angehörige gut begleitet sind, ist oft ein wesentlicher Wunsch sterbender Bewohner, denn diese wollen meist das Beste für ihre Lieben. Die Stimmung der Angehörigen korrespondiert zudem weit mehr mit der Verfassung des Sterbenden, als wir das bislang angenommen haben. Angehörige gehören zusammen mit dem Bewohner in die Mitte palliativer Sorge!

Weitere Hinweise zu verschiedenen Aspekten von Angehörigenarbeit

Im Folgenden finden Sie einige ergänzende Hinweise zu verschiedenen Aspekten von Angehörigenarbeit zusammengestellt, die zu unterschiedlichen Zeiten der Begleitung relevant sind. Es ist gut, wenn man als Einrichtung in einem Brainstorming einmal die Felder der Angehörigenarbeit abgeht und hilfreiche Verhaltensweisen sammelt. Dies kann die Basis für ein Konzept Angehörigenarbeit oder für Leitbildformulierungen sein.

- Ärzte betreffend:
  - Angehörigen fehlt oft die Information, dass der Bewohner bis zuletzt freie Arztwahl hat und wie sie eine geeignete ärztliche Versorgung sicherstellen können; sie werden von der Annahme geleitet, dass sich die Pflegeeinrichtungen um die medizinische Versorgung kümmern. Wissen Sie, welche Informationen über Ärzte Sie bereithalten dürfen? Und haben Sie solche Informationen?
  - Wenn jemand in ein Heim umzieht, stellt sich die Frage nach den **behandelnden Ärzten** neu. Es gibt die Bindung eines Bewohners an den bisherigen Hausarzt, der Hausbesuche im Heim macht. Aber es ist auch möglich, Ärzte in Anspruch zu nehmen, die für die Versorgung älterer Menschen spezialisiert sind. Heime haben zudem die Möglichkeit, spezielle Heimärzte einzustellen, um die ärztliche Betreuung von Pflegebedürftigen zu verbessern. Die freie Arztwahl für Versicherte der gesetzlichen Krankenversicherung bleibt dennoch bestehen. Der in der Pflegeeinrichtung tätige Arzt ist genauso wenig wie der Hausarzt sonst bei seinen ärztlichen Entscheidungen an Weisungen von Nichtärzten gebunden (Regelungen im SGB V, § 119).
  - Wissen Sie um Ärzte vor Ort, die palliative Zusatzqualifikationen haben? Oder können Sie weitersagen, wo es solche Informationen gibt? (www.dgpalliativmedizin.de; z. B. http://www.kvno.de/buerger/arztsuche/index.html). Es ist jederzeit möglich, einen Palliativmediziner konsiliarisch zur Behandlung hinzuziehen!
  - Gibt es Informationen, welche Fachärzte bereit sind, ins Haus zu kommen?
  - Die Zeiten der Arztbesuche sind im Zimmer an gut sichtbarem Ort aufgeschrieben, damit Angehörige dann präsent sein können, wenn sie das wünschen.

- Trauernde betreffend:
  - Wissen Angehörige, wie es nach dem Versterben weitergeht? Informationen über Aussegnung, Abschiedsriten, Bestattung sind vorhanden und werden genutzt. Es ist klar, frühzeitig und einfühlsam kommuniziert, was für die Einrichtung nötig ist, wie z. B. mit dem Zimmer und Gegenständen des Bewohners weiter verfahren wird?
  - Die Einrichtung bleibt in guter Erinnerung, wenn die Sorge um Angehörige nicht abrupt mit dem Tod des Bewohners endet. Die Maßnahmen, trauernde Hinterbliebene wahrzunehmen, können sehr vielfältig sein und sind oft mit wenig Aufwand zu realisieren: die Entsendung einer (ehrenamtlichen) Mitarbeiterin zur Beisetzung; ein ansprechender Kartengruß etwa nach sechs Wochen und nach einem Jahr. Auch Kondolenzbücher, die Sie auslegen, und Erinnerungsgottesdienste, zu denen Sie einladen, helfen Angehörigen, mit dem Verlust zu leben.

Orientierung für Angehörige zu geben dient sowohl deren Verständnis als auch den Abläufen in Ihrer Einrichtung. Das kann z. B. sein:
- Pausen- und Übergabezeiten sind sowohl am Dienstzimmer als auch in einer kleinen Informationsschrift für Besucher deutlich sichtbar angebracht, wenn dann keine Störungen erwünscht sind.

- Zeiten, in denen ehrenamtliche Besuchsdienstmitarbeiter oder Hospizhelferinnen präsent sind, sind im Raum dokumentiert, damit Angehörige wissen, dass sie dann nicht da sein müssen (oder umgekehrt, dass sie dann einen Gesprächspartner vorfinden).

Gesprächskultur ist unverzichtbar:
- Terminvereinbarungen zwischen Angehörigen und Wohngruppenleitungen sind zeitnah möglich.
- Von Mitarbeiterinnen werden aktiv Gespräche angeboten. Wie eine solche Terminvereinbarung zustande kommt, ist für Angehörige deutlich vermerkt (z. B. Infoflyer, Stationszimmer) oder wird bei Einladungen an Angehörige als Gruppe vermittelt.
- Mit entfernt wohnenden Angehörigen werden Telefontermine vereinbart.
- Die meisten Einrichtungen werden (schon allein aus Zeitgründen) darum bitten, einen Vertreter der Angehörigen als Ansprechpartner der Einrichtung zu benennen, der Informationen einholt und die anderen Angehörigen informiert, der Rückmeldungen an die Einrichtungen gibt und dabei auch die anderen Angehörigen mit vertritt. Es macht Sinn, von Gesprächen Kurzprotokolle anzufertigen, die unabhängig von dieser Vereinbarung den engeren Angehörigen zugänglich gemacht werden, um Konfliktsituationen zu vermeiden.
- Selbstverständlich sollte bei Gesprächen mit Angehörigen der betroffene Bewohner mit einbezogen sein, wenn das möglich ist und wenn keine Vollmacht vorhanden ist.
- Es ist wichtig, die emotionale Situation von Angehörigen zu berücksichtigen, ehe man Sachfragen angeht. Beziehungsaspekte vor Sachaspekten heißt die Regel für gelingende Kommunikation.
- Auf Kritik der Angehörigen sollte möglichst sachbezogen eingegangen werden, notfalls mit Unterstützung von nicht unmittelbar an der Interaktion beteiligten Gesprächspartnern – wie z. B. Qualitätsmanagement.

Literatur

Böhle, F./Brater, M./Maurus, A. (1997): Pflegearbeit als situatives Handeln – Ein zukunftsweisendes Konzept zur Sicherung von Qualität und Effizienz in der Altenpflege. In: Zeitschrift Pflege, Heft 10, S. 18–22

Denzer, K.J. (Hrsg.) (2001): Angehörigenarbeit in Altenhilfeeinrichtungen. Ergebnisse und Erfahrungen aus einem Modellprojekt. Haus Neuland, Werkstattbericht 20, Bielefeld

George, W./George, U./Bilgin, Y. (2003): Angehörigenintegration in der Pflege. München: Reinhardt

Haider, Ch. (2006): Zwischen Dasein wollen und Dasein müssen. Eine empirische Untersuchung zum Erleben Angehöriger von Altenheimbewohnern während der Zeit des Heimaufenthalts. Tönning: Der Andere Verlag

Heineman-Knoch, M./Korte, E./Schönberger, C./Schwarz, B. (1998): Möglichkeiten und Grenzen selbständigen Lebens und Arbeitens in stationären Einrichtungen. Hrsg.: BMFSFJ. Stuttgart u. a.

Koch-Straube, U. (1997): Fremde Welt Altenheim. Bern: Huber

Kojer, M. (2008): „Palliative Care im Pflegeheim". Vortrag am 26.09.2008 beim Palliativkongress in Wiesbaden „Identität im Wandel"

Kühnert, S. (1991): Das Verhältnis zwischen Angehörigen von Heimbewohnern und Mitarbeitern im Altenpflegeheim: Eine Untersuchung über Begegnungsformen, insbesondere über Konflikte und Zusammenarbeit. Frankfurt a. M: Lang.

Merz, S./Arana, S./Reins, S. (2003): Pflegeheim: und jetzt? Orientierung für Betroffene und Angehörige. Organisatorische, rechtliche, persönliche Fragen. Regensburg: Walhalla

Seidl, E./Labenbacher, S. (Hrsg.) (2007): Pflegende Angehörige im Mittelpunkt. Studien und Konzepte zur Unterstützung pflegender Angehöriger demenzkranker Menschen. Wien/Köln/Weimar

Urlaub K.H. (2000): Familiäre Kontakte und die Einbeziehung von Angehörigen in die Betreuung und Pflege in Einrichtungen. In: KDA (Hrsg.) (2000): Reihe „Thema", Nr. 162, Köln

Werner, B. (2008): Das Heim und die Angehörigen. Die Bedeutung des informellen sozialen Netzwerkes bei der Pflege und Versorgung demenzkranker Heimbewohner. Ergebnisse einer empirischen Studie zu Netzwerkgröße und Zeitvolumen von Pflege und Betreuung bei pflegebedürftigen Demenzkranken. In: PrInterNet 4/08, S. 235–247

1.6 Hilfen für Angehörige zur Beziehungsgestaltung

Ida Lamp

Maria K. ist mit ihrem Mann seit 54 Jahren verheiratet; ihr Leben lang sind sie zusammen gewesen: Tag und Nacht, Werktag, Sonn- und Urlaubstag. Ein Leben ohne ihn – nicht auszudenken.

Seit einem halben Jahr lebt er nun im Pflegeheim. Es ging zu Hause nicht mehr. Als ihr Mann zunehmend immobil wurde, da musste sie ihn „abgeben", wie sie sagt. Jeden Tag kommt sie mehrere Stunden ins Pflegeheim. Und doch zerreißt es ihr jeden Tag aufs Neue das Herz, wenn sie abends nach Hause geht und ihren Mann zurücklassen muss. Mit ihrem Namen kann er sie schon lange nicht mehr anreden. Von der gemeinsamen Geschichte erinnert er nichts. „Aber es ist doch mein Mann", sagt sie.

In tausend Varianten könnte man so Lebensgeschichten von Menschen umreißen (Tönnies 2007). Die Krankheit Demenz kommt als Schreckgespenst des Verlassen- und Vergessenwerdens daher. Angehörige wissen, dass der Erkrankte seine Welt und sich selbst in ihr mehr und mehr verliert. Aber es bleibt unvorstellbar, bis es eintritt.

Das bedeutet für Begleitende, immer wieder die Veränderungen zu thematisieren, denn was nennbar wird, kann tragbar werden. „Mein Mann erkennt mich", sagt Maria K., und das, obwohl er kaum mehr reagiert, wenn sie sein Zimmer betritt. Als Begleitende gilt es nun, diesen Satz weder zu bestätigen noch zu dementieren – beides wäre nicht hilfreich. Hilfreich ist es, der Sehnsucht Raum zu geben, die in diesem Satz steckt. „Das ist für Sie wichtig nach so vielen Jahren gemeinsamen Lebens..." Aber hilfreich ist es auch, Maria K. zu helfen, ausdrücklich zu machen, was an Bindung da ist, an Verbindung möglich ist. Es ist gut, wenn Maria K. die Veränderungen in der Atmung erkennen lernt, die Veränderungen der Hautfärbung und Muskelspannung, die ausdrücken, dass ihr Mann sich in ihrem Beisein wohl fühlt. Und es hilft ihr sicher, wenn andere ihr erlauben, sich selbst zu spüren und ihren Bedürfnissen, ihrem Verlustschmerz Ausdruck zu geben. Es bleibt auch möglich, zu erklären, dass Kontakt mehr ist als „gewusste Fakten". Frauen mit Kindern kennen das aus der Zeit mit dem Säugling und Kleinkind, mit dem es ein „unbesprochenes" und „ungewusstes" Miteinander gegeben hat. Menschen erkennen einander am Geruch, an der Ausstrahlung, an Bewegungsmustern; manche würden sagen an der Aura. Dieses tiefe Wissen, diese Art von Verbundenheit kann es auch mit einem Menschen mit fortgeschrittener Demenz geben. Daneben bleibt aber beständig der Schmerz über die Vielzahl der Verluste: nicht mehr mit Namen angesprochen oder gar gesiezt zu werden; keine Geschichten mehr teilen zu können; kein Lächeln mehr geschenkt zu bekommen…

Wie soll man sich als Angehörige auf diese Unvorstellbarkeit des Vergessenwerdens vorbereiten? Wie soll man sich darauf einstellen, eine Beziehung zu gestalten, die nicht mehr das ist, was sie jahrelang, vielleicht ein Leben lang war? Alles Bekannte und „Eingeübte" geht verloren! Und auch: Wie soll man einen positiven Zugang zum Menschen mit Demenz finden, wo doch immer nur Katastrophenstimmung verbreitet wird? Demenz ist eine Krankheit ohne Hoffnung – auf Heilung, ja, aber doch mit Hoffnung – auf bleibende Verbundenheit und Verbindungsmöglichkeit. Das gilt es zu zeigen. Das Leben mit einem erkrankten Menschen müssen wir als Trauer- und Gestaltungsaufgabe vermitteln. Die „Traueraufgabe" ist dabei vielleicht oftmals dominant: Als Pflegende und professionell oder ehrenamtlich Begleitende dürfen wir nicht aus dem Blick verlieren, dass die Erkrankung Demenz – wie jede lebensbedrohliche und lebensverkürzende Erkrankung – nicht nur den Erkrankten selbst, sondern alle Zugehörigen betrifft. Sie verändert die Beziehungsgefüge, kehrt Machtverhältnisse um, fordert einseitiges Aufrechterhalten und Verändern der Beziehung zum Erkrankten und macht viele Veränderungen im bisherigen Lebenslauf aller Betroffenen nötig. Lange Zeit ringen Angehörige damit, Verhaltensweisen als Teil der Erkrankung zu sehen, gerade dann, wenn sie es auch zuvor schon schwer mit dem Vater, der Mutter, dem Mann, der Frau, der Schwester, dem Bruder hatten. Ärger, Wut, Schuldgefühle, Verlustschmerz, Ohnmacht, Hilflosigkeit, Verantwortungs- und Pflichtgefühl, Liebe, Überforderung sind nur einige der Gefühle in dem bunten Knäuel des inneren Erlebens von Angehörigen. Sie brauchen von Begleitenden vor allem dieses Wissen um die bunte, manchmal gärende Mischung an Emotionen, die sie durchleben. Die Grundakzeptanz macht dann eine freiere Begegnung mit dem Demenzerkrankten möglich, lässt sie vielleicht auch etwas leichter mit den eigenen Grenzen in der Rolle als pflegende Angehörige leben.

Die neuropathologischen Vorgänge im Gehirn bei einer Demenz sind schwer zu beschreiben und noch schwerer zu beeinflussen. Was Menschen aber immer tun können, bis zum letzten Atemzug, das ist Beziehung gestalten, Bindung und Verbindung leben. Angehörigen kann man Mut machen zur Beziehungsgestaltung – vor allem indem man ihnen Mut macht, sich selbst zu fühlen und wahrzunehmen. Sie brauchen z. B. die Erlaubnis zum Kommen und Gehen, zum Musikhören und Lesen im Zimmer des demenzkranken Angehörigen. Es hilft, wenn sie ermutigt werden zum Anfassen, wo das früher vielleicht gar nicht zum Leben mit dem Vater gehört hat; zum tröstenden Kuscheln mit der Mutter, die immer eine strenge Frau war; zum beruhigenden Summen, wo doch die Schwester immer die nicht vorhandene Musikalität abgetan hat...

Das Erleben von Wohlbefinden, Bindung und Beziehungsgestaltung ruht auf stabilen Säulen, auch beim Menschen mit Demenz: Es sind die Gefühle, etwas wert zu sein, etwas tun zu können, in Kontakt sein zu können und aus Hoffnung/Urvertrauen zu leben, die Menschen zufrieden leben lassen. Diese Säulen kann man in Beziehung zu demenzerkrankten Menschen vielleicht nur dann erkennen und leben, wenn man bereit ist, auch Chaos, Zerfall, Verlust, Schmerz und Sterben als Teile des Lebens anzuerkennen.

Es gilt wohl zuallererst zu erkennen, wie sich diese tragenden Säulen des Lebenshauses im jeweils eigenen Leben und Erleben als Tochter oder Sohn, als Schwiegerkind, Mutter, Vater oder Lebenspartner eines Menschen mit Demenz zeigen. Angehörige müssen lernen, sich zu fragen: Wie wahrnehmungsfähig bin ich bezüglich meiner eigenen Situation? Was bin ich wert ohne die Rolle, die ich vorher im Leben mit dem nun Erkrankten hatte? Was von dem, was ich immer getan habe, muss ich weiter tun, um meine Identität zu leben, mein Wohlbefinden zu erhalten – auch wenn ich jetzt für den anderen mit verantwortlich bin? Und: wie kann ich das organisieren? Welche Unterstützung benötige ich dafür? Was kann ich für „meinen" erkrankten Menschen tun – und was davon sollte ich nicht an andere abgeben, weil manches Tun „heilig" ist, „beziehungshaltig", „lebensvoll"? Welches neue Tun könnte ich ausprobieren, weil es „lebensvoll" ist? Welche

Möglichkeiten für Kontakt zum Menschen mit Demenz gibt es? (Und wen kann ich fragen, was und wie etwas geht?) Was gibt mir für mein Leben Hoffnung und Lebenskraft? Wo (wobei und mit wem zusammen) spüre ich Lebendigkeit? Solche Fragen gehören zum Leben mit einem an Demenz Erkrankten dazu. Sie sind nicht statisch: Man kann sie nicht ein für allemal beantworten. Immer neu braucht es die Auseinandersetzung mit ihnen – und vielleicht hilft dabei auch ein kompetenter, professioneller Gesprächspartner.

Der Verlust an Gefährtenschaft, Nähe und Zärtlichkeit, die Schwierigkeiten, sich mit dem kranken Partner über die Neuverteilung von Aufgaben und Kompetenzen zu verständigen sowie der Wandel in den Macht- und Einflusssphären sind für Maria K. nicht wegzureden, jetzt, wo ihr Mann an Demenz erkrankt ist. Aber es kann einen Menschen im Umgang mit diesen Verlusten elementar stärken, wenn er oder sie begreift, dass Bindung und Verbindung unauslöschlich sind, ja selbst über den letzten Atemzug des anderen hinausreichen – wenn man das religiös gewendet so sagen mag.

Mit solchen Aussagen sind wahrscheinlich immer weltanschauliche Aspekte verbunden: Was denke ich über die Welt, über Beziehung, über Leben und Sterben? Sind Denkfähigkeit und Erinnerungsvermögen, Sprache und Bewegungsfähigkeit usw. das, was Leben ausmacht? Gibt es nicht ein Lebensgefühl und eine Lebendigkeit – und damit auch Beziehungsleben – jenseits davon? (Ich empfehle den Film Young@heart als Anschauungsmaterial. Oder schauen Sie mal einem Demenzerkrankten zu, der tanzt!).

Beziehungsgestaltung jedenfalls, die die Person in den Blick nimmt – liebevoll auf der Suche nach deren Bedürfnissen, achtsam im Umgang mit deren Begrenzungen und aufmerksam für meine eigenen Bedürfnisse und Grenzen und Möglichkeiten, dem anderen zu begegnen – bedeutet Lebensqualität!

Dann mag man auch ganz konkrete Tipps zu geben versuchen, wie sie hier im Folgenden für die Beziehungsgestaltung aufgezeigt sind. Gedacht sind die Impulse vor allem für Angehörige bzw. für das Gespräch von Begleitenden mit Angehörigen; aber sie gelten natürlich auch uns allen:

- Fotos aus besseren Tagen erhalten den Respekt! Sie anzusehen hilft mir anzuerkennen, wer der andere ist, und sein gelebtes Leben wertzuschätzen und zu ehren.
- Sprache achtsam nutzen! Vielleicht ist es manchmal angebracht, den Erkrankten nicht mehr mit alten „Rollenbezeichnungen" zu benennen wie „Papa" oder „Mama", weil er oder sie sich darin nicht mehr wiederfindet. Auf keinen Fall sollte man jedoch nun „Opa/Oma" zu den Eltern sagen. Und siezen braucht man sie als Angehörige auch nicht, auch wenn Erkrankte umgekehrt den Angehörigen siezen.
- Angehörige brauchen Ermutigung und liebevolle Erinnerung, auf Mahnen und beharrendes Erinnern bei ihrem demenzerkrankten Angehörigen zu verzichten – aber niemals auf Trösten, auf Zuwendung, auf Achtsamkeit...
- Für alle in der Begleitung gilt: Phantasie nutzen! Kreativ sein! Den Humor des Lebens nicht übersehen und da, wo er ist, ihn nutzen zur Entlastung! Leider haben viele von uns in ihrem Leben zuletzt als Kinder phantasievoll und kreativ gelebt, aber in uns allen gibt es diese Kraft. Manchmal braucht man nicht mehr als eine rote Clownsnase oder eine Narrenkappe, um sich mit dieser inneren Kraft zu verbinden.
- Und was unbedingt nötig ist für alle in der Begleitung von Menschen mit Demenz Engagierte: Selbstsorge! Das eigene Wohlbefinden ist der wesentliche Transporter für gemeinsames Erleben von Wohlbefinden mit dem oder der Erkrankten. Dazu gehört z. B. gut zu fühlen, wann ich Abstand brauche. Dazu gehören aber auch frische Luft, genügend trinken, der Luxus, sich mal einen Café-Besuch zu gönnen – und im Tun

zu lernen, mit dem schlechten Gewissen zu leben, wenn es sich denn doch einstellen sollte.

- Für den erkrankten Menschen sollten Begleitende, so lange es geht, Wahlmöglichkeiten finden, denn in ihnen liegt unsere Freiheit und damit ein Tor zu Lebensqualität.
- Streiten, Lautwerden, Weinen, Angst usw. gehören auch – wie die sogenannten positiven Gefühle – zum Leben; sie dürfen bei Begleitern und bei Menschen mit Demenz sein. Der andere erkrankte Mensch hat keine Kontrolle mehr über seine Gefühle und kann nicht den Raum verlassen, wenn er „unbeherrscht" ist. Wir Begleitende können mit Gefühlen, die für den Erkrankten zu bedrängend, unverständlich oder schädigend sind, anderswo Raum suchen! Manche Gefühle werden bei Erkrankten so groß, dass sie medikamentös behandelt werden müssen. Manchmal reicht es aber auch, sie einen Moment zuzulassen, um sie auch wieder verabschieden zu können. Da lehrt pflegende Angehörige wie Begleiter die Erfahrung mehr als irgendein Lehrbuch.
- Mit dem Fortschreiten der Erkrankung fallen bestimmte Reaktionsmöglichkeiten weg, bis dahin, dass Erkrankte nicht mehr lächeln können, wenn vertraute Menschen ans Bett kommen. Von Tag zu Tag wird es wichtiger, dass Begleitende auf die kleinen Veränderungen zu achten lernen: Atem, Hautfarbe, Muskelspannung.
- Und hilfreich wird es dann auch zunehmend, sich genügend eigenen Freiraum zu suchen, Möglichkeiten, sich zu entspannen und mit anderen Betroffenen zu reden. „Geteiltes Leid ist halbes Leid", sagt der Volksmund. Natürlich kann man auch gemeinsam im Leid versinken, aber gewöhnlich bedeutet das Miteinander mit anderen eine große Entlastung.
- Fürs Ausharren am Bett des Angehörigen ist in den letzten Tagen und Wochen Musik eine wichtige Quelle von Kontakt und Kraft: Das kann das Singen oder Summen bekannter Lieder (auch Kirchenlieder) sein, das Abspielen von beruhigender Musik (Spinoza-Bären – haben eingebaute Abspielmöglichkeiten von Musik oder gar von Herztönen, http://www.spinozabear.com/longterm.html). Pflegende, Ehrenamtliche und Angehörige sollten da einbringen, was ihnen selbst gut tut. Dann sind sie nämlich selbst am Entspanntesten und Zugewandtesten. Das erfordert aber selbstverständlich andererseits eine große Achtsamkeit für den an Demenz Erkrankten. Für ihn gilt, dass nicht einfach die Musik, die ihm schon immer gefiel, jetzt auch passend ist. Es hilft sehr, auf Veränderungen des Muskeltonus etwa zu achten, mit dem vielleicht Missbehagen oder Entspannung ausgedrückt werden, der Hautfarbe, die Unmut oder Freude signalisiert, der Lautung, die Genuss oder Ablehnung zeigt. Wir müssen unserer eigenen Intuition im Hinblick auf den Sterbenden vertrauen, aber es braucht ebenso als Korrektiv, dass sich alle Beteiligten immer wieder austauschen, was in ihrer Erfahrung dem Menschen mit Demenz wohl tut! Was macht es den Beteiligten gemeinsam leichter, die Situation miteinander durchzustehen – das ist die leitende Frage. Niemandem schadet es, eine Zeit lang die Musik eines anderen zu hören; dauerhaft jedoch bedeutet das ziemlichen Stress. Erst im Abgleich mit anderen kann es gelingen, eine gute Waage zu finden zwischen den unterschiedlichen Bedürfnissen und Notwendigkeiten, die in der Situation am Sterbebett gegeben sind. Den braucht es unbedingt, weil ja der Mensch mit Demenz nicht für sich selbst sorgen kann. Er kann weder das Radio abstellen noch Angehörige am Singen hindern noch Musikwünsche äußern. Musik jedoch ist eine große Kraft im Begleitungsprozess, die wir unbedingt nutzen sollten.
- Für Angehörige ist es vielleicht hilfreich, sich einer Unterstützungsgruppe anzuschließen; manche Pflegeeinrichtungen bieten solche Gruppen an. Über die Alzheimer-Gesellschaften sind Gruppen in der Region zu ermitteln oder auch Hilfen, selbst eine Gruppe aufzubauen.

- Und last but not least:
  Lesen hilft. Natürlich nur, wenn man gerne liest. Das kann die entspannende Lektüre sein, aber auch die fachlich-sachliche Information und der Erfahrungsbericht anderer. Pflegeeinrichtungen sollten solche Informationen über hilfreiche Lektüre und vielleicht auch das ein oder andere Buch vorhalten. (Auch da empfiehlt sich Zusammenarbeit: nämlich mit der nächsten Bibliothek!). Ein paar Literaturangaben für Sachinformationen für Angehörige:

Literatur

Beyer, S. (2007): Demenz ist anders. Über den Versuch einer einfühlenden Begleitung. Bonn: Balance Buch + Medien
Flemming, D. (Hrsg.) (2006): Keiner ist allein. Demenz und Alzheimer – Informationen und Hilfen für Angehörige. Weinheim: Beltz
Tönnies, I. (2007): Wie Angehörige mit Demenzkranken leben. Bonn: Balance Buch + Medien

Und zum Thema Sterben

Dobrick, B. (2007): Wenn die alten Eltern sterben. Das endgültige Ende der Kindheit, Stuttgart: Kreuz
Husebö, S./Sandgathe-Husebö, B. (2008): Die letzten Tage und Stunden. Palliative Care für Schwerkranke und Sterbende. www.hospiz-horn.de/pdf_broschueren/sterben_eines_menschen.pdf (Zugriff am 29.06.09)

1.7 Yalniz Değilsin! – Du bist nicht allein! Menschen mit Zuwanderungsgeschichte angemessen begleiten

Reinhard Streibel

Yalniz Değilsin! – mit diesem Leitmotiv engagiert sich die Arbeiterwohlfahrt (AWO) für das Thema demenziell erkrankter Menschen mit Migrationshintergrund und unterstützt diese bisher allein gelassenen Menschen. „Du bist nicht allein!" und der Titel des vorliegenden Buchs „Umsorgt sterben" beschreiben, bezogen auf an Demenz erkrankte Menschen mit Migrationshintergrund, eher Forderungen oder Wünsche als tatsächliche Gegebenheiten.

In der deutschen Bevölkerung ist das Thema Demenz mittlerweile angekommen, im Idealfall sind viele Informationen bekannt oder können bei Beratungsstellen abgerufen werden. Allein in Nordrhein-Westfalen existieren weit über 900 Betreuungs- und Entlastungsangebote für Demenzkranke und ihre Angehörigen. Viele ambulante, stationäre oder teilstationäre Altenhilfeeinrichtungen haben ihre pflegerische Betreuung den Bedarfen und Bedürfnissen deutscher Demenzkranker angepasst.

Aber: Auf ein derartiges Unterstützungs- und Aufklärungsnetzwerk, auf interkulturell angepasste Pflege- und Betreuungsketten können betroffene Familien mit Migrationshintergrund bisher nicht zurückgreifen – es gibt sie weitgehend noch nicht.

Aber man braucht sie, diese Versorgungsangebote! Migranten können in gleicher Weise von demenziellen Erkrankungen betroffen sein wie andere Menschen. Die Krankheit kennt keine ethnischen Grenzen. Für diese Gruppen sind demgemäß die gleichen prozentualen Erkrankungsraten anzunehmen. Allerdings sind die Menschen mit Zuwanderungsgeschichte eine insgesamt jüngere Bevölkerungsgruppe. Da demenzielle Erkrankungen mit höherem Alter vermehrt auftreten und Migranten erst in kommenden Jahren in größerer Zahl in Altersgruppen von über 70 oder über 80 Jahren anzutreffen sein werden, haben wir es rein zahlenmäßig noch mit einer relativ kleinen, räumlich weniger konzentrierten, sondern eher verstreuten Kohorte zu tun.

Demenz als Krankheit ist unter den bei uns lebenden Menschen mit Zuwanderungsgeschichte weitgehend unbekannt. Oft sind fehlende bzw. vorurteilsbehaftete Kenntnisse festzustellen. Familienangehörige ziehen falsche Schlüsse aus den beobachteten Symptomen und können nicht adäquat mit den erkrankten Menschen umgehen.
Islamische Gelehrte, Key-Persons in den ethnischen Communities, verbreiten aus eigener Unwissenheit und ohne böse Absicht Thesen wie „der Kranke leidet unter dem bösen Blick" (nazar), „ist verrückt", „gehört versteckt oder weggesperrt". Auch dieser wichtige Kreis von Multiplikatoren kennt in der Regel Demenz als Krankheit nicht. Es werden falsche Informationen verbreitet.
Hier ist also viel Informations- und Aufklärungsarbeit in den ethnischen Communities notwendig. Die türkischen oder muslimischen Gruppen stehen hier nur beispielhaft für alle anderen Gruppen, bei denen nach vorliegenden Erfahrungen sehr ähnliche Situationen festzustellen sind.
Sind **Hausärzte** vielfach schon mit deutschen Demenzpatienten überfordert, erkennen und behandeln die Krankheit oftmals nicht adäquat, gilt dies für die hausärztliche Versorgung von demenzkranken Migranten in verschärfter Weise. Information und Fortbildung ist hier, wie auch in den „deutschen" Strukturen des Gesundheitswesens, generell nötig – und das in interkulturell angepassten Formen!

Worin besteht denn eigentlich ein besonderer Unterstützungsbedarf für Menschen mit Migrationshintergrund, die einen Demenzkranken in ihrer Familie haben?

Der maßgebliche Faktor für besonderen Unterstützungsbedarf besteht beim demenziell erkrankten türkisch- oder russischstämmigen Menschen darin, dass er der **deutschen Sprache** nicht mehr mächtig ist. Selbst wenn dieser Mensch in seiner berufstätigen Zeit gelernt hat, Deutsch zu sprechen, hat er dies als Folge der fortschreitenden demenziellen Erkrankung vergessen. Er spricht die Sprache, die er aus seiner Kindheit, seiner Jugend kennt. Er braucht Ärzte, Pflegepersonal, Informationen, die auf ihn und diese Situation zugeschnitten sind.
Individuelle biografische Arbeit mit Musik, Bildern oder Gerüchen muss sich also an den Erfahrungen orientieren, die dieser Mensch kennt, an die er sich erinnern kann. Und das ist z. B. Musik, die er in seiner Jugend in der Türkei kennen gelernt hat. Damit unterscheiden sich seine musikalischen Erinnerungen von denen einer deutschen Frau, die in ihrer Jugend deutsche Schlager geliebt hat. Mit dieser Schlagermusik würde man also keinen Zugang zu diesen demenziell erkrankten Migranten aufbauen können!

Ohne hier im Detail auf einschlägige Diagnoseinstrumente einzugehen, die bisher alle sprachlastig und an westlichen Bildungsniveaus normiert sind, sei auf die Schwierigkeit verwiesen, eine Demenz bei Menschen mit Migrationshintergrund überhaupt verlässlich zu diagnostizieren (siehe auch AWO 2007). Derzeit ist eine Gruppe von Ärzten, Wissenschaftlern und weiteren Experten dabei, nutzbares und weniger sprachlastiges Material zur **Diagnostik bei Migranten** zu sichten, Neues zu entwickeln und für das Thema zu sensibilisieren. Ein Tagungsbericht über ein erstes Treffen im Januar 2008 kann unter folgendem Link heruntergeladen werden: http://www.ingenium-stiftung.de/Aktuelles/ Aktuelles.html (Zugriff am 07.07.2009).

Abgesehen von besonderen Unterstützungsbedarfen sind viele Übereinstimmungen zur Situation deutscher demenziell erkrankter Menschen in der letzten Lebensphase zu konstatieren:

Für die einen wie die anderen gilt generell, dass der Umgang mit demenziell erkrankten Menschen in der letzten Lebensphase bisher kein ausführlich behandeltes Thema darstellt – deshalb ja auch dieses Buch! Bei dem jedoch noch weit geringeren Informations- und Aufklärungsstand bei Menschen mit Migrationshintergrund gilt diese Feststellung in nochmals verstärkter Weise. Es bestehen noch größere Unsicherheiten, wie mit der letzten Lebensphase umzugehen ist, was dem Sterbenden gut und nicht gut tut, was noch möglich, was erforderlich ist.

Allgemein ist festzustellen, dass für die **Sterbebegleitung** von Migranten zunächst sehr ähnliche Hinweise gelten können wie für andere. Nähe und Zuwendung, würde- und respektvoller Umgang sollten bis zum Tod des Sterbenden selbstverständlich sein. Da der Tastsinn beim Demenzkranken als letzter erlöscht, können Streicheln, die Hand halten, in den Arm nehmen wohltuende Gesten darstellen. Gefühlvolle körperliche Pflege wird ebenfalls als sehr angenehm empfunden werden. Weitere Informationen zum Thema Sterbebegleitung finden sich unter: http://www.kultur-gesundheit.de/gesundheit_ krankheit_und_muslimische_patienten/lebensphasen/sterbebegleitung_und_tod.php (Zugriff am 07.07.2009).

Sofern ein **Krankenhaus** aufgesucht werden muss, empfiehlt es sich für Angehörige, sich als Demenzbegleiter im Sinne des Rooming-In (wie man es aus Kinderkrankenhäusern kennt) mit aufnehmen lassen, um seinem sterbenden Angehörigen beizustehen, ihn in seinen letzten Stunden zu begleiten und mit dafür Sorge zu tragen, dass sein Tod mit den jeweiligen religiösen Ritualen begleitet wird.

Für Muslime gilt nach islamischer Lehre zu berücksichtigen, „der Sterbende geht seinen letzten Weg nicht alleine – er ist Tag und Nacht von seiner Familie umgeben, welche betet und die religiösen Riten und Zeremonien durchführt. Die Anwesenheit eines Priesters ist nicht notwendig. Der Sterbende sollte mit Blickrichtung Mekka sitzen oder liegen und das Glaubensbekenntnis „Es gibt keinen Gott außer Allah, und Muhammad ist sein Prophet'" sprechen. Ist er dazu nicht mehr in der Lage, so übernehmen dies die Angehörigen für ihn." (aus: Kläres (2008): Multikulturelle Hospizarbeit. Unveröffentlichte Bachelorarbeit zur Abschlussprüfung an der Hochschule Darmstadt. Fachbereich Gesellschaftswissenschaften und Soziale Arbeit, S. 13 ff.). An gleichem Ort sind auch weitere interessante Hinweise zum Thema Tod und Sterben in anderen Religionen, Todes- und Jenseitskonzeptionen und Riten für die Zeit nach dem Tod nachzulesen.

Da das Sterben von Muslimen z. B. in der Türkei weitgehend in den Familien passiert, Hospizarbeit und Sterbebegleitung im deutschen Sinn dort nicht verbreitet sind, hat die Inanspruchnahme von Sterbebegleitung oder Palliativpflege durch Migranten auch in Deutschland bisher keine Tradition. Spezialisierte Angebote für demenziell erkrankte Menschen mit Migrationshintergrund gibt es demgemäß noch sehr wenig.

Je mehr sich jedoch traditionelle Lebensumstände auch in diesen Familien verändern, mehr alte Migranten von ihren entfernt wohnenden und arbeitenden Kindern getrennt leben, desto mehr werden Angebote nachgefragt werden. Das zeigt auch die lebhafte Inanspruchnahme der wenigen bisherigen Dienste, die sich auf demenziell erkrankte Menschen mit Zuwanderungsgeschichte eingelassen oder spezialisiert haben.

- In Nordrhein-Westfalen findet sich unter dem Dach der Landesinitiative Demenz-Service NRW das landesweit zuständige Demenz-Servicezentrum für Menschen mit Zuwanderungsgeschichte der AWO mit Sitz in Gelsenkirchen, bei dem Rat und Unterstützung in deutscher, türkischer und russischer Sprache nachgesucht werden kann. Von hier gehen auch zahlreiche Initiativen zur Sensibilisierung der Strukturen des Gesundheitswesens, also in Krankenhäusern, bei Ärzten, Kranken- und Pflegekassen, Gesundheitskonferenzen usw. sowie der Altenhilfe aus. Außerdem wurden Produkte zur Beschäftigung mit demenzkranken Migranten und kulturell angepasste Aufklärungsmaterialien entwickelt. Weitere Informationen finden sich unter: http://www.demenz-service-nrw.de/content/seite%2092.html (Zugriff am 07.07.2009) und unter http://www.awo-ww.de/mastercms1/templates/index.php5?Select_id=747359cf-cba6-43bd-dd1a-7f26e97ac8e7 (Zugriff am 07.07.2009).
- In Wuppertal existiert der Hospizdienst Lebenszeiten, der auch Migranten in seine Arbeit einbezieht und versorgt: http://www.hospizwuppertal.de/ (Zugriff am 07.07.2009). Das WDR-Radio hat bereits 2005 darüber berichtet: http://www.wdr.de/studio/koeln/radio/themanrw/sterbebegleitungen/hospizangebotefuermigranten.html; Zugriff am 07.07.2009)
- In Köln hat sich das Vinzenz-Hospital (http://www.vinzenz-hospital.de, Zugriff am 07.07.2009) auch der Palliativpflege und Sterbebegleitung von Migranten angenommen – wie Wuppertal kein spezielles Angebot für demenzkranke Migranten aber immerhin!
- Örtliche Alzheimergruppen und auch die Deutsche Alzheimergesellschaft, Berlin (www.deutsche-alzheimer.de; Zugriff am 07.07.2009) können um Rat angefragt werden.
- In Berlin hat Frau Prof. Dr. Gudrun Piechotta ein Netzwerk Demenz und Migration gegründet: http://www.asfh-berlin.de/hsl/index.phtml?id=33 (Zugriff am 07.07.2009).
- Der Newsletter der Informations- und Kontaktstelle ältere Migranten (IKOM) hat mit der Ausgabe 4/04 das Thema Demenz und Migration schon im Jahr 2004 ausführlich behandelt, ohne jedoch damals bereits auf die Situation Sterbender eingegangen zu sein: http://www.ikom-bund.de/ikom/pdf/IKoM%20Newsletter%204-04.pdf (Zugriff am 07.07.2009).
- Manchmal können Auskünfte auch bei örtlichen Wohlfahrtsverbänden wie der AWO oder der Diakonie eingeholt werden. So bietet z. B. die Caritas in Freiburg Informationsmaterial in russischer Sprache an.
- Hilfreiche Internetadressen können auch sein:
  - Fenna Paproth, „Sterben und Tod bei älteren türkischen MigrantInnen" – http://www.uni-oldenburg.de/sowi/migrationgender/26186.html (Zugriff am 07.07.2009),
  - das Wissensportal Kultur und Gesundheit, http://www.kultur-gesundheit.de/index.php (Zugriff am 07.07.2009)
  - das Dialogzentrum Demenz an der Uni Witten-Herdecke: http://www.uni-wh.de/pflege/ (Zugriff am 23.11.2008),
  - AWO Bezirk Westliches Westfalen e. V., Dortmund 2007: Positionen zu Demenzdiagnostikverfahren

Hoffentlich tragen diese Hinweise und Ausführungen dazu bei, dass sich zukünftig demenziell erkrankte Menschen mit Migrationshintergrund nicht mehr allein gelassen fühlen müssen!

2 Aspekte palliativer Versorgung

2.1 Instrumente für die Umsetzung eines fundierten Schmerzmanagements bei demenziell erkrankten Menschen

Meike Schwermann

Im Vordergrund des Schmerzerlebens älterer Menschen stehen chronische Erkrankungen. Sehr häufig leiden ältere Menschen aber auch an mehreren Krankheiten gleichzeitig, die zu einer Überlagerung der Schmerzursachen und damit zu einem wechselnden Krankheitsbild mit unterschiedlicher Lokalisation und unterschiedlicher Ausprägung führen. Dadurch werden vorhandene Schmerzäußerungen häufig von den professionellen Begleitern nicht mehr ernst genommen, da sie sich auf verschiedene Körperregionen beziehen. Schmerz beeinträchtigt die Lebensqualität des Menschen und beeinflusst ihn in seiner Selbstständigkeit. Da die Schmerzprävalenz in der älteren Bevölkerung hoch ist und gleichzeitig die Gefahr der Unterversorgung mit Schmerzmitteln besteht (DNQP 2005, S. 63), bedarf es hier eines fundierten Schmerzmanagements, das standardisiert in den Einrichtungen umgesetzt wird.

2.1.1 Wahrnehmung des Schmerzerlebens bei demenziell erkrankten Menschen

Sehr problematisch wird es dann, wenn ein Mensch, der einem Schmerzerleben ausgesetzt ist, gleichzeitig unter einer Demenzerkrankung leidet. Die kognitiven Einbußen, die mit einer Demenz einhergehen, führen zu einer fehlenden Schmerzerinnerung, einer mangelnden Fähigkeit der Schmerzkommunikation sowie einer veränderten Schmerzverarbeitung. In vielen Fällen werden bei einer Verhaltensauffälligkeit demenziell erkrankter Menschen, z. B. in Form von starker Unruhe, Jammern, Weinen, verändertem Schlafrhythmus, Appetitlosigkeit, Nahrungsverweigerung oder auch aggressivem Verhalten, eher Psychopharmaka als eine adäquate Schmerztherapie eingesetzt. Ist die Kommunikation mit demenziell erkrankten Menschen im Hinblick auf ihr Schmerzerleben eingeschränkt, bedarf es einer objektiven, sehr sensiblen und gezielten Beobachtungsgabe, durch die eine Verhaltensauffälligkeit des betroffenen Menschen einen Rückschluss auf vorhandene Schmerzen ziehen lässt (Schwermann 2008b, S. 29). In verschiedenen Studien konnte ermittelt werden, dass Menschen mit leichten bis mittelschweren kognitiven Einschränkungen noch in der Lage waren, Auskunft zu ihrem Schmerzerleben zu geben (DNQP 2005, S. 66). Hier werden verbale Schmerzskalen (VRS) empfohlen, die eine Wahl zwischen „kein Schmerz" bis „extrem starker Schmerz" anbieten (Schwermann/ Münch 2008, S. 22–23).

Des Weiteren sollte der Betroffene auch immer direkt angeben können, um welche Schmerzstelle es sich handelt. Ab einem Folstein MMSE-Wert von unter 10 ist eine

Selbstauskunft des Betroffenen nicht mehr möglich (DNQP 2005, S. 63). Neben der Selbstauskunft des Betroffenen steht die systematische Beobachtung von nonverbalen Schmerzanzeichen wie z. B. Lautbildung, Mimik, verhaltensbezogenen Merkmalen (DNQP 2005, S. 70 f.; Schwermann/Münch 2008, S. 28 f.) sowie die Fremdeinschätzung durch Professionelle und Angehörige.

Kein Schmerz	Leichter Schmerz	Mittelstarker Schmerz	Starker Schmerz	Sehr starker Schmerz

Abb. 1: Verbale Rating Skala

2.1.2 Schmerzanamnese

Zu Beginn des Schmerzmanagements steht die Schmerzanamnese. Hierzu ist es erforderlich, dass die Pflegekräfte sensibilisiert sind für ein mögliches Schmerzerleben beim demenziell erkrankten, kommunikationseingeschränkten Menschen, das durch Verhaltensauffälligkeiten zum Ausdruck kommt. Aufgrund der häufig vorhandenen Multimorbidität der Betroffenen können einige auffällige Verhaltensweisen schmerzbedingt und nicht demenzbedingt auftreten. Entscheidend ist hierbei, dass bereits zu Beginn die „Verhaltensbezogenen Schmerzindikatoren" (Schwermann/Münch 2008, S. 28 f.) in die **pflegerische Anamnese** einbezogen werden. Des Weiteren muss die **medizinische Diagnose** im Hinblick auf Krankheitsbilder, die mit einem Schmerzerleben im engen Zusammenhang stehen, in den Blick genommen werden. Hier stehen nach Studienerkenntnissen im Expertenstandard „Schmerzmanagement in der Pflege" des DNQP (2005, S. 63) im fortgeschrittenen Alter degenerative Erkrankungen des Bewegungsapparates und Krebs sowie Multimorbidität im Vordergrund. Aber auch Erkrankungen infolge eines Diabetes mellitus, des Herz-Kreislaufsystems sowie Virusinfektionen können starke, chronische Schmerzzustände auslösen (Carr/Mann 2002, S. 172). Auch ist vom Hausarzt die aktuelle Einnahme von Schmerzmitteln zu erfragen sowie frühere Schmerzepisoden und -krankheiten zu ermitteln.

Im Hinblick auf die **biografische Anamnese** sollten die Angehörigen und Betreuer nach Erfahrungen des demenziell erkrankten Menschen mit vorhandenen Schmerzen vor der demenziellen Erkrankung, der Schmerztherapie und dem vorherigen Umgang mit Schmerzerfahrungen des Betroffen gefragt werden. Im Hinblick auf ein möglicherweise aktuell auftretendendes Schmerzproblem sind sie eine hilfreiche Ressource bei der Ermittlung der Ursache einer auftretenden Verhaltensauffälligkeit, die mit einem Schmerzerleben in einen Zusammenhang gebracht werden kann. Grundsätzlich sollten die Angehörigen in die Schmerzanamnese und die Schmerzersteinschätzung mit eingebunden werden. Sie können hilfreiche Informationen geben, die dem Pflegepersonal im täglichen Umgang evtl. noch nicht bewusst geworden sind. Ist die Kommunikation mit demenziell erkrankten Menschen im Hinblick auf ihr Schmerzerleben eingeschränkt, bedarf es einer objektiven, sehr sensiblen und gezielten Beobachtungsgabe, durch die eine Verhaltensauffälligkeit des betroffenen Menschen einen Rückschluss auf vorhandene Schmerzen ziehen lässt. Im Hinblick auf eine objektivierte Beobachtungsgabe, die auch konsequent dokumentiert wird, müssen die Pflegekräfte geschult und sensibilisiert werden. Aus der Verarbeitung von Schmerzen entsteht ein sogenanntes Schmerzverhalten, zu dem verbale und nonverbale Mitteilungen, Körperhaltungen und Gesten sowie Funktionseinschränkungen und Behinderungen gehören (Schwermann 2008a, S. 32).

2.1.3 Instrumente zur kontinuierlichen Erfassung

Um den Erfolg einer Schmerztherapie zu überprüfen, wurden inzwischen verschiedene Instrumente, z. B. der **ECPA-Bogen** (Kunz 2006, S. 236; Schwermann/Münch 2008, S. 49) oder der **BESD-Bogen**, die Beurteilung von Schmerzen bei Demenz (eine Übersetzung der amerikanischen Painad-Skala: Arbeitskreis „Alter und Schmerz" der DGSS, http://www.dgss.org) in die deutsche Sprache übersetzt, die zwar kein Maß für Schmerzen sind, sondern Auffälligkeiten im beobachtbaren Verhalten systematisch dokumentieren und nach der Schmerzanamnese als hilfreiche Instrumente zur kontinuierlichen Überprüfung hinzugezogen werden können. Durch die Handhabung dieser Instrumente werden die Pflegekräfte für die kontinuierliche und objektive Wahrnehmung von Verhaltensauffälligkeiten, die auf ein Schmerzerleben hinweisen, sensibilisiert. Die Pflegefachkräfte berichten, dass sie durch die Handhabung eines solchen Instruments von den Ärzten viel ernster genommen würden, wenn sie die Notwendigkeit einer fundierten Schmerztherapie einforderten. Auch lässt sich durch diese Instrumente die umgesetzte Schmerztherapie evaluieren.

Im Hinblick auf den ECPA-Bogen empfiehlt Kunz (2006, S. 236): „Je höher die Punktzahl ausfällt, desto wahrscheinlicher liegt ein Schmerzproblem vor. Ein Schwellenwert kann nicht festgelegt werden, bei jedem Verdacht auf mögliche Schmerzen ist (...) eine Schmerztherapie einzuleiten." Der ECPA-Bogen sollte nur angewendet werden, wenn eine andere Form der Schmerzerfassung mit anderen Instrumenten nicht möglich ist, da eine Selbsteinschätzung immer Vorrang vor einer Fremdeinschätzung hat. Das Instrument muss alle zwei Tage von der Bezugspflegekraft ausgefüllt werden. Die Ergebnisse werden im Team und mit dem Arzt besprochen, ob der ermittelte Score eher schmerzbedingt indiziert sein kann oder doch aufgrund der Demenz begründet ist. Sollte Einigkeit darüber herrschen, dass die Verhaltensauffälligkeiten eher demenzbedingt sind, sollten andere Maßnahmen ergriffen werden. Im Rahmen der Evaluation einer umgesetzten Schmerztherapie kann anhand der Entwicklung des Scores ein potentieller Therapieerfolg nachgewiesen werden.

2.1.4 Schmerztherapie

Behandlungsziele bei chronischen Schmerzen im Alter sind, die Schmerzen zu lindern und die Lebensqualität zu steigern. Neben der Behandlung der Schmerzen sind die Begleitsymptome, wie z. B. Schlaflosigkeit, Angst, Depressionen, sowie möglicherweise auftretende Nebenwirkungen in den Blick zu nehmen Bei einer sachgerechten Schmerztherapie ist eine Überdosierung und Suchtentwicklung auszuschließen. Grundsätzlich zu berücksichtigen ist hier aber, dass

- die Auswahl und Dosierung der Analgetika individuell nach Schmerzart und Schmerzstärke vorgenommen werden,
- eine altersgerechte Medikamentengabe umgesetzt wird („start low, go slow"),
- die orale Gabe nach einem Zeitschema verabreicht wird,

Verhaltensprotokoll zur systematischen Schmerzerfassung (ECPA)

Datum:	Name der Bewohnerin/ des Bewohners:	Geburtsdatum:	Wohnbereich/ Zimmer:
Uhrzeit:	Dauer (in Minuten): Pflegekraft:	Abweichende Medikation/ Bedarfsmedikation:	

Dimension 1: Beobachtungen vor der Pflege

ITEM 1 – Gesichtsausdruck: Blick und Mimik	Bemerkungen
0	Entspannter Gesichtsausdruck	
1	Besorgter, gespannter Blick	
2	Ab und zu Verziehen des Gesichts, Grimassen	
3	Verkrampfter und/ oder ängstlicher Blick	
4	Vollständig starrer Blick/ Ausdruck	

ITEM 2 – Spontane Ruhehaltung (Suche einer Schonhaltung)	Bemerkungen
0	Keinerlei Schonhaltung	
1	Vermeidung einer bestimmten Position, Haltung	
2	Bewohner/in wählt eine Schonhaltung (aber kann sich bewegen)	
3	Bewohner/in sucht erfolglos eine schmerzfreie Schonhaltung	
4	Bewohner/in bleibt vollständig immobil (wie festgenagelt)	

ITEM 3 – Bewegungen und Mobilität (im und/oder außerhalb des Bettes)	Bemerkungen
0	Bewohner/in mobilisiert und bewegt sich wie gewohnt*	
1	Bewohner/in bewegt sich wie gewohnt*, vermeidet aber gewisse Bewegungen	
2	Seltenere/ verlangsamte Bewegungen entgegen Gewohnheit*	
3	Immobilität entgegen Gewohnheit*	
4	Apathie, Niedergeschlagenheit oder starke Unruhe entgegen Gewohnheit*	
*im Vergleich zu den vorhergehenden Tagen	

ITEM 4 – Kontakt zur Umgebung (Blick, Gesten, verbal)	Bemerkungen
0	Üblicher Kontakt wie gewohnt*	
1	Herstellen von Kontakt erschwert entgegen Gewohnheit*	
2	Bewohner/in vermeidet Kontaktaufnahme entgegen Gewohnheit*	
3	Fehlen jegliches Kontaktes entgegen Gewohnheit*	
4	Totale Indifferenz entgegen Gewohnheit	
*im Vergleich zu den vorhergehenden Tagen	

Dimension 2: Beobachtungen während der Pflege

ITEM 5 – ängstliche Erwartung bei der Pflege	Bemerkungen
0	Bewohner/in zeigt keine Angst	
1	Ängstlicher Blick, angstvoller Ausdruck	
2	Bewohner/in reagiert mit Unruhe	
3	Bewohner/in reagiert aggressiv	
4	Bewohner/in schreit, stöhnt, jammert	

ITEM 6 – Reaktionen bei der Mobilisation	Bemerkungen
0	Bewohner/in steht auf/ lässt sich mobilisieren ohne spezielle Beachtung	
1	Bewohner/in hat gespannten Blick, scheint Mobilisation und Pflege zu fürchten	
2	Bewohner/in klammert mit den Händen, macht Gebärden während Mobilisation und Pflege	
3	Bewohner/in nimmt während Mobilisation/ Pflege Schonhaltung ein	
4	Bewohner/in wehrt sich gegen Mobilisation oder Pflege	

ITEM 7 – Reaktionen während der Pflege schmerzhafter Zonen	Bemerkungen
0	Keinerlei negative Reaktionen während Pflege	
1	Reaktionen während Pflege, ohne Eingrenzung	
2	Reaktion beim Anfassen oder Berühren schmerzhafter Zonen	
3	Reaktion bei flüchtiger Berührung schmerzhafter Zonen	
4	Unmöglichkeit, sich schmerzhafter Zone zu nähern	

ITEM 8 – verbale Äußerungen während der Pflege	Bemerkungen
0	Keine Äußerungen während der Pflege	
1	Schmerzäußerung, wenn man sich an die Bewohnerin/ den Bewohner wendet	
2	Schmerzäußerung, sobald Pflegende bei der Bewohnerin/ beim Bewohner ist	
3	Spontane Schmerzäußerung oder spontanes leises Weinen, Schluchzen	
4	Spontanes Schreien oder qualvolle Äußerungen	

| **Total Punkte** | |

Abb. 2: ECPA-Bogen (modifiziert)

- Tropfen oder Suspensionen oft geeigneter sind als Tabletten, da sie in Getränken angeboten werden können,
- ein Einsatz von Retardpräparaten für die Dauertherapie bevorzugt wird,
- die Berücksichtigung des Stufenschemas der Weltgesundheitsorganisation, möglicherweise in Kombination mit einer adjuvanten Therapie empfohlen wird,
- Opiate wegen der Empfindlichkeit dieser Patientengruppe auf zentralnervöse Nebenwirkungen, wie z. B. eine verstärkte Verwirrtheit, besonders vorsichtig zu dosieren und langsam zu steigern sind (Grießinger 1999, S. 43–49; Kunz 2006, S. 236).

Grundsätzlich stehen auch älteren Menschen alle Verfahren der Schmerztherapie offen, sie sollten nur nicht mit zu vielen Ansätzen überfrachtet werden. Wichtig ist bei der medikamentösen Schmerztherapie die Beobachtung potentiell auftretender Nebenwirkungen. Insbesondere die nicht-medikamentöse Schmerztherapie, die in Kombination mit der medikamentösen Therapie systematisch geplant, umgesetzt und im Hinblick auf den Erfolg der Maßnahme (bei demenziell erkrankten Menschen durch die Beobachtung nonverbaler Schmerzzeichen bzw. der Reduktion der Verhaltensauffälligkeiten) dokumentiert werden muss, nimmt in der Begleitung demenziell erkrankter Menschen eine wichtige Stellung ein. Nicht zu unterschätzen sind hierbei ganzheitliche Maßnahmen, die dem Betroffenen Wohlbefinden (z. B. Elemente der Basalen Stimulation® oder Snoezelen) und Ablenkung schenken. Diese Maßnahmen sollten im Hinblick auf ihre Wirksamkeit aber auch systematisch geplant und beobachtet werden.

2.1.5 Schmerzbezogene Fallbesprechung

Voraussetzung für eine erfolgreiche Schmerzlinderung bei demenziell erkrankten Menschen ist zum einen die Betreuungskonstanz durch eine Pflegefachkraft, die Zusammenarbeit mit dem Haus- oder Facharzt (hier hat es sich in einigen Einrichtungen bewährt, konsiliarisch einen Schmerztherapeuten hinzuzuziehen) sowie der regelmäßige Austausch im Team. Im Rahmen einer „Schmerzbezogenen Fallbesprechung" ist es hilfreich, wenn im interdisziplinären Team gemeinsam anamnestische (pflegerische, medizinische und biografische) Elemente im Hinblick auf einen Zusammenhang zwischen auftretenden Verhaltensauffälligkeiten und einem möglichen Schmerzerleben ausgetauscht, evaluiert und dokumentiert werden (Schwermann 2008b, S. 31). In einem weiteren Schritt können gemeinsam die Erkenntnisse aus der Schmerzersteinschätzung sowie die Ergebnisse der systematischen Beobachtung von Verhaltensauffälligkeiten (z. B. anhand des ECPA-Bogens oder des BESD-Bogens) analysiert und ausgewertet werden. Sollte bereits eine (nicht-) medikamentöse Schmerztherapie umgesetzt worden sein, wird diese im Hinblick auf den Erfolgsgrad ebenfalls gemeinsam diskutiert und weitere Maßnahmen im Team geplant. Aufgrund der Erkenntnisse der „Schmerzbezogenen Fallbesprechung" kann in Folge die medikamentöse und nicht-medikamentöse Schmerztherapie optimiert werden.

Literatur

Arbeitskreis „Alter und Schmerz" der Deutschen Gesellschaft zum Studium des Schmerzes e. V. (DGSS) (2007): Beurteilung von Schmerzen bei Demenz (BESD). www.dgss.org, AK Schmerz und Alter

Carr, E. C.J./Mann, E.M. (2002): Schmerz und Schmerzmanagement. Praxishandbuch für Pflegeberufe. Deutschsprachige Ausgabe hrsg. v. Dr. J. Osterbrink. Bern: Huber

Deutsches Netzwerk für Qualitätsentwicklung in der Pflege (DNQP) (Hrsg.) (2005): Expertenstandard Schmerzmanagement in der Pflege bei akuten oder tumorbedingten chronischen Schmerzen. Entwicklung – Konsentierung – Implementierung. Osnabrück

Kunz, R. (2006): Schmerztherapie in der Geriatrie. In: Knipping, C. (Hrsg.): Lehrbuch Palliative Care. Bern : Huber, S. 227–228

Kunz, R. (2006): Schmerfassung und -therapie bei Demenzkranken. In: Knipping, C. (Hrsg.): Lehrbuch Palliative Care. Bern: Huber, S. 234–237

Grießinger, N. (1999): Schmerztherapeutische Ansätze. In: Interdisziplinärer Arbeitskreis Schmerz im Alter (Hrsg.): Bd. 1 Grundlagen der schmerztherapeutischen Versorgung älterer Menschen. Puchheim: Lukon, S. 43–50

Schwermann, M./Münch, M. (2008): Professionelles Schmerzassessment bei Menschen mit Demenz. Ein Leitfaden für die Pflegepraxis. Stuttgart: Kohlhammer

Schwermann, M. (2008a): Umsetzung eines fundierten Schmerzmanagements. In: Steurer, J. (Hrsg.): Palliative Care im Pflegeheim. Wissen und Handeln für Altenpflegekräfte. Hannover: Schlütersche, S. 15–43

Schwermann, M. (2008b): Anzeichen erkennen. In: Altenpflege. 33. Jg. Heft 9, S. 29–31

2.2 Essen und Trinken am Lebensende von Menschen mit Demenz

Christian Kolb

„Sie dürfen Ihren Angehörigen nicht verhungern und verdursten lassen." Diese Aussage fällt häufig, wenn nicht mehr oral ernährt werden kann und eine künstliche Ernährung in Betracht gezogen werden soll. Sie ängstigt! Die Vorstellung zu verhungern und zu verdursten weckt in jedem von uns Assoziationen, die mit Leiden und menschenunwürdigem Sterben einhergehen. Doch stimmen unsere inneren Vorstellungen mit der Realität überein?

Menschen, die bewusst auf Essen und Trinken verzichten, um damit ihren eigenen Tod herbeizuführen, erleben diese Form des Suizids meist als ein gutes und friedvolles Sterben (Ganzini et al. 2003). Dieses Phänomen kennt man auch von onkologischen Patienten in der Endphase ihrer Erkrankung. Sie lindern Hunger und Durst meist nur durch kleinste Mengen an Nahrung und Flüssigkeit. Die Bundesärztekammer zeigt in ihren Richtlinien zur ärztlichen Sterbebegleitung „Sterben in Würde" klar auf, dass keine Verpflichtung zur Ernährung besteht. Lediglich Hunger und Durst als subjektives Empfinden müssen gestillt werden. Eine inadäquate Nahrungs- und Flüssigkeitszufuhr könne für sterbende Menschen eine schwere Belastung darstellen (Bundesärztekammer 2008, S. 8).

Doch wie empfinden demenziell erkrankte Menschen? Menschen, die nicht mehr in der Lage sind, ihre Empfindungen, Bedürfnisse und ihre Ängste verbal zu äußern? Menschen, bei denen der Sterbeprozess oftmals langsam und schleichend verläuft und die Übergänge von Therapie zur palliativen Begleitung noch mehr verschwimmen als bei anderen infausten Krankheitsverläufen?

Bevor wir aber nun das Phänomen Essen und Trinken am Lebensende bei demenziell erkrankten Menschen genauer betrachten, gilt es grundsätzlich eines festzustellen: Aufgrund der fehlenden Evidenzbasierung gibt es letztendlich kaum wissenschaftliche Erkenntnisse zu dieser Thematik (Radzey 2006, S. 8). Folglich müssen vorhandene Studien und die Erfahrungen aus der Praxis miteinander verknüpft werden, damit wir dieses Phänomen ergründen können.

2.2.1 Künstliche Ernährung über eine PEG-Sonde

Zur künstlichen Ernährung bei Demenzkranken zeigt sich anhand von Studien, dass eine effektive Lebensverlängerung durch künstliche Ernährung nur in wenigen Fällen erreicht werden kann und deren Nutzen meist überschätzt wird. So steht eigentlich mehr die Frage im Vordergrund, ob es von Vorteil ist, bis zum Schluss „optimal", sprich orientiert an ernährungsmedizinischen Bedarfsformeln für Kalorien und Flüssigkeit, ernährt zu werden, oder ob es besser ist, sich auf Bedürfnisse wie Hunger- und Durstempfinden und menschliche Zuwendung zu konzentrieren, ohne einen „optimalen" Ernährungszustand anzustreben. Langsam findet ein Umdenken statt. Auf künstliche Ernährung zu verzichten gilt nicht mehr als unterlassene Hilfeleistung, sondern als Zulassen des natürlichen Sterbeprozesses. Obwohl der Nutzen einer künstlichen Ernährung für Menschen mit schwerer Demenz fraglich ist, bleiben trotz allem die Entscheidungen schwierig. Das „Versagen", einer nahe stehenden Person nicht mehr die vermeintlich lebensnotwendige Essenz geben zu können, belastet die Entscheidungsträger, insbesondere die Angehörigen, oft mit Schuldgefühlen. Einen Menschen nicht mehr vollständig zu ernähren, bedeutet letztendlich, seinen sicheren Tod in Kauf zu nehmen. Solange wir Nahrung reichen können, erhalten wir Leben – so glauben wir. Diese Gefühle dürfen und müssen angesprochen und reflektiert werden. Die Begleitung von sterbenden Menschen muss auch die Begleitung der Angehörigen mit einbeziehen.

Die Leitlinien der Deutschen Gesellschaft für Ernährungsmedizin und der Deutschen Gesellschaft für Geriatrie weisen ausdrücklich darauf hin, dass künstliche Ernährung bei final dementen Menschen letztendlich kaum einen Nutzen hat (Volkert et al. 2004, S. 210). Doch ein Problem bleibt: Diese Aussage trifft auf demenziell erkrankte Menschen in der Sterbephase zu. Die Leitlinie verwendet den Begriff final dement. Aber wann beginnt der Sterbeprozess bei diesen Menschen? Wenn er aufhört zu essen und zu trinken? Wenn er uns mit seinem Verhalten, seiner Gestik und seiner Mimik signalisiert: Ich will nicht mehr?

2.2.2 Ist das Ablehnen von Essen und Trinken der Beginn der Sterbephase?

Wenn man die Literatur und die Diskussionen um dieses Thema verfolgt, kristallisieren sich eindeutig zwei grundsätzlich konträre Theorien bezüglich der Ernährung am Lebensende von demenziell erkrankten Menschen heraus.

So betrachten die einen den Verlust der Fähigkeit, oral Essen und Trinken aufnehmen zu können, sowohl neurologisch als auch lebenskonzeptionell als den Beginn des Sterbens. Eine palliative symptomlindernde Begleitung hat dann gegenüber einer kurativen Therapie Priorität (Cicirella 2000, S. 96). Blandford, welcher das ablehnende Essverhalten bei demenziell erkrankten Menschen genau untersucht hat, kommt zu dem Schluss, dass das Auftreten von Schluckstörungen ein deutliches Zeichen für den Beginn des Sterbeprozesses ist. Er plädiert dafür, von diesem Zeitpunkt an Demenzkranke palliativ zu begleiten (Kolb 2007). Gestützt wird diese These zusätzlich von einer holländischen Untersuchung. Diese stellt fest, dass ein Verzicht auf künstliche Ernährung in dieser Phase nicht gleichzusetzen ist mit einem Verlust der Lebensqualität, sondern dass eher das Gegenteil der Fall zu sein scheint (Pasman et al. 2005).

Die andere Theorie lautet, dass der Verlust der Fähigkeit zu essen und zu trinken oder das Ablehnen von Essen und Trinken, nicht gleichzusetzen ist mit dem Wunsch des demenziell erkrankten Menschen, sein Leben beenden zu wollen. Nicht mehr essen und trinken zu wollen ist eine Folge der Agnosie, des Verlusts des Wissens über den Sinn und Nutzen einer Ernährung, und somit pathologisch. Es ist nicht der Beginn des Sterbeprozesses. Ohne unser Eingreifen verhungern und verdursten Erkrankte (Wojnar 2007, S. 143). Konkret würde dies bedeuten, wenn ein demenziell erkrankter Mensch nicht mehr essen und trinken kann oder will, sind wir verpflichtet, ihm die lebensnotwendigen Nährstoffe zuzuführen. Letztendlich schlussfolgern die Vertreter dieser Theorie, dass ein „gutes" Sterben auch mit einer PEG-Sonde möglich ist. Eine Studie aus Australien bekräftigt diese Argumentation. In dieser wurde aufgezeigt, dass das Ablehnen von Essen und Trinken eher nicht mit einem Sterbenswunsch des Betroffenen einhergeht, wenn keine anderen Anzeichen von suizidalem Verhalten erkennbar sind (Draper et al. 2002).

Welche Vorgehensweise können wir nun daraus für die Praxis erschließen? Grundsätzlich liegt die Problematik in der Schwierigkeit der Prognostizierbarkeit des Krankheitsverlaufs bei der Demenz. Festzuhalten ist allerdings, dass Menschen mit Demenz aufgrund ihrer Erkrankung prädestiniert sind für Ernährungsprobleme. Sie haben bei Ernährungsproblemen ein Recht darauf, dass wir versuchen, die Ursachen dafür herauszufinden. Gewichtsverlust oder Ablehnen von Essen und Trinken sollten grundsätzlich ernst genommen werden. Sie müssen zuerst über eine pflegerische und medizinische Diagnostik beurteilt werden, denn sie haben immer eine Ursache. Deshalb müssen Ernährungsprobleme frühzeitig erkannt werden, wenn eine Therapie noch sinnvoll erscheint. Der Beginn des Sterbeprozesses ist eine Möglichkeit von vielen.

Die Argumentation, dass der Betroffene nicht mehr leben will, sollte akribisch abgewogen werden. Therapeutischer Nihilismus aufgrund des Alters und der Demenz kann nicht Grundlage eines verantwortlichen pflegerischen oder medizinischen Handelns sein. Selbstverständlich fließen immer persönliche Wertvorstellungen bei solchen Entscheidungen mit ein. Deswegen ist es umso wichtiger, dass nicht einzelne Personen entscheiden, sondern dies immer im Team erfolgt. Nur so wird eine Betrachtung verschiedener Perspektiven ermöglicht.

2.2.3 Entscheidungsfindung im interprofessionellen Team

Ein immerwährender Konflikt ist das Abwägen zwischen der Autonomie des demenziell erkrankten Menschen und dem Prinzip der Fürsorge zum Lebenserhalt durch eine ausreichende Nahrungs- und Flüssigkeitszufuhr. Ethische Reflexions- und Entscheidungsprozesse sollten im interdisziplinären Team durch strukturierte Organisationsabläufe, wie z. B. Supervision oder Teambesprechungen, geführt werden. Ablehnendes Essverhalten wird von Pflegekräften oftmals unterschiedlich interpretiert. Während es für die einen eine deutliche Willensäußerung ist und als Sterbenswunsch interpretiert wird, empfinden andere Pflegekräfte dies als Unfähigkeit und fühlen sich verpflichtet, Essen und Trinken zu verabreichen, nötigenfalls auch eine künstliche Ernährung zu veranlassen. Umso mehr ist es von Bedeutung, dass Ärzte, Pflegekräfte, Betreuer, Angehörige und andere beteiligte Personen gemeinsam Therapieziele formulieren und immer wieder überprüfen, um eine einheitliche, kontinuierliche und ethische Vorgehensweise im Sinne des Betroffenen sicherzustellen.

Folgende Aspekte gehören zu solch einer Besprechung:
- Gibt es eine antizipierte Willensäußerung, z. B. in Form einer Patientenverfügung, in welcher der Betroffene seine Wünsche für die vorhandene Situation geäußert hat?
- Wurden medizinische oder pflegerische Ursachen ausgeschlossen, welche das Verhalten erklären könnten? Gibt es reversible Ursachen, welche im Sinne des Betroffenen behandelt werden könnten?

- Wie ist die Prognose aufgrund vorliegender anderer Erkrankungen, und welche Ziele, die einen Nutzen für den Betroffenen haben, sind durch invasive Maßnahmen realistisch erreichbar?
- Kann der Betroffene eine bilanzierte Ernährung noch körperlich ertragen, oder muss mit Nebenwirkungen gerechnet werden, wie Erbrechen, Durchfällen, Ödembildungen usw.?
- Ist zu erwarten, dass der Betroffene unter der zu geringen Nahrung und Flüssigkeit leiden wird oder seine Lebensqualität beeinträchtigt ist? Sind Anzeichen von Hunger und Durst zu erkennen?
- Wird die Lebensqualität durch Maßnahmen, wie z. B. durch eine PEG-Sonde, wesentlich eingeschränkt, weil der Betroffene eine Vorrichtung nicht akzeptieren wird und Fixierungsmaßnahmen notwendig sein könnten?
- Welche weniger invasiven Möglichkeiten stehen zur Verfügung, z. B. s.c.-Infusionen versus PEG-Sonde zur Flüssigkeitszufuhr?
- Wenn eine PEG-Sonde als mögliche Intervention angedacht ist, sollten Therapieziele festgelegt werden. Für das Therapieziel sollten überprüfbare Kriterien dokumentiert werden, damit diese als Indikatoren dienen, wenn eine invasive Maßnahme für das Wohlbefinden des Betroffenen nicht mehr förderlich ist und deshalb beendet werden muss.

Nur in den seltensten Fällen ist das Vorgehen bei Ernährungsproblemen bei demenziell erkrankten Menschen eindeutig. Besonders bei den Entscheidungen für oder gegen eine künstliche Ernährung muss sorgsam nach einer individuellen Nutzen-Schadensrisiko-Abschätzung vorgegangen werden (Synofzik 2007).

Tab. 3: Pro und contra künstlicher Flüssigkeitszufuhr (vgl. Schindler 2004)

Argumente für eine künstliche Flüssigkeitszufuhr am Lebensende	Argumente gegen eine künstliche Flüssigkeitszufuhr am Lebensende
• Wille des Patienten • Mögliche negative Effekte einer Dehydration (z. B. Kreislaufprobleme, Delir, Krämpfe) • Verhütung einer Dehydration im Rahmen einer therapeutischen Maßnahme • Nutzung als Trägerlösung für die kontinuierliche Gabe von Medikamenten • Anzeichen von Durst, welche über die orale Flüssigkeitszufuhr nicht gelindert werden kann	• Wille des Patienten • Mögliche positive Effekte einer Dehydration (z. B. Ödemrückbildung, verminderte pulmonale und gastrointestinale Sekretion) • Gefahr der Hyperhydration (kardiopulmonale Belastung, Hypersekretion) • Hinweise auf reduzierten Schmerzmittelbedarf bei Dehydration • Verlängerung des Sterbeprozesses • Abhängigkeit von medizinischem Personal • Belästigung durch Punktionen

2.2.4 Zusammenfassung

Generelle Aussagen, meist dogmatisch und apodiktisch vorgetragene Argumente, wie z. B.: „Wenn einer nicht mehr essen und trinken will, dann will er sterben", dienen nicht der Entscheidungsfindung und sind wissenschaftlich weder belegbar noch mit der Realität vereinbar. Das Sterben demenziell erkrankter Menschen ist so individuell und einzigartig wie bei nicht dementen Menschen eben auch. Eine humane Pflege und Betreuung unter dem besonderen Aspekt der Ernährung bedeutet, dass wir unsere Einstellungen und Empfinden immer wieder reflektieren müssen. Wer leidet unter der Situation, dass dieser Mensch unsere fürsorglichen Handlungen ablehnt? Wir oder der betroffene Mensch?

Richtlinien für Nährstoff- und Flüssigkeitszufuhr haben für sterbende alte Menschen keine Bedeutung mehr. Für die Zufuhr von Nahrung bedeutet dies, dass weder der Gewichtsverlust noch die qualitative Zusammensetzung der Nahrung maßgebend sind, sondern der Erhalt von Lebensqualität durch das Ermöglichen von Geschmack und Genuss gewünschter Speisen (Basale Stimulation®). Verzehrmengenerfassung, Kalorienberechnung oder das Wiegen, oftmals nur noch in speziellen Lifterwaagen möglich, sind im Sterbeprozess unnötige und belastende Maßnahmen. Diese lenken von den eigentlichen Bedürfnissen der Menschen ab und erschweren oder verhindern gar eine würdevolle Begleitung. Für die Flüssigkeitszufuhr gilt, dass auch diese nach Vor- und Nachteilen abgeschätzt werden muss (siehe Tabelle 1). Adäquate Mundpflege, z. B. durch Anbieten von kleinen Eisstückchen, und die Verabreichung von kleinen Mengen an Flüssigkeit sollten immer angeboten werden. So kann dem Gefühl von Durst effektiver als durch enterale oder parenterale Flüssigkeit begegnet werden. Leider wird in der Praxis noch viel zu wenig auf die Leid verursachenden Symptome bei Demenzkranken im letzten Stadium der Erkrankung eingegangen. Dazu gehört auch das Reduzieren und Unterlassen von sinnloser Ernährungs- und Flüssigkeitszufuhr.

Wenn ein sorgsames Abwägen erfolgte und eine gemeinsame ethische Entscheidung getroffen wurde, können wir davon ausgehen, im bestmöglichen Sinne gehandelt zu haben. Dies muss im Gespräch mit den Angehörigen artikuliert werden, damit deren Ängste reflektiert und besprochen werden. Der Verzicht auf eine künstliche Flüssigkeitszufuhr in der Terminalphase erfordert eine bewusste Auseinandersetzung mit dem absehbaren baldigen Versterben. Durch sorgfältige Beobachtung aller an Therapie, Pflege und Begleitung Beteiligten ist es möglich, Leiden durch Durst sicher zu erkennen. Pflegekräfte nehmen aufgrund der Nähe zu den betreuten Menschen sowie ihrer Kenntnisse und Erfahrungen eine wichtige Rolle hierbei ein. Deswegen ist es wichtig, Pflegekräfte in die Entscheidungsfindung einzubeziehen. Auch wenn letztendlich der behandelnde Arzt und der rechtliche Betreuer verantwortlich für die Entscheidung sind, spielen Pflegekräfte eine wichtige Rolle und liefern einen wichtigen Beitrag für die Entscheidungsfindung ebenso wie Angehörige oder begleitende Ehrenamtliche.

Wenn eine an Demenz erkrankte Person das Endstadium der Krankheit erlebt, scheint ein Sterben – bedingt durch Kachexie oder Dehydration – die natürliche Folge der Erkrankung zu sein. Wenn eindeutig ist, dass der demenziell erkrankte Mensch in der Endphase seiner Erkrankung angelangt ist, besteht nur in den seltensten Fällen eine Indikation für eine invasive Therapie über künstliche Zufuhrwege. Auch wenn wir nur wenig belegtes Wissen über das Empfinden von demenzkranken Menschen im Endstadium ihrer Erkrankung haben, so wissen wir mit Sicherheit, dass sie nicht als ernährte Objekte angesehen und behandelt werden wollen, den wer würde dies für sich selber wünschen.

Literatur

Bundesärztekammer (2008): Sterbebegleitung. Broschüre „Sterben in Würde": http://www.bundesaerztekammer.de/page.asp?his=0.6.5048 (Zugriff am 13.11.2008)

Cicirella, M.M. (2000): Dying with Dignity. The Case against Artifical Nutrition and Hydration. In: P. SG, Tha Moral Challenge of Alzheimer Disease, S. 96–109. Baltimore: John Hopkins University Press

Draper, B./Brodaty, H./Low, L.-F. (2002): Types of nursing home residents with self-destructive behaviours: analysis of the Harmful Behaviours Scale. Int J Geriatr Psychiatry (17), S. 670–675

Ganzini, L./Goy, E.R./Miller, L.L./Harvath, T.A./Jackson, A./Delorit, M.A. (2003): Nurses´ Experiences with Hospice Patients Who Refuse Food and Fluids to Hasten Death. N Engl J Med, 349 (4), S. 359–365

Kolb, C. (2007): Ablehnendes Essverhalten bei demenzerkrankten Menschen. pflegen:Demenz (2), S. 13–16

Pasman, H.R./Onwuteaka-Philipsen, B.D./Kriegsman, D.M./Ooms, M.E./Ribbe, M.W./van der Wal, G. (2005): Discomfort in Nursing Home Patients With Severe Dementia in Whom Artifical Nutrition and Hydration Is Forgone. Arch Intern Med (165), S. 1729–1735

Radzey, B. (2006): Diskussionsstand zum Thema „Menschen mit Demenz in ihrer letzten Lebensphase". In D. S. Stuttgart: Menschen mit Demenz in ihrer letzten Lebensphase (S. 6–11). Stuttgart: Demenz Support Stuttgart

Schindler, T. (2004): Zwischen Nahrungsverweigerung und Zwangsernährung – zum Umgang mit künstlicher Ernährung und Flüssigkeitssubstitution am Lebensende. Z Allg Med (80), S. 326–330

Synofzik, M. (2007): PEG-Ernährung bei fortgeschrittener Demenz. Eine evidenzgestützte ethische Analyse. In: Der Nervenarzt, 78 (4), S. 418–428

Volkert, D./Lenzen-Großimlinghaus, R./Krys, U./Pirlich, M./Herbst, B./Schütz, T./Schroer, W./Weinrebe, W./Ockenga, J./Lochs, H. (2004): Leitlinie Enterale Ernährung der DGEM und DGG. Ernährungszustand, Enterale Ernährung (Trink- und Sondennahrung) in der Geriatrie und geriatrisch-neurologischen Rehabilitation. Aktuel Ernaehr Med (29), S. 198–225

Wojnar, J. (2007): Die Welt der Demenzkranken. Hannover: Vincentz

2.3 Ein „Mantel" für die Seele. Hilfreiche Wickel und Kompressen in der palliativen Pflege und Betreuung Demenzkranker

Andrea Brinker

Seit Jahrtausenden hat es sich bewährt, Menschen mit Heilpflanzen zu heilen und zu begleiten. Eine umhüllende, schützende Kraft geht besonders von Wickeln und Kompressen aus. Überlieferungen aus den letzten 2–3 Jahrhunderten sind zurückzuverfolgen. Im Rahmen der Therapien von Sebastian Kneipp (1821–1897) gewannen die Wickelanwendungen einen immer größeren Bekanntheitsgrad. In Deutschland finden seit 1999 durch LINUM e. V. (Verein zur Förderung der naturkundlichen und ganzheitlichen Pflegemethoden) und in der Schweiz seit 2002 Ausbildungen zur/zum Fachfrau/Fachmann für Wickelanwendungen statt.

2.3.1 Lebensqualität bis zuletzt

Die Applikation einer äußeren Anwendung wird für den chronisch- und schwerkranken oder sterbenden Menschen direkt oder in der Nachwirkung eine Wohltat sein. Viele Menschen mit einer Demenz haben Wickel in ihrer Lebensgeschichte erlebt. Sie sollten in der letzten Lebensphase eine biographiebezogene Pflege erhalten. **Bekanntes schafft Sicherheit und Vertrauen**. Die Person wird umhüllt und fühlt sich geborgen. Durch die aktive Zuwendung sind Aufmerksamkeit, Nähe und fürsorgliche Berührung deutlich zu spüren. Mit einem Wickel können Menschen mit Demenz zur Ruhe kommen. So entsteht ein Dialog zwischen der Person, die den Wickel verabreicht, und der Person, die ihn erhält.

2.3.2 Interdisziplinärer Austausch

Heilen und Pflegen sind nicht voneinander zu trennen. Die Grundpflege wird von den Pflegenden bestimmt und schließt alle AEDLs, prophylaktische Maßnahmen und die Sorge um die Befindlichkeit des Betroffenen ein. Für die Behandlungspflege ist immer eine ärztliche Verordnung erforderlich, im Krankenhaus hat auch der Arzt die Gesamtverantwortung zu tragen. Deshalb regt in vielen Fachbereichen die Pflegekraft eine entsprechende Wickelanwendung an. Somit sind Schulmedizin und Naturheilverfahren eng aufeinander abgestimmt und können sich jederzeit ergänzen.

2.3.3 Umgang mit Leiden – Demenz am Lebensende

In ambulanten, teilstationären und stationären Bereichen lassen sich Wickel und Kompressen einsetzen und in den Pflegealltag integrieren. Eine Fülle von Anwendungen von Kopf bis Fuß ist applizierbar.
Alle Maßnahmen, die lindern, sind angebracht, sie müssen jedoch individuell ausgewählt werden. Viele Symptome der Demenz verstärken sich in den letzten Tagen des Lebens, da können wohlriechende Ölkompressen auch indirekt für Angehörige und Pflegekräfte in der Begleitung eine Wohltat und Unterstützung sein. Auch die atemunterstützenden Anwendungen können helfen, die palliative Pflege vor Ort fortzuführen, jeder Umzug in eine andere Umgebung ist zusätzlich belastend.
Manchmal wird in der Palliativmedizin beobachtet, dass ein „Hitzestaugefühl" vorherrscht und die Menschen nach Befreiung ringen. Eine Umhüllung des ganzen Körpers ist dann sicher nicht sinnvoll. Hautreizende Substanzen, sehr heiße oder sehr kalte Wickel werden oft von Menschen mit Demenz nicht gut toleriert und werden daher auch in der letzten Lebensphase nicht eingesetzt. Besonders wirksam und angenommen von Menschen mit Demenz werden alle Wickel mit milden Temperaturen, besonders beliebt sind Ölkompressen. Düfte können Assoziation aus dem gelebten Leben hervorrufen, deshalb sollte jede Wickel- und Kompressenanwendung zu Beginn gut begleitet werden. Je nach Situation ist die eine oder andere Anwendung zu wählen und nicht grundsätzlich auszuschließen.
Mit einem Wickel wird der Wärmeorganismus angesprochen. Bestimmte Beobachtungskriterien wie Wärmezonen, Kältezonen am Körper und die Veränderung der Wärmewahrnehmungsfähigkeit des Patienten sind sehr wichtig. Das Wahrnehmungsorgan Haut ist das Tor für alle äußeren Anwendungen. Die Haut reagiert aufnehmend und wahrnehmend. Die Wirkungen der Wickel sind abhängig von der sachgerechten Durchführung und werden mitbestimmt durch die innere Einstellung der Pflegenden. Eine Reaktion des Menschen mit Demenz findet auf körperlicher Ebene wie auch im seelischen Bereich statt.

2.3.4 Beziehungsaufbau vor Funktion

Alle Pflegenden wählen Wickel und Kompressen stets mit Behutsamkeit aus und legen sie erst nach dem Beziehungsaufbau sachkundig an. Ruhe oder auch Unruhe haben einen starken Einfluss auf den Zeitpunkt der Anwendung.
Pflegende benötigen eine Haltung, die nicht ausschließlich von der Indikation der pflegerischen Maßnahmen ausgeht, sondern die gleichwertig die Bedürfnisse und Sorgen des Patienten/Betroffenen mit einbezieht. Eine Person mit Demenz nimmt im Verlauf ihrer

Krankheitsphasen zunehmend Abschied von ihren Fähigkeiten. Kernsymptome wie Wortfindungsstörungen und Gedächtnislücken erschweren häufig die Kommunikation. Bis zum Lebensende zeigen sich Gefühle wie Angst, Trauer, Verzweiflung, aber auch Empörung oder Liebe. Antriebe aus den Bereichen der Motivationen und Wertvorstellungen wie Verantwortung, Fürsorge, Pflicht usw. zeigt die Lebensgeschichte. Sie werden verbal, nonverbal oder auch paraverbal zum Ausdruck gebracht. Diese können von der Pflegekraft erkannt und z. B. mit Hilfe der wertschätzenden Kommunikation IVA nach N. Richard begleitet werden, bevor die Anwendung stattfindet.

2.3.5 Vorbereitung und Durchführung

- Kontaktaufbau,
- Info geben,
- Zimmer gut durchlüften – es sollte aber angenehm warm sein,
- Materialien vorbereiten,
- äußere störende Einflüsse ausschalten,
- wenn nötig Patienten zur Toilette gehen lassen,
- die Temperatur des Wickels/der Kompresse (kühl, warm, feucht-heiß oder trocken-heiß) dem Menschen mit Demenz anpassen,
- geeignete Lage des Patienten/Bewohners wählen,
- darauf achten, dass er warme Füße hat (Fußbad, Kirschkernkissen einsetzen),
- äußere Anwendung anlegen,
- auf Befindlichkeit achten,
- Auflagedauer beachten,
- nach der Anwendung Wickel oder Kompresse entfernen,
- Mit dem Außentuch einhüllen und 15–45 Minuten nachruhen,
- Nachbereitung der Materialien,
- Durchführung, Verlauf und Reaktion dokumentieren – bei positiver Reaktion im Rhythmus behandeln: täglich zur gleichen Zeit, nach einer Woche 2 Tage Pause einlegen, dann nach Bedarf 3–4 mal wiederholen.

2.3.6 Indikationen und Anwendungen

In den folgenden Ausführungen benenne ich eine Auswahl von bewährten Anwendungen. Bei der Aufzählung „Dampfkompresse" liste ich mögliche Zusätze auf, die einzeln verwendet werden. Wie beim Verabreichen von Medikamenten sind auch hier genaue Kenntnisse über Wirkung und Nebenwirkungen, Indikation und Anwendungsformen erforderlich.

Unruhe, Angst, Not, Verzweifelung und Ohnmacht
- Dampfkompresse oder feucht-heiße Brustauflage mit Lavendel, Melisse
- Lavendel-Ölkompresse oder Johanniskraut-Ölkompresse
- Herzauflage mit Weleda Aurum/Lavendula comp. Salbe

Lavendula angustifolia beruhigt die Seele und die Sinne. Deshalb sind verschiedene Anwendungen mit Lavendel möglich. Viele Menschen mit Demenz reagieren positiv auf den Geruch von Lavendel, aber nicht jeder, deshalb wird das pflegerische Handeln stets individuell gestaltet.

Blähungen und Verstopfung
- Dampfkompresse als Bauchauflage mit Kamille, Majoran oder Schafgarbe
- Oliven-Ölkompresse, Melissen- oder Kümmel-Ölkompresse
- Kirschkernkissen bei Seitenlagerung auf den Nierenbereich legen.

Husten, Pneumonie, erschwerte Atmung
- Bienenwachskompresse auf Brust oder Rücken
- Dampfkompresse mit Liebstöckel, Lavendel, Thymian oder Fenchel
- Lavendel-Ölkompresse oder Johanniskraut-Ölkompresse
- Körperwarme Quarkkompresse
- Salbenkompresse mit Bronchialbalsam

Erbrechen
- Dampfkompresse mit Schafgarbe auf dem Oberbauch
- Melissen-Ölkompresse

Erschöpfung und Schlafstörungen
- Stirnauflage mit Melisse oder Lavendel-Ölkompresse
- Bauchkompresse mit Lavendelöl am Abend
- Herzauflage mit Weleda Aurum/Lavendula comp. Salbe
- Fußsohlenauflage mit Johanniskraut-Ölkompresse
- Lavendel-Dinkelspreu-Kissen

Nervöse Erscheinungen und Störungen rund um den Schlaf stellen sich oftmals ein, wenn die Menschen mit Demenz nicht mehr an ihren Lebensfaden anknüpfen können. Sie können nicht mehr richtig ausatmen und loslassen. Eine Waschung mit Rosmarinbademilch oder eine anregende Rosmarin-Ölkompresse am Morgen hilft oftmals, dass sie sich anschließend entspannen können.

Verletzungen, Prellungen
- Arnika Essenzkompresse, bei Kopfverletzungen Stirnkompresse auflegen
- Beinwelltinktur
- Salbenkompresse
- Heilerde-Breiumschlag
- Kühle Quarkkompresse

Offene Verletzungen
- Calendula Essenzkompresse

Hauttrockenheit
Häufig kommt es zur Dehydration, die das Phänomen der Hauttrockenheit begünstigt. Teekompressen mit Hautpflanzen: Ringelblume, Gänseblümchen, Acker-Stiefmütterchen, Rose
- Johanniskraut-Ölkompresse
- Oliven-Ölkompresse
- Ringelblumensalbe

Chronische Schmerzen
Warme Ölauflagen wirken durch die sanfte Wärme des Öls und sind gut geeignet, wenn wegen Schmerzen oder Entzündungen keine anderen Maßnahmen angenommen werden.

- Dampfkompresse mit Lavendel
- Feucht-heißer Gelenkwickel mit Heublumenextrakt
- Johanniskraut-Ölkompresse
- Heilerde-Breiumschlag mit Johanniskrautöl
- Wala Aconitschmerzöl-Kompresse
- Heublumenauflage

Gelenkschmerzen akut

Quark trocknet unter Lufteinwirkung aus und entlastet dadurch wässrige und entzünd-liche Prozesse im Körper.
- Kühle Quarkauflage
- Gelenkwickel mit Beinwelltinktur
- Salbenkompresse mit Arnika
- Kühles Erbsenkissen
- Kühles Kirschkernkissen
- Kühle Salzwaschlappen

Entzündete Vene
- Kühle Quarkauflage

Blasenentzündung, Reizblase

Mangelnde Durchwärmung führt häufig zu Blasenentzündungen.
- Dampfkompresse mit Liebstöckel, Kamille
- Eukalyptus-Ölkompresse

Die Umsetzung dieses Wissens möchte ich allen Pflegenden ans Herz legen, und es möge ihnen Freude bereiten. Sammeln Sie Erfahrungen mit den behutsamen Methoden.

Alle Titel und Adressen im Literaturverzeichnis sind sehr empfehlenswert. Außerdem ist der Besuch eines Fortbildungskurses sehr hilfreich. Unter www.wickel.biz können Sie sich gerne weiter informieren.

Literatur

Bächle, B. (2008): Good Clinical Practice (GCP) in der Naturheilkunde – Literaturreview zu inter-nationalen Wirksamkeitsmethoden von alternativen Pflegemaßnahmen. Masterarbeit (unver-öffentlicht)

Böhme, H./Sonn, A. (2002): Heilpflanzen – Anwendungen in der Pflege. Juristische Aspekte bei alternativen Methoden. In: Pflegen Ambulant 13. Jg., Heft 6, S. 54–56

Bühring, U. (2005): Praxis Lehrbuch der modernen Heilpflanzenkunde. Grundlagen – Anwendun-gen – Therapie. Stuttgart: Sonntag

Fingado, M. (2003): Therapeutische Wickel und Kompressen. Handbuch aus der Ita Wegmann Klinik. Dornach: Natura

Sonn, A. (2004): Wickel und Auflagen. Alternative Pflegemethoden erfolgreich anwenden, 2. Aufl. Stuttgart: Thieme

Studien:

Huber, H. (2001): „Kann der Einsatz von Lavendelöl-Kompressen beim atmungsgestörten Inten-sivpatienten eine Veränderung der Atmungs-/Beatmungsparameter bewirken?". Abschlussprä-sentation, Institut Linum. www.wickel.biz

Zegelin-Abt, A. (1997): Alles Quark? Erfahrungen eines Klinischen Projektes. In: Die Schwester/ Der Pfleger 26, 3, S. 188–194

2.4 Snoezelen – Beziehungsarbeit mit Demenzkranken

Anne Caspers

„Wollen Sie etwas verkaufen?" Wenn ich mit dem Snoezelen-Wagen auf den Fluren der Altenhilfeeinrichtung unterwegs bin, höre ich diese Frage oft. Mit den vielen bunten Tüchern behangen, fällt mein Wagen in der ansonsten doch eher eintönigen Welt einer Pflegeeinrichtung auf. „Ja, ich will etwas verkaufen", zumindest im übertragenen Sinn: Ich will etwas anbieten, versuchen, den Weg in die Einsamkeit der Demenz ein Stück gemeinsam zu gehen, damit er erträglicher wird. Verbal sind Demenzkranke oft nicht mehr erreichbar; es sind andere Fenster der Kommunikation, die man suchen und vorsichtig öffnen muss.

In meinem Snoezel-Wagen sind eine Wasserwirbelsäule, ein CD–Player mit vielen CDs, eine Riechschnecke, viele Aromaöle, ein Effektprojektor mit einer Gelscheibe und einige Dias, viele Tastobjekte, Stofftiere, eine Schale mit Leckereien, Leuchtbälle, ein Sternenteppich, eine Klangschale, kleine Rhythmusinstrumente.

Da die kognitiven Fähigkeiten wie in Beziehung zu treten, Sprache, Handeln und Erkennen bei Menschen mit fortgeschrittener Demenz massiv gestört sind, gilt es, neue Zugänge zu finden. Demenz wird oft beschrieben als ein Rückschreiten der inneren Realität bis hin zur frühen Kindheit. Als Kinder freuten wir uns unmittelbar an Farben, an Musik, an Gerüchen, am Schmecken. Kindheitserinnerungen sind oft eng mit diesen Sinneswahrnehmungen verknüpft. In der Kindheit war dieses Erleben noch nicht verstellt durch Vorgaben und Maßstäbe, die wir uns selbst oder andere uns setzten. Diese Unmittelbarkeit gilt es zu entdecken. Es braucht die Ansprache der Sinne, es braucht einen Raum, in dem man sich sicher und geborgen fühlen kann und wo man das Zusammensein und Berührungen zulassen und genießen kann:

- Wir hören Musik.
- Wir sehen bunte, phantastische Bilder, betrachten aufsteigende Luftblasen in der Wassersäule.
- Wir riechen Lavendel, Rosen, Kamille…
- Wir fühlen, was weich ist, was hart, rau oder warm oder kalt.
- Wir lassen uns berühren, streicheln, festhalten.
- Wir schmecken, was süß ist, saftig, warm oder erfrischend.
- Alle Sinne werden angesprochen, das Leben wird wieder sinn-voll.

Und: Wir erleben das alles gemeinsam! Mit den an Demenz Erkrankten schaue ich mir die an die Zimmerdecke projizierten Bilder an – eine Brücke zueinander. Ein Mensch, der sich in einer Krankheit zu verlieren schien, erlebt sich wieder als Person, die mit ihren Sinnen genießen kann und die einen Menschen zur Seite hat.

Eine weitere Ressource ist die Gefühlswelt. Bei Demenzkranken wird die Fähigkeit zu emotionalem Empfinden größer, je mehr die intellektuellen Fähigkeiten nachlassen. Es bedarf aber eines genauen Hinsehens und Beobachtens, um zu erkennen, welche Gefühle der Kranke mitteilen möchte. An Mimik, Gestik, Geräuschen lässt sich Freude, Angst, Ärger, Ablehnung etc. erkennen.

Das ist natürlich nicht immer leicht. Herr P. ist gelähmt, kann seit seinem Schlaganfall nicht mehr sprechen und hat die Diagnose: Demenz. Bei der Begrüßung pustet er immer sehr heftig. Will er mich wegpusten? Soll ich gehen? Als ich einmal die Möglichkeit hatte, mit einem Hund zu ihm zu gehen – aus seiner Biografie weiß ich, dass er immer Hunde hatte – pustet er wieder los und strahlt dabei über das ganze Gesicht. Das Pusten ist also wohl ein Zeichen des Willkommenheißens.

Für jeden Bewohner gilt es, einen „Türöffner" zu finden: Frau S. mag Lavendelduft, Herr K. mag Tabakgeruch. Herr P. liebt Jazzmusik, Frau R. hingegen Kirchenlieder. Der Leitspruch Ad Verheuls, dem Begründer des Snoezelens, ist: „Niets moet, alles mag" – „Nichts muss gemacht werden, alles ist erlaubt" (Ad Verheul: Snoezelen – Sinneserfahrungen für alte und behinderte Menschen www.assista.org/files/integra%201996_Ad_Verheul.pdf). Dieses Prinzip schafft einen großen Freiraum für die Snoezelenden und ihre Begleiter, verpflichtet die letzteren aber auch zu verantwortungsvollem und phantasievollem Miteinander.

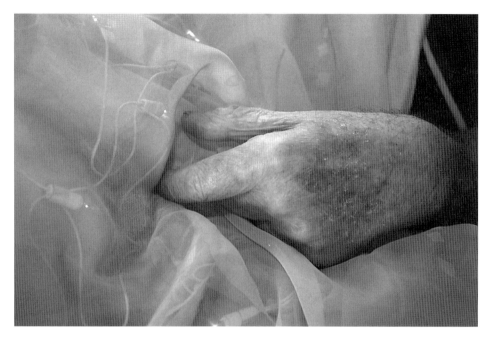

Abb. 3: Sinneserfahrung schafft Sinn

Bei Demenzkranken, die ihre Bedürfnisse nach Identität, Wertschätzung und Interaktion mit der Umwelt nicht formulieren können, liegt die Gestaltung einer qualitäts- und respektvollen Betreuung in der Hauptsache im Ermessen der Betreuenden. „Diese müssen in der Lage sein, sowohl die physiologischen, als auch die psychosozialen Bedürfnisse, wie den Wunsch nach sozialer Interaktion oder sensorischer Anregung richtig zu deuten." (Best practice Sinnvoll, Demenz Support Stuttgart http://www.dggg-online.de/aktuelles/pdf/2008_SinnVoll.pdf _Sinnvoll.pdf/).

Und das ist auch für ausgebildete Snoezel-Begleiter schwer. Empathie, Behutsamkeit und genaues Beobachten sind unabdingbar, müssen aber von konkretem Wissen gestützt werden. Die speziellen Wirkweisen einzelner Materialien, besondere Effekte bei einigen Krankheitsbildern oder entstehende Tiefenwirkung mit nachfolgenden, nur schwer zu bewertbaren Verhaltensweisen müssen bedacht werden.

In unseren Seniorenheimen sind viele Menschen aus der Kriegsgeneration. Abgedunkelte Räume, überraschende Lichteffekte ängstigen sie. Die Farbe rot lässt vielleicht Erinnerungen an Brände wach werden (also: Einsatz von Lichtsäulen, bei denen Farben abgeschaltet werden können!).

Flüssigkeitseffekträder verstärken bei Demenzkranken durch die ineinander verschwimmenden Formen und Farben die Angst vor einer Welt, die für diese Menschen ihre Strukturen verliert. Ihnen zeige ich Dias mit gut erkennbaren Motiven: Blumen, ein Haustier, bekannte Urlaubsorte. Fotoepilepsie ist zwar nicht häufig, sollte aber bei der Planung mitbedacht werden. Biografiearbeit ist ein wichtiger Bestandteil in den Vorüberlegungen. Werden durch die angebotenen Sinneseindrücke Erinnerungen wach? Die gut gemeinte „Snoezelmusik", in der das Rauschen von Blättern und das Murmeln eines Baches zu hören ist, lässt vielleicht das Erlebnis einer Vergewaltigung im Wald wach werden. Meeresrauschen erinnert manche Männer an U-Booteinsätze. Unvorhersehbare Gefühlsausbrüche können ausgelöst werden. Eine bisher teilnahmslos wirkende Frau schluchzte beim Hören der Liebeslieder von R. Mey unvermittelt ganz heftig und sagte immer wieder: „Kann ich gehen?" – Snoezelen muss begleitet werden!

Musik ist für viele Menschen ein Weg zu Wohlbefinden und Entspannung. Die Musik von Martin Buntrock nimmt den Pulsschlag eines entspannten Menschen in ihrem Rhythmus auf. Sie lässt Menschen in einen gelösten Zustand gleiten. Musik kann auch ein Meer sein, in dem man Inseln findet, die Sicherheit geben. Vergessene Emotionen, Assoziationen und Erinnerungen werden hervorgelockt. „Richtig gewählte Musik kann dazu dienen, einen Patienten zu orientieren und zu verankern, wenn fast nichts anderes mehr hilft." (Sacks 2008, S. 367)

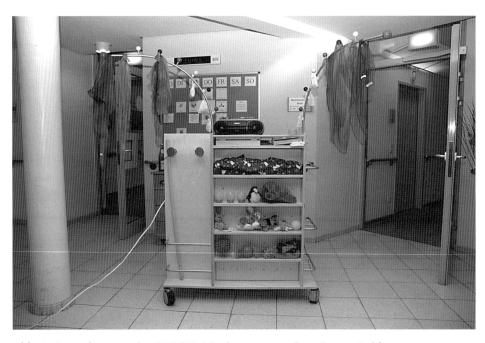

Abb. 4: Snoezelenwagen im AWOCURA Seniorenzentrum Ernst Ermert, Duisburg

Angenehme Gerüche tragen erheblich bei zu einem Wohlfühl-Erlebnis. Gerüche lassen Erinnerungen wach werden. Bei Patienten mit asthmatischen oder allergischen Beschwerden sind sie nur in bestimmter Dosierung und Auswahl einsetzbar. Aromatherapeuten wären da die besten Snoezelberater oder -begleiter.

Für mich findet richtiges Snoezelen draußen statt. Den Wind, die Sonne, das Rascheln der Blätter in den Bäumen, den Duft von frisch gemähtem Gras, das Singen der Vögel zu erleben, das bedeutet: mit allen Sinnen leben. Und das sind die besten Zeiten, die wir miteinander verbringen, wenn ich mit einem Demenzkranken in einem Rollstuhl in einer Ecke unseres Gartens sein kann. Leider sind einige meiner Betreuten so krank, dass sie nicht mehr mobilisiert werden können. Aber wäre es nicht möglich, sie im Bett einmal nach draußen zu fahren?

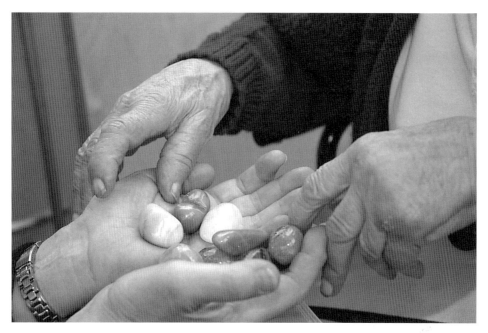

Abb. 5: Taktile Kommunikation „Begegnung belebt"

Am Ende unserer Beziehung steht im Altenheim der Tod. Sein Näherkommen ist bei jeder Begegnung zu spüren. Dennoch ist nicht Trauer die vorherrschende Stimmung bei dem Zusammensein. Es ist eher ein erwartungsvolles, außerhalb des alltäglichen Lebens stehendes Erleben. Dann kommt der Zeitpunkt des Abschieds. Beim Snoezelen haben die demenziell erkrankten Menschen gelernt – auch sie können lernen – Nähe zuzulassen, sich fallen zu lassen, die Sinne für Außergewöhnliches zu öffnen, ihr Erleben mit jemanden zu teilen, Wünsche zu haben und diese mitzuteilen. Christlich orientierte Menschen haben in einer „Snoezelkatechese Geborgenheit und Liebe im Sinn eines wortlosen Evangeliums gespürt" (www.assista.org/files/integra%201996_Ad_Verheul.pdf). Diese eingeübten Fähigkeiten können den Sterbeprozess erträglicher machen. Dann kann es sein, dass wir erleben, was Georg Heym in einem Gedicht beschreibt:

Einschlafen dürfen,
wenn man müde ist
Und eine Last fallen lassen dürfen,
die man lange getragen hat,
das ist eine köstliche, eine wunderbare Sache.

Der Tod ist sanft. Und die uns niemand gab,
Er gibt uns Heimat. Und trägt uns weich
In seinem Mantel in das dunkle Grab,
Wo viele schlafen schon im stillen Reich.
(Georg Heym in Schünemann 2005, S. 37)

Woher kommt Snoezelen?

1966 veröffentlichten die beiden amerikanischen Psychologen Cleland und Clark einen Bericht über eine *Sensory Cafeteria*. Das war ein Raum, in dem geistig behinderten Menschen, Autisten und in ihrer Entwicklung verzögerten Menschen gezielt Angebote zum Sehen, Hören, Tasten und Riechen gemacht wurden. Die Sinne sollten angeregt und die Kommunikationsfähigkeit und das Verhalten dadurch positiv verändert werden. In der Mitte der 70er-Jahre nahmen die beiden Niederländer Jan Hulsegge und Ad Verheul diese Idee auf und setzten sie zunächst in einem Freizeitangebot für schwerst mehrfachbehinderte Menschen im Zentrum De Hartenberg um. Musikobjekte, Tastgegenstände, Mobiles und viele andere Dinge wurden hergestellt, um Interesse zu wecken und die behinderten Menschen zu beschäftigen. Vor allem bei den Eltern der dort untergebrachten Kinder stießen diese Aktivitäten auf großes Interesse. Sahen sie doch endlich eine Möglichkeit, mit ihren Kinder in Kontakt zu treten. In einer anderen Einrichtung, in Haarendael, verwirklichte das Team Niels Snoek, Klas Schenk, Rein Staps und Ton Heine dann ein Projekt zur Förderung behinderter Menschen durch sinnliche Wahrnehmungen. Der Begriff Snoezelen wurde geboren. Es ist ein Kunstwort, zusammengesetzt aus snuffelen (schnüffeln, schnuppern) und doezelen (dösen, schlummern). In Großbritannien, Schweden, Kanada und Deutschland verbreitete sich in den nächsten 10 Jahren die Idee „Snoezelen", später auch noch in weiteren Ländern.

Man versuchte nun auch in Kindergärten, Krankenhäusern, Schulen, Hospizen und Seniorenheimen, diesen Weg des „in-Kontakt-Kommens" und der Vermittlung des „Sich-Wohl-Fühlens" zu gehen. 2002 wurde die *International Snoezel Association* (ISNA) gegründet, die sich zur Aufgabe gemacht hat, das Snoezelen zu verbreiten und Begleiter dafür zu schulen. Meist findet das Snoezelen in speziell dafür ausgestatteten Räumen statt. In einer entspannten und stimmungsvollen Atmosphäre kann sich der Benutzer aussuchen, auf welche Sinnesangebote er sich einlässt. Um auch bettlägrigen Menschen dieses Angebot machen zu können, wurde das mobile Snoezelen erdacht.

Literatur

Blinzler, A./Loobs, A. (1996): Reise in eine andere Welt. In: Altenpflege Heft 1, S. 23

Brehmer, Ch. (1994): Snoezelen – schnuppern und dösen. In: Altenpflege Heft 12, S. 776

Dennerlein, M. (2001): Entspannen will gelernt sein. In: Altenhilfe Heft 3, S. 45

Dittmar, S. (2004): Mit allen Sinnen. Snoezelen für Menschen mit Demenz. Grasleben: Sport-Thieme GmbH

Gronemeyer, R. (2007): Sterben in Deutschland. Frankfurt am Main: Fischer

Hulsegge, J./Verheul, A. (2005): Snoezelen – eine andere Welt. Marburg: Lebenshilfe

Kulbe, A. (2008): Sterbebegleitung. Hilfen zur Pflege Sterbender. München: Elsevier

Löding, C. (2004): Snoezelen. München: Elsevier

Loobes, A./Kaiser, E. (2001): Therapie auf Rollen. In: Altenpflege Heft 3, S. 43

Mertens, K. (2005): Snoezelen. Anwendungsfelder in der Praxis. Dortmund: verlag modernes lernen

Sacks, O. (2008): Der einarmige Pianist. Über Musik und das Gehirn. Reinbek bei Hamburg: Rowohlt

Schünemann, P. (Hrsg.) (2005): Bleib bei mir, mein Herz, im Schattenland. Gedichte über Liebe und Tod. Verlag C.H.Beck

Schwanecke, F. (2004): Snoezelen. Möglichkeiten und Grenzen in verschiedenen Anwendungsbereichen. Marburg: Lebenshilfe

2.5 Rituale in der Begegnung mit Menschen mit Demenz als Aspekt von Kommunikation bis zuletzt

Stefan Ortner, Thomas Leber

Sterben ist der radikalste Übergangsprozess, dem wir uns alle im Leben stellen müssen. Ein unausweichlicher Weg, auf dem wir der Essenz unserer Person begegnen können und zugleich aufgefordert sind, sie loszulassen und uns der Ungewissheit des Todes anzuvertrauen.

Menschen mit Demenz erleben früh eine vorweggenommene Bedrohung ihrer Person. Sie haben Angst, dem Tod alleine und vereinsamt, entborgen vom Kontakt zu anderen Menschen, gegenüber zu stehen (Grond 2005, S. 205) und brauchen eine beständige Erneuerung ihres eigenen Selbst im Spiegel der Begegnung mit einer anderen Person. Demente Menschen benötigen Nähe und Kommunikation bis zuletzt, in der sie Sicherheit und Geborgenheit spüren.

Rituale scheinen in besonderem Maße geeignet, diesen schweren Weg des Übergangs zu unterstützen, weil sie einen Rahmen des Innehaltens im Alltag erschaffen: „Ein Ritual ist eine Reihenfolge stilisierten sozialen Verhaltens, das von normaler Interaktion durch seine besonderen Fähigkeiten unterschieden werden kann, die es ermöglichen, die Aufmerksamkeit seiner Zuschauer (…) auf sich zu ziehen, und welche die Zuschauer dazu bringen, das Ritual als ein besonderes Ereignis, das an einem besonderen Ort und/oder zu einer besonderen Zeit, zu einem besonderen Anlass und/oder mit einer besonderen Botschaft ausgeführt wird, wahrzunehmen." (Platvoet 2006, S. 187).

Rappaport kennzeichnet die Aspekte, die zur Entfaltung dieser Wirkung führen. Sie sollten berücksichtigt werden, wenn Rituale in der Sterbebegleitung dementer Menschen angewendet werden: Wiederholung, Tun, Stilisierung, Ordnung, sinnträchtige Präsentation und kollektive Dimension (zit. nach Roberts 2006, S. 19). Wiederholung sowie ordnende Ritualanfänge und -abschlüsse kanalisieren das spontane Erleben bedrohlicher Emotionen, schaffen Sicherheit und Geborgenheit. Werden sie als besondere Handlung gemeinsam zelebriert, erzeugen sie ein Innehalten im Alltag und nähren das Bedürfnis sterbender Menschen mit Demenz nach intensiver Zuwendung (Buchmann 2007, S. 47). Sie schaffen ein Gefühl der Zugehörigkeit, das für demente Menschen in dieser Phase schwerer Demenz bedeutsam zu sein scheint (Wojnar 2005, S. 68 ff.). Sind Rituale im Lebens-Sinn des sterbenden Menschen verankert, können sie helfen mit der erlebten Biografie Frieden zu schließen und den Übergang in den Tod vorzubereiten.

In allen Schwerpunktbereichen der Sterbebegleitung dementer Menschen (Grond 2005, S. 220 ff.) kann dieser Raum zum Innehalten durch die Kraft von Ritualen entstehen. Sie entfalten ihre Wirkung im Emotionalen wie im Sozialen, im Ökologischen wie im Religiösen.

> „Hr. M. war ein gestandener Mann, hatte als Metzgermeister gearbeitet und litt jetzt an Alzheimer. Er war ein kräftiger Mensch, eher vierschrötig als sensibel,

bis zum Schluss mit einer genauen Vorstellung vom Mannsein. Hr. M. redete nur sehr wenig, wobei unklar war, ob sein Sprachvermögen abnahm oder ob er aus Scham schwieg und aus der Angst, etwas falsch zu machen und sein Bild vom Mannsein nicht aufrechterhalten zu können. Nach einer heftigen Verschlechterung seines Allgemeinzustandes wurde er bettlägerig, wenige Wochen darauf verstarb er. In den Wochen vor seinem Tod war er sehr ängstlich und wehrte die grundpflegerische Versorgung oft ab. Über das Erleben seines eigenen Verfalls wurde er sehr jähzornig." (Thomas Leber).

Rituale haben die Funktion, in Krisen mächtige Emotionen erträglich zu machen (Roberts 2006, S. 33 f.) und können für Menschen mit Demenz im angstvollen Erleben des Sterbeprozesses eine gute Stütze sein. Buchmann schlägt vor, weg von starren Phasenmodellen „(…) die wesentlichen Emotionen Sterbender als zentrale Bedeutung in den Blick zu nehmen (…)" (Buchmann 2007, S. 55) und genau zu beschreiben. In der Sterbebegleitung dementer Menschen bedeutet das, deren früheren Umgang mit Bedrohung und Angst in überwältigenden Situationen zu kennen und zu wissen, welche einst erfolgreichen Coping-Strategien jetzt in validierende Ritualangebote einfließen könnten. Biografisch verankerte Rituale können dementen Menschen auch helfen, die für sie oft unerklärlichen Schmerzen und das somatische Erleben des Sterbeprozesses (Grond 2005, S. 204) leichter zu ertragen.

> „In der Nacht, als Herr M. starb, hielt er jedoch lange meine Hände, strich mir über das Gesicht, las den Namen auf meinem Namensschild vor und sagte seinen Vornamen. Er wirkte sehr klar, als ob er mit seinem Schicksal Frieden geschlossen hatte. Gleichzeitig schien es, dass er sich in seiner noch verbliebenen Angst mitteilen wollte. Ich habe dann ein kirchliches Ritual wieder eingeführt. Die Versorgung, v. a. die Lagerung und die Intimpflege, akzeptierte er viel besser mit einer Initialberührung und einem darauf folgendem Gebet oder dem Summen eines Kirchenliedes. Obwohl ich wusste, dass Hr. M. kein Kirchgänger und eher ein Mann der Tat als ein Mann der Worte war, gab ihm dieses altbekannte Ritual ein Stück schon mal erlebter Vertrautheit und Sicherheit zurück." (Thomas Leber).

Initialberührung
Die Initialberührung der Basalen Stimulation® ist eine ritualisierte Begrüßung und Verabschiedung, durch die der Patient Sicherheit, Geborgenheit und Orientierung erfährt. Die Berührung an zentralen Körperstellen der wahrnehmungsstarken Seite bereitet ihn auf die folgende Pflegehandlung vor.

In der sozialen Sterbebegleitung tragen Rituale dazu bei, Kommunikation bis zuletzt mit sterbenden dementen Menschen aufrecht zu erhalten. Durch kommunikative persönlich sinn-volle Rituale fühlen sie sich zugehörig (Wojnar 2005, S. 68 ff.) und in „(…) ‚sicherer Bindung' (…) ähnlich wie das Geborgensein in den Armen der Mutter (…)" (Lawrence, zit. nach Müller-Hergl 2007, S. 26). Zugleich können Abschiedsrituale mit den Angehörigen dem Menschen mit Demenz das Sterben erleichtern.
Schon früh in der Begleitung dementer Menschen gilt es, mit den Betroffenen und den Angehörigen gemeinsam eine „Ritual-Biografie" zu erfassen. Rituale brauchen lebensgeschichtliche Sinnhaftigkeit, sonst werden sie zu leeren Ritualen, ausgeführt ohne Engagement (van der Hart, nach Roberts 2006, S. 17). Mehr zu erfahren über früheres

Ritualerleben des Menschen (lebendig oder starr, häufig oder selten, vielfältig oder einseitig, Roberts 2006, S. 46 ff.) hilft die Rituale in der Sterbephase in wirksamer Form anzubieten. Momente geistiger Klarheit vor dem Tod bei Menschen mit Demenz (Buchmann 2007, S. 75 ff.) legen zudem nahe, dass eigentlich schon längst abgelegte Rituale neue Bedeutung erlangen könnten.

> „Fr. E. war vier Jahre komplett bettlägerig und konnte verbal bis auf wenige Laute nicht mehr kommunizieren. Im letzten Jahr vor ihrem Tod begann die intensive Sterbebegleitung. Aus der Biografie von Fr. E. wusste ich, dass sie eine sehr ängstliche und depressive Frau gewesen ist. Für mich stand im Vordergrund, die Angst zu mindern und für Sicherheit und Geborgenheit zu sorgen. In die Pflege wurden ritualisierte Angebote der Basalen Stimulation eingebunden, so konnten wir mit Fr. E. kommunizieren. Die tägliche Ganzkörperwaschung wurde beruhigend durchgeführt. Die Intialberührung empfand ich dabei als sehr hilfreiche Brücke, um mich Fr. E. mitzuteilen: Ich habe sie mit ihren Vornamen angesprochen, an der Schulter berührt und gewartet, bis sie die Augen öffnete und mir zu verstehen gab, dass sie mich wahrnahm. (…) In ihren letzten Lebenstagen brachten wir religiöse Rituale in die Sterbebegleitung ein, gaben ihr die Krankensalbung und spielten ihre Lieblingsmusik. Fr. E. hörte gern Schlager, aber auch kirchliche Musik wirkte beruhigend. Obwohl sie völlig somnolent und teilnahmslos schien, gelang es so, mit Fr. E. in Kontakt zu treten: Bei der Initialberührung und beim Abspielen der Musik teilte sich Fr. E. durch Öffnen ihrer Augen, Drehen des Kopfes oder ihr Wimmern mit." (Thomas Leber).

Kommunikation in der Sterbebegleitung dementer Menschen ist zu großen Teilen nonverbal. Bedürfnisse nach Nähe und Berührung nehmen zu, sind zugleich für sterbende Menschen mit Demenz selbstständig nicht mehr zu erfüllen. Pflegende sind aufgefordert, sich von der verbalen Ebene zu lösen und für demente Sterbende auf der vielschichtigeren Ebene des basalen Körperdialogs Geborgenheit spendende Rituale zu finden. Symbole sind ein Kernelement dieser Rituale: Sie transportieren vielfache, auch unterschiedliche Bedeutungen, wie es Worte nicht könnten. Sie erschließen Bedeutung auf der kognitiven und zugleich auf der sensorischen Ebene. Symbole fördern die Offenheit von Ritualen und damit die den Übergang begleitende Kommunikation (Turner, nach Roberts 2006, S. 19). Ein Ritual, das reich ist an symbolischen Gegenständen, Bildern, symbolischer Sprache oder Handlung, erreicht den Menschen auf einer tieferen seelischen Ebene des Erlebens (Fischedick 2004, S. 24 f.) und hilft auch dementen Menschen, sich auf den nahen Tod vorzubereiten, wie z. B. die letzte Ölung als Bestandteil einer Abfolge von symbolischen Handlungen (ebd., S. 100 f.). Das zur Salbung im Ritual verwendete Olivenöl trägt als Symbol viele Bedeutungen in sich: Es spendet dem Sterbenden die Kraft einer Pflanze, die auch unter schwierigen Lebensbedingungen Früchte trägt. Das Öl als reine Essenz, gewonnen aus dem inneren Kern der Olivenfrucht durch das Öffnen und Zurücklassen der äußerlichen Schale, ist ein Sinnbild für den spirituellen Aufbruch des Sterbens. Die Salbung mit Öl schafft symbolhaft eine Schicht, an der Gefahren vom Körper ableiten und steht für die Absicht, dem sterbenden Menschen auf seinem Weg Schutz geben zu wollen (Fischedick 2004, S. 100).
Symbole schaffen in Ritualen durch ihren bedeutungsoffenen Charakter einen emotionalen Raum, der sterbende Menschen mit Demenz dazu einlädt, ihre verborgenen Gefühle und Bedürfnisse über die Bruchstücke ihrer eigenen Symbolsprache (Grond 2005, S. 213) zum Ausdruck zu bringen. Werden auch die letzten Sprachfragmente zunehmend unzugänglich, können andere Ausdrucksformen in Ritualen den sinnesnahen Dialog mit dementen Menschen unterstützen: Musik zur emotionalen Ansprache oder Malen als

nonverbaler Ausdruck der Ängste, Wünsche und Hoffnungen im Prozess des Sterbens (Otterstedt 2005, S. 118 ff.).

Im ökologischen Bereich der Sterbebegleitung fungieren Rituale als Bindeglied zwischen sozialen und kulturellen Strukturen der Lebenswelt und ihrer Bedeutung für den sterbenden Menschen mit Demenz (Roberts 2006, S. 32 f.). Die Lebenswelt dieser Menschen ist zumeist auf das Nahumfeld ihres Zimmers und ihres Bettes reduziert. Eine Milieugestaltung durch Gegenstände von hoher biografischer Bedeutung wie das Foto einer nahestehenden Person schafft ein für Menschen mit Demenz wesentliches Gefühl der Vertrautheit (Bosch 1998). Solche Gegenstände können in Ritualen ein Ausgangspunkt der Kommunikation sein: Eine gemeinsame Bildbetrachtung, ein Gespräch über die Kraft, die einem die Liebe dieses Menschen gegeben hat, aber auch Abschied zu nehmen und den geliebten Menschen loszulassen. Ein persönlich gestaltetes Nahumfeld kann für einen dementen Menschen zum Schutzraum im angstvollen Prozess des Sterbens werden, wenn seine Gestaltungselemente den sterbenden Menschen über die Sinne ansprechen, die ihm noch zugänglich sind. Vielleicht erreichen den Menschen visuelle Reize wie ein Foto nicht mehr, dafür aber vertraute Gerüche. Rituale können die Schutzfunktion des Milieus bestärken, wenn sie seine Gestaltungselemente aufgreifen und ihren emotionalen Wert für den Menschen unterstreichen. Zusätzlich vermitteln sie über beständige Wiederholung Sicherheit und Geborgenheit, wenn sie den Tag mit hoher Verlässlichkeit strukturieren.

Und auch die Pflegenden brauchen im temporeichen Arbeitsalltag den Raum zum Innehalten, brauchen den Charakter des Besonderen im Ritual, um empfänglich sein zu können für den feinsinnigen basalen Körperdialog (Grond 2005, S. 214). Eine deutlich spürbare Eröffnung und ein ebenso klarer Abschluss sind wesentlicher Bestandteil eines Rituals (Fischedick 2004, S. 36 f.). Dazu gehört auch die Art und Weise, wie sich Pflegende auf die Begegnung mit dem sterbenden Menschen mit Demenz einstimmen (Otterstedt 2005, S. 11 f.): Das kann ein bewusstes Durchatmen vor dem Betreten des Raumes sein oder ein still zu sich selbst gesprochener Satz, der einem hilft, sich bewusst im Augenblick zu zentrieren.

> „Ich halte fest an Ritualen, die der Bewohner ins Heim mitgebracht hat, z. B. eine individuelle Verabschiedung wie ,Behüt´ dich Gott!'. (…) Die ,Sitzwache' ist ein wichtiges Ritual, damit vermittel ich dem Sterbenden das Gefühl ,Ich bin für Dich da'. Oft spreche ich dabei ein stilles Gebet, ein ,Vater unser' oder ein ,Ave Maria'. (…) Nach dem Tod finde ich es wichtig, an die verstorbenen Menschen zu erinnern und Abschied zu nehmen: Eine Kerze zu entzünden, ein Kondolenzbuch im Wohnbereich aufzustellen, im Gottesdienst Andacht zu halten oder an der Beerdigung teilzunehmen." (Thomas Leber, Wohnbereichsleiter)

Rituale stärken in der Kommunikation mit sterbenden dementen Menschen bis zuletzt das Empfinden von Sicherheit und Geborgenheit, Zugehörigkeit und Nähe. Sie machen bedrohliche Emotionen erträglicher. In ritueller Feierlichkeit mit stillem Ernst durchgeführt schaffen sie darüber hinaus Raum für die religiöse, die spirituelle Dimension des Sterbens. Wenn religiöse Rituale mit Präsenz und Aufmerksamkeit gestaltet werden und eine Haltung der Liebe und Hoffnung transportieren (Müller-Hergl 2007, S. 27), unterstützen sie Menschen mit Demenz bei dem schwierigen Übergang in die Ungewissheit des Todes.

Literatur

Bosch, C. (1998): Vertrautheit. Studie zur Lebenswelt dementierender alter Menschen. Wiesbaden: Ullstein Medical

Buchmann, K.-P. (2007): Demenz und Hospiz. Sterben an Demenz erkrankte Menschen anders? Wuppertal: Hospiz-Verlag

Grond, E. (2005): Sterbebegleitung verwirrter Menschen. In: Burgheim, W. (Hrsg.): Sterbende begleiten. In Geborgenheit bis zuletzt durch Palliative Care. Merching: Forum, S. 199–226

Fischedick, H. (2004): Die Kraft der Rituale. Lebensübergänge bewusst erleben und gestalten. Stuttgart: Kreuz Verlag

Müller-Hergl, C. (2007): Menschen mit Demenz: Spirituelle Bedürfnisse. In: DeSS orientiert. 2. Jg., Heft 2, S. 23–27. (http://www.demenz-support.de/materialien/DeSSorientiert_November2007.pdf; Zugriff am 06.07.2009)

Otterstedt, C. (2005): Der nonverbale Dialog. Für Begleiter von Schwerkranken, Schlaganfall-, Komapatienten und Demenz-Betroffenen mit Übungen zur Wahrnehmungssensibilisierung. Dortmund: Verlag Modernes Lernen

Platvoet, J. (2006): Das Ritual in pluralistischen Gesellschaften. In: Belliger, A./Krieger, D.J. (Hrsg.): Ritualtheorien. Ein einführendes Handbuch. 3. Aufl. Wiesbaden: VS Verlag für Sozialwissenschaften, S. 173–190

Roberts, J. (2006): Den Rahmen abstecken: Definition, Funktion und Typologie von Ritualen. In: Imber-Black, E./Roberts, J./Whiting, R.A. (Hrsg.): Rituale. Rituale in Familien und Familientherapie. 5. Aufl. Heidelberg: Carl-Auer, S. 14–70

Wojnar, J. (2005): Gewohnheit, Ritual und Zwang im Leben Demenzkranker. In: Psychotherapie im Alter. 2. Jg., Heft 2, S. 63–72

2.6 Basale Stimulation in der Sterbebegleitung bei Menschen mit Demenz

Stephan Kostrzewa

Menschen mit Demenz im fortgeschrittenen Stadium der Erkrankung leiden unter einem Sprachzerfall, der es ihnen unmöglich macht, ihre Wünsche und Bedürfnisse zu äußern. Sollten nun besondere Symptome im Sterbeprozess hinzukommen, so können diese ebenfalls durch den Erkrankten nicht ausgedrückt werden. Die Begleiter sind in dieser Situation auf die genaue Beobachtung des Erkrankten und auf ihre Intuition verwiesen, um den besonderen Anforderungen gerecht zu werden. Mit der Basalen Stimulation liegt ein Interventionsansatz vor, der dem Erkrankten auf einer Ebene begegnet, die dieser annehmen und mitunter auch beantworten kann. Dabei lässt sich die Basale Stimulation mit vielen weiteren Begleitungsansätzen kombinieren, sodass auch Angehörige, ehrenamtliche und professionelle Helfer von ihr profitieren können.

2.6.1 Basale Stimulation in der Sterbebegleitung

In den 70er-Jahren entwickelte Andreas Fröhlich das Konzept der Basalen Stimulation aus seiner Arbeit mit schwerst- und mehrfach behinderten Kindern. In Bienstein/Fröhlich können wir dazu lesen:

„Wenn auch das Konzept der Basalen Stimulation bei der Arbeit mit geistig und körperlich behinderten Kindern entstanden ist, so besitzen die hierbei gültigen Prinzipien dennoch grundlegende und allgemeingültige Bedeutung für Menschen aller Altersstufen, für Kranke und Gesunde. Bei entsprechender Aufarbeitung ist dieses Konzept in hervorragender Weise geeignet, die therapeutische Relevanz der Krankenpflege zu belegen" (Bienstein/Fröhlich 1993, S. 5). Im Rahmen ihrer Arbeit der Sterbebegleitung im stationären Hospiz haben Kostrzewa/Kutzner das Konzept der Basalen Stimulation ausprobieren und modifizieren können (Kostrzewa/Kutzner 2006). Dabei lag die Intention dieses Übertrags nicht in dem Potenzial der Revitalisierung der Sterbenden, sondern sie konnte zeigen, dass Basale Stimulation eine Form der Kommunikation bei Sterbenden mit Bewusstseinseinschränkung sein kann.

Basale Stimulation versucht, dem Erkrankten mit grundlegenden Sinnesanregungen (z. B. über die Berührung, das Gehör, den Geschmack, die Bewegung und Lage im Raum, diverse Gerüche, Vibration und über den Sehsinn) Informationen über sich und seine Umwelt zu vermitteln. Dieses ist besonders erforderlich bei Menschen, die ihre Informationen über sich und die Umwelt nur verzerrt und reduziert erhalten (Wahrnehmungsstörung), da diese Form der Erfahrung mit Angst einhergeht. Dieses kann bei unterschiedlichen Patientengruppen der Fall sein, z. B. bei

- orientierten Sterbenden,
- Menschen mit Angst,
- Menschen mit Depression,
- Menschen mit Unruhe,
- Menschen mit sekundären Demenzen z. B. aufgrund von HIV oder Hirntumoren,
- Menschen mit primären Demenzen, z. B. aufgrund einer Demenz vom Alzheimer-Typ,
- Menschen mit Kommunikationsstörungen,
- Menschen mit somnolenten Bewusstseinseinschränkungen,
- beatmete Patienten,
- Menschen mit apallischem Syndrom,
- Menschen mit Hemiplegie,
- etc.

Fokussiert auf den Menschen mit Demenz kann konstatiert werden, dass ein vertrauter, sicherer und behutsamer Umgang besonders vonnöten ist, da die Erkrankten nicht ihre Situation analysieren und hinterfragen können. Ihre Erfahrung von Welt und Sein wird ungesteuert mit der Vergangenheit abgeglichen, oder sie löst Erinnerungen aus dem Langzeitgedächtnis aus, und bestimmt das Erleben im „Ewigen Augenblick" wesentlich (Wojnar 2008). Denn in diesem „Ewigen Augenblick" lebt der Erkrankte, ohne zu wissen, dass er ein Sterbender ist (siehe dazu Kostrzewa 2008, Buchmann/Kostrzewa 2008).

2.6.2 Orientierung und Anwendung der Basalen Stimulation in der Sterbebegleitung

Basale Stimulation unterliegt einer radikalen Patientenorientierung und Individualisierung. Für jeden einzelnen Sterbenden werden eigene Interventionen entworfen und angeboten. Diese Individualisierung orientiert sich stark an der Biografie des Menschen mit Demenz. Gerade hier entfaltet die Basale Stimulation ihr Potenzial in der Angehörigenarbeit, denn sie, die Angehörigen, sind die Brücke in das vergangene Leben des Erkrankten. Mit ihrer Hilfe können vertraute Sinnesangebote (z. B. vertraute Geräusche, Gerüche und Berührungen) kreiert werden.

Ein **Patientenbeispiel** soll dieses verdeutlichen:
Herr B. (84 Jahre alt) kam nach Oberschenkelhalsfraktur aus dem Krankenhaus in unser Pflegeheim. Er litt an einer Alzheimer-Demenz (SDAT) in fortgeschrittenem Zustand, einem Sprachzerfall (Sprachvermögen und -verständnis), er war bettlägerig, und

aufgrund seines reduzierten Allgemeinzustands war für uns nicht klar, ob Herr B. nicht sogar sterbend war. Sein Verhalten war durch große Unruhe, Abwehren der pflegerischen Versorgung und durch lautes Rufen („Hallo" oder „Mama") geprägt. Nur unregelmäßig konnte ihm Essen und Trinken angeboten und gereicht werden.

Es war schwierig für die Mitarbeiter/innen, die Versorgung von Herrn B. langfristig zu gewährleisten.

Nach ausführlicher Fallbesprechung haben wir für Herrn B. folgendes „Programm" entworfen:

- Mit Hilfe eines Fremdbeobachtungsinstruments (BESD) haben wir versucht, einen möglichen Schmerzzustand zu erheben (Kostrzewa 2008). Nach Rücksprache mit dem Hausarzt (und einem gemeinsamen Blick in die Nebendiagnosen – Rheuma und Arthrose) konnte so eine passende Schmerzmedikation gefunden werden.
- Um Herrn B. ein vertrautes Umfeld zu bieten, haben wir zusammen mit der Tochter die Wasch-, Ess- und Berührungsgewohnheiten von Herrn B. erhoben.
- Aufgrund dieser Informationen war es uns möglich, die Mundpflege bei Herrn B. mit Cognac und Bier und kleinen Stücken von Mettwurst, eingewickelt in eine Mullkompresse, durchzuführen. Die auf diese Art durchgeführte Mundpflege wurde durch Herrn B. toleriert, sodass die Beobachtung der Mundflora weiterhin möglich war und wir sicher sein konnten, dass Herr B. nicht unter Durst und Mundtrockenheit leidet. Der Unruhe sind wir begegnet mit einer beruhigenden Waschung bei der morgendlichen Versorgung.
- Ebenfalls haben wir aufgrund der erhobenen Biografie Geräusch- und Geruchsangebote für Herrn B. erarbeitet, die ihm immer wieder über den Tag kurzfristig angeboten wurden (Unter anderem haben wir Herrn B. ein Taschentuch unter sein Kopfkissen gelegt, was mit einigen Tropfen des Parfums seiner verstorbenen Frau beträufelt war. Wir hatten den Eindruck, dass die Atmung von Herrn B. sich nach dieser Intervention zunehmend entspannte).
- Da Herr B. auf bestimmte Mitarbeiter/innen besonders positiv (ruhig und entspannt) reagierte, haben wir versucht, den Dienstplan so zu gestalten, dass wenige, aber vertraute Gesichter ihn umgeben.
- Die Unterstützung durch die Tochter haben wir dahingehend gesichert, dass wir sie in alle Entscheidungsfindungsprozesse einbezogen und ihr entsprechende Informationen über das Krankheitsgeschehen gegeben haben.

Obwohl Herr B. sich nach all diesen Interventionen zunehmend entspannte und beruhigte, besserte sich sein körperlicher Zustand nicht. Er wurde zunehmend schwächer. Nach vier Wochen stellte sich zusätzlich eine Pneumonie bei ihm ein. Zusammen mit der Tochter und dem Hausarzt sind wir zum Entschluss gekommen, den Zustand von Herrn B. palliativ (lindernd) zu beantworten. Wir haben ihn bewusst dehydrieren lassen (bei weiterhin guter halbstündiger Mundpflege; Knipping 2007).

Als es absehbar war, dass Herr B. nur noch wenige Stunden zu leben hatte, haben die Mitarbeiter/innen und die Tochter sich abwechselnd zu Herrn B. in das Bett gelegt – haben ihn ganz fest gehalten und haben beruhigend in ihn hinein gesprochen (somatische, vibratorische, vestibuläre, taktil-haptische Stimulation; Kostrzewa/Kutzner 2006) – um ihm so bis zum Schluss Sicherheit, Vertrauen und Geborgenheit zu vermitteln.

2.6.3 Konkrete Intervention am Beispiel: Spezielle Mundpflege

Wie am Patientenbeispiel oben deutlich gemacht, unterliegen die Interventionen aus der Basalen Stimulation einem kreativen und engagierten Experimentierwillen. Dieses soll noch einmal am Beispiel der speziellen Mundpflege in der Sterbebegleitung von Menschen mit Bewusstseinseinschränkung (z. B. aufgrund von Demenz) klar gemacht werden.

Der Mund ist ein hoch intimer Bereich, was besonders deutlich im Zusammenhang mit der Mundpflege zu erkennen ist. Menschen mit einer Bewusstseinseinschränkung (z. B. aufgrund einer Demenz) können nicht vom Sinn der Mundhygiene „überzeugt" werden. Sie sind aufgrund ihrer kognitiven Einschränkung einer rationalen Erläuterung nicht zugänglich.

Hier kann das „Pflegeziel" nur über eine breite Brücke des Vertrauens (z. B. Ess- und Trinkgewohnheiten) erreicht werden. Ist diese Brücke aber dann gebaut und beschritten, können viele verschiedene Speisen und Getränke zur Mundpflege eingesetzt werden. Wichtig ist dabei, dass sie den beiden Prämissen: halbstündlich und flüssig/ölig – folgen.

Im Folgenden nenne ich einige beispielhafte Interventionen in der speziellen Mundpflege, die sich am Konzept der Basalen Stimulation orientieren:

- Einsatz von Fruchtsäften: Durch die Fruchtsäuren wird die natürliche Speichelsekretion angeregt. Auch im gefrorenen Zustand kann man dem Erkrankten Fruchteisstückchen in die Wangentasche legen. Besteht die Gefahr der Aspiration, kann man eine Kompresse zu Hilfe nehmen, indem man sie auseinanderfaltet, das Eisstückchen in die Mitte legt, die vier Enden wieder zusammenführt, diese dann etwas drehen, sodass ein kleines Säckchen entsteht, in dessen Mitte das Eis ruht. Dieses Säckchen legt man dem Erkrankten vorsichtig in den Mund (man hält das andere Ende gut fest). Außer, dass der Erkrankte anfangen wird, an dem Säckchen zu saugen, wird zudem seine Zunge über die raue Oberfläche der Kompresse streichen, sodass lose Hautpartikel entfernt werden.
  Sind die normalen Eisportionierer aus dem Kühlschrank zu groß, kann man auch Einsätze aus leeren Pralinenschachteln mit Säften füllen, um sie dann in das Gefrierfach zu stellen. Dieses Prozedere lässt sich ebenfalls mit Salzgebäck, geräucherter Wurst, geräuchertem Fisch etc. durchführen.
- Alkohol: Natürlich kann man auch Alkohol zur Mundpflege einsetzen. Er desinfiziert, ist wohlschmeckend und löst vertraute Eindrücke aus. Bier und Wein lassen sich ebenfalls einfrieren und in gleicher Manier wie oben beschrieben anwenden.
- Tee: Kamille und Salbei lassen sich gut in die Mundpflege integrieren. Sie sind entzündungshemmend und beruhigen die angegriffenen Schleimhäute. Tees können einen angenehmeren Geschmack bekommen, wenn man sie mit Honig süßt.
- Obst: Obst in kleine Stückchen geschnitten ist ein schmackhafter Flüssigkeitsspender. Im Sommer bieten sich Melone, Erdbeere oder Ananas an. Ebenfalls lassen sich diese kleinen Obststückchen einfrieren bzw. in oben beschriebener Art in eine Kompresse einwickeln (bei Aspirationsgefahr).
- Paravitstäbchen: Häufig werden die Watteträger von Patienten abgelehnt (taktile Abwehr). Gute Erfahrungen haben wir in der Praxis damit gemacht, sie in das Gefrierfach zu legen. Zu dem Limonegeschmack kommt somit noch eine festere Konsistenz hinzu.
- Honig: Für die Nachbehandlung der Lippen, aber auch zum Einpinseln der Mundschleimhaut bietet sich Honig an (am besten Rosenhonig). Er beruhigt und ist entzündungshemmend.
- Ätherische Öle: Aus wenigen Tropfen 100 %-tiger ätherischer Öle (z. B. 1 Tropfen Pfefferminzöl, 1 Tropfen Teebaumöl und 2 Tropfen Zitrone auf einen Liter Wasser) kann eine erfrischende Mundspülung selbst hergestellt werden. Diese Lösung kann

der Patient dann gurgeln oder spülen. Damit keine Gewöhnung (Habituation) eintritt, sollte nach einigen Tagen die Zusammensetzung gewechselt werden. Bei Aspirationsgefahr (Verschlucken) kann man sich aus dieser Lösung ein Pumpspray fertigen, von dem man dem Patienten 2–3 Hübe verabreicht.

Anhand der Mundpflege sollte hier die grundsätzliche Orientierung und Herangehensweise der Basalen Stimulation verdeutlicht werden. Ähnliches gilt es für weitere Symptome (z. B.: Angst, Unruhe, Obstipation, Übelkeit, Fatigue etc.), die sich im Sterbeprozess ergeben können, zu entwickeln (Kostrzewa/Kutzner 2006, Knipping 2007). Abschließend soll gesagt werden, dass es dem Autor wichtig ist, die Basale Stimulation als einen Baustein in der Sterbebegleitung von Menschen mit Demenz von vielen betrachtet zu wissen. Sie stellt keinen Königsweg dar, sondern sie ist eine sinnvolle Ergänzung zum palliativen, validierenden und biografischen Ansatz in der Versorgung sterbender Menschen mit Demenz.

Literatur

Buchmann, H.-P. (2007): Demenz und Hospiz. Wuppertal: Hospiz-Verlag

Buchmann, H.-P./Kostrzewa, S. (2008): (Wie) können an Demenz erkrankte Menschen ihr Sterben erleben? In: Die Hospiz-Zeitschrift, 10. Jg. Heft 36, S. 16–18

Bienstein, C./Frölich, A. (1993): Basale Stimulation in der Pflege. Düsseldorf: Verlag selbstbestimmtes Leben

Knipping, C. (2007): Handbuch Palliative Care. Bern: Huber

Kostrzewa, S./Kutzner, M. (2006): Was wir noch tun können! Basale Stimulation in der Sterbebegleitung. Bern: Huber

Kostrzewa, S. (2008): Palliative Versorgung von Menschen mit Demenz. Bern: Huber

Wojnar, J. (2008): Die Welt der Demenzkranken – Leben im Augenblick. Hannover: Vincentz

2.7 Konkrete Hinweise zum Management spezieller Pflegeprobleme

Bernd G. Lenz

Im Laufe einer demenziellen Entwicklung wird die Kommunikation mit den Betroffenen zunehmend schwieriger. Die Arbeit der Pflegenden wird oftmals dadurch erschwert, dass sich Äußerungen des Erkrankten nur bedingt mit seinem aktuellen Verhalten decken. Daher sind wir gezwungen, mittels genauer Krankenbeobachtung herauszufinden, welche Pflegeprobleme einer sorgfältigen Bearbeitung bedürfen. In der Folge werden die wichtigsten im Überblick vorgestellt:

2.7.1 Austrocknung

Der Körper trocknet aus, wenn zu wenig Flüssigkeit zugeführt wird. Bei Demenz-Patienten ist die Gefahr der Austrocknung erhöht, weil das Durstgefühl herabgesetzt sein kann. Besonders in der warmen Jahreszeit müssen Sie auf mögliche Austrocknung achten. Sie kann bei Demenz-Patienten der Grund für steigende Unruhe sein. Denken Sie auch an mögliche Vergiftungsängste bei wahnhaftem Erleben (Schizophrenie).

So erkennen Sie eine Austrocknung

- Nehmen Sie eine Hautfalte, z. B. am Handrücken, zwischen Daumen und Zeigefinger und lassen Sie sie los. Wenn der Körper genug Flüssigkeit hat, verstreicht die Hautfalte rasch. Liegt eine Austrocknung vor, bleibt die Hautfalte stehen.
- Sehen Sie sich die Zunge an. Wenn eine Austrocknung vorliegt, verliert sie ihre normale rosa Farbe, hat einen weißlichen Belag und starke Furchen.

Tipps

- Finden Sie mit Hilfe der Angehörigen die Vorlieben des Betroffenen heraus, bieten Sie nach Möglichkeit entsprechendes an.
- Stellen Sie durchgehend Trinkbares bereit, demenziell Erkrankte halten sich selten an vorgegebene Zeiten (z. B. „Getränkerunde" am Vor- und Nachmittag).
- Vermeiden Sie unbedingt Hektik und Eile, dies wirkt eher ablenkend. Setzen Sie sich zu dem Betroffenen, trinken Sie etwas mit ihm zusammen. Sehr hilfreich ist auch eine Gruppe von Mitpatienten bzw. -bewohnern, die mit am Tisch sitzen. So kann das Gefühl erzeugt werden, an einer geselligen Runde teilzunehmen, der Betroffene erinnert sich vielleicht, dass bei solchen Gelegenheiten auch meistens getrunken wird. Im Idealfall ahmt er das Verhalten der anderen nach.
- Dokumentieren Sie die Flüssigkeitsaufnahme, nur so können Sie eine drohende Unterversorgung rechtzeitig erkennen und ihr entgegenwirken.
- Bei zu geringer Flüssigkeitsaufnahme über mehrere Tage droht ein Anstieg der „harnpflichtigen Substanzen" (Harnstoff, Kreatinin = Endprodukte des Eiweißstoffwechsels) im Blut, was zu akuten Verwirrtheitszuständen führen kann. Hier kann in Absprache mit dem behandelnden Arzt eine bevorzugt nachts durchgeführte subkutane Infusion erfolgen, um der Mangelversorgung entgegen zu wirken.

2.7.2 Verstopfung

Stuhlgang alle zwei bis drei Tage ist kein Anlass zur Sorge. Wenn die Abstände länger als fünf Tage werden, sprechen Sie bitte mit dem behandelnden Arzt über das Problem. Verstopfung kann das Wohlbefinden des Patienten empfindlich beeinträchtigen und zu Nervosität oder Aggressivität führen. Bei Verstopfung helfen einige einfache Maßnahmen.

Tipps

- Reichern Sie die Nahrung des Patienten mit Ballaststoffen an, z. B. mit Vollkornprodukten, Kleie, Obst und Gemüse. Achten Sie auf ausreichende Flüssigkeitszufuhr während des Tages.
- Sorgen Sie dafür, dass der Patient sich genug bewegt. Wenden Sie keine Abführmittel an, wenn der Arzt nicht ausdrücklich solche Mittel verordnet hat. Sie können u. a. zu Durchfall, Leibschmerzen und Austrocknung führen.
- Verwenden Sie Einläufe nur nach Rücksprache mit dem Arzt.
- Bedenken Sie, dass morphinhaltige Schmerzmittel die Darmperistaltik beeinflussen können.

2.7.3 Schmerzen

Schmerz ist ein natürliches Signal dafür, dass ein körperliches Problem vorliegt. Bei Demenz kann dieses Signal in zweifacher Richtung außer Kraft gesetzt sein: Einerseits setzt die Krankheit manchmal die Schmerzempfindung herab, sodass der Patient keine Schmerzen äußert, obwohl er sich z. B. den Arm gebrochen hat. Andererseits kommt es vor, dass er Schmerzen signalisiert, obwohl er sich aus anderen Gründen unwohl fühlt.

Tipps

- Achten Sie nicht nur auf sprachliche Äußerungen von Schmerz, sondern auf die Körpersprache.
- Schmerzzustände sind oft an unwillkürlichen Schonhaltungen und Abwehrbewegungen zu erkennen.
- Wenn Sie den Verdacht haben, dass ein körperliches Problem vorliegen könnte, sprechen Sie bitte mit dem behandelnden Arzt darüber.
- Viele ältere Menschen leiden unter chronischen Schmerzzuständen, z. B. aufgrund von Arthrosen und Verschleiß im Bereich der Wirbelsäule. In diesem Fall werden oft Analgetika als Dauermedikation verordnet. Diese verlieren aber aufgrund der Gewöhnung nach einiger Zeit ihre Wirkung, eine Erhöhung der Dosis kann erforderlich sein.

2.7.4 Wundliegen

Zu den schwierigsten Problemen im Spätstadium der Alzheimer-Krankheit gehört das Wundliegen. Es entsteht, wenn die Haut an schlecht durchbluteten Körperstellen durch Zug oder/und Druck verletzt wird (sog. Scherkräfte). Bei Patienten, die bettlägerig sind oder ständig sitzen müssen, entstehen solche Hautstellen besonders dort, wo Körperteile längere Zeit auf der Unterlage aufliegen. Durch einige einfache Maßnahmen können Sie dem Wundliegen vorbeugen.

Tipps

- Sorgen Sie dafür, dass der Patient seine Position möglichst oft ändert, sodass nicht immer dieselben Körperstellen belastet werden.
- Lagern Sie den Betroffenen regelmäßig, etwa alle 2–3 Stunden, wenn die motorische Unruhe des Kranken nachlässt.
- Verwenden Sie eine gute Hautpflegecreme, um die Wirkung der sog. Scherkräfte zu vermindern.
- Verwenden Sie spezielle Kissen oder Wechseldruckmatratzen zur Entlastung der gefährdeten Hautpartien. Der Arzt kann ein Rezept darüber ausstellen.
- Sprechen Sie mit dem behandelnden Arzt über den Einsatz von Medikamenten, die ein Wundliegen verhindern.

2.7.5 Zahnprobleme

Eine sorgfältige Pflege des Mundes und der Zähne ist sehr wichtig, weil Probleme mit den Zähnen zu Schwierigkeiten mit der Nahrungsaufnahme führen.

Tipps

- Achten Sie auf eine regelmäßige Reinigung der Mundhöhle und der Zähne (auch der dritten).
- Verwenden Sie erfrischende Mundwässer.
- Suchen Sie regelmäßig den Zahnarzt zur Kontrolle und zur Zahnsteinentfernung auf. Denken Sie daran, dass wahrscheinlich Sie dem Zahnarzt erklären müssen, welche Zahnbeschwerden der Patient hat, da er selbst sie nicht genau beschreiben kann.

2.7.6 Einschränkungen des Sehens und Hörens

Demenz-Patienten haben durch ihre geistigen Leistungseinschränkungen Schwierigkeiten, mit ihrer Umwelt in Verbindung zu bleiben. Störungen des Sehens und Hörens setzen ihre Fähigkeit zusätzlich herab, die Vorgänge um sie herum zu verstehen und sich zu orientieren. Außerdem verstärken sie das Gefühl des Alleingelassenseins.

Tipps

- Anzeichen für verschlechtertes Sehen sind z. B. häufiges Stolpern oder dass der Patient nicht mehr fernsieht.
- Lassen Sie durch einen Optiker feststellen, ob die Brille des Patienten noch die richtige Stärke hat.
- Achten Sie auf Anzeichen der Schwerhörigkeit. Dazu kann gehören, dass der Patient nicht reagiert, wenn Sie ihn von der Seite ansprechen, oder dass er auffallend laut spricht.
- Veranlassen Sie gegebenenfalls die Anpassung eines Hörgeräts.

2.7.7 Infektionen

Demente Menschen sind oftmals nicht in der Lage, körperliche Beschwerden konkret zu äußern. Sollten Sie besonders auffällige Verhaltensänderungen wahrnehmen, besonders im Hinblick auf Affekt und Antrieb, sowie Neigung zu mürrischem oder auch aggressivem Reagieren auf alltägliche Abläufe, ziehen Sie eine fiebrige Erkrankung in Betracht. Geschwächte, ältere Personen sind besonders anfällig für Infektionen. Entzündungen der Bronchien, Lungen, der Blase und des Verdauungstraktes können durchaus lebensbedrohliche Ausmaße annehmen.

Tipps

- Achten Sie bei der Körperpflege besonders auf Rötungen und Schwellungen.
- Messen Sie die Körpertemperatur, wenn möglich rektal.
- Können Sie Erkältungssymptome ausmachen?
- Inspizieren Sie das Sputum auf Verfärbungen und Geruch.
- Ist der Urin konzentriert und übel oder scharf riechend?
- Ist der Stuhlgang dünnflüssig und übel riechend?

2.7.8 Medikamente

Sehr wahrscheinlich muss der Patient mehrere verschiedene Medikamente einnehmen. Nehmen Sie Rücksicht auf möglicherweise vorliegende Schluckstörungen, die Medikamente sollten in angepasster Darreichungsform verschrieben werden.

Tipps

- Führen Sie eine Liste der verordneten Medikamente.
- Halten Sie in dieser Liste fest, wann ein Präparat angesetzt worden ist.
- Verwenden Sie eine in Tageszeiten unterteilte Pillendose. Achten Sie darauf, dass der Patient die verordneten Medikamente auch einnimmt.
- Ändern Sie nicht die Dosierung eines Medikaments ohne Rücksprache mit dem Arzt.
- Lesen Sie die Beipackzettel der Arzneimittel und achten Sie darauf, ob die beschriebenen Nebenwirkungen auftreten.
- Berichten Sie dem behandelnden Arzt zeitnah über mögliche Nebenwirkungen.

2.7.9 Nahrungsaufnahme

Nicht selten kommt es hierbei zu ablehnendem Verhalten oder Verweigerung. Die Ursachen hierfür können vielfältig sein, z. B. persönliche Abneigung gegen die angebotenen Speisen, der Patient hat gustatorische und olfaktorische Trugwahrnehmungen (Halluzinationen?), oder er leidet unter Vergiftungsideen (-wahn). Aufgrund von Denkstörungen ist der Betroffene oft nicht in der Lage, die gewünschte Handlung, hier die Nahrungsaufnahme, durchzuführen, obwohl er motorisch dazu fähig wäre. Demenziell Erkrankte sind oft leicht ablenkbar, es kann aber auch zu „Gedankenkreisen" oder „Gedankenabreißen" kommen.
Bei der neurologischen Untersuchung wird dem Patienten eine Palette von verschiedenen Aromen angeboten, die er zuordnen soll. Hiermit wird die Funktion des N. olfactorius geprüft. Demenziell Erkrankte reagieren zumindest mit Zustimmung oder Abwehr auf die verschiedenen Gerüche. So lassen sich Störungen der Wahrnehmung feststellen, was zum Ablehnen bestimmter Speisen führen kann.

Tipps

- Finden Sie mit Hilfe der Angehörigen heraus, was der Betroffene immer gern gegessen hat.
- Erzwingen Sie nichts, verschieben Sie eher den Zeitpunkt der Nahrungsaufnahme, wenn der Betroffene sich momentan absolut nicht kooperativ zeigt.
- Versuchen Sie, die Mahlzeiten immer zur gleichen Zeit und am gleichen Platz anzubieten, sodass eine Gewöhnung erfolgen kann.
- Lassen Sie den Betroffenen in Gesellschaft der anderen essen, oder setzen Sie sich ihm gegenüber. So kann er evtl. Dinge nachahmen.
- Können Sie wahnhaftes Erleben des Patienten erkennen? Äußert er sich gelegentlich dementsprechend?

Diese Auflistung erhebt nicht den Anspruch der Vollständigkeit, sondern soll die häufigsten Problematiken beschreiben und Ansätze zu deren Management liefern. Vorrangig zu beachten ist die Notwendigkeit einer strikten Bezugspflege und die möglichst enge

Zusammenarbeit mit den Angehörigen. Nur so ist es uns möglich, die Betroffen durch ihren letzten Lebensabschnitt zu begleiten.

Literatur

Krämer, G. (2001): Alzheimer-Kranke betreuen. Stuttgart: Trias
Schädle-Deininger, H. (2006): Fachpflege Psychiatrie. München: Urban & Fischer
Thiel, H./Jensen, M. (2004): Klinikleitfaden Psychiatrische Pflege. 2. Aufl. München: Urban & Fischer

Ich freue mich auf meinen Tod.
Ach! Hätt' er sich schon eingefunden.
Da entkomm' ich aller Not,
die mich noch auf der Welt gebunden.
Ich freue mich auf meinen Tod...

J. S. Bach: Kantate „Ich habe genug" (BWV 82)

2.8 Religiöse und spirituelle Begleitung von Menschen mit weit fortgeschrittener Demenz

Ida Lamp

Bei der Frage spiritueller Sterbebegleitung steht im hospizlichen Diskurs normalerweise die Auseinandersetzung und möglichst die Versöhnung mit der eigenen Biografie im Vordergrund. Es sind Bewusstheit und Rationalität voraussetzende Aspekte, die die Diskussion beherrschen. Andererseits wird der Säkularisierung durchaus Rechnung getragen und deutlich zwischen Religionszugehörigkeit (Religion verstanden als institutionalisiertes Glaubenssystem) und Spiritualität als Sinnsuche und Aufgehobensein in einem größeren Ganzen unterschieden. Auf jeden Fall gilt spirituelle Begleitung nicht als ins Belieben gestellte Zugabe, sondern als integraler Bestandteil, als Qualitätsmerkmal von Hospizarbeit/Palliative Care (Schaeffer/Höver 2006).[1]

Im therapeutischen Kontext wird Spiritualität v. a. als zentraler Faktor von Lebensqualität gesehen. Im pflegewissenschaftlichen und pflegerischen Kontext wird der unmittelbare Praxisbezug betont, v. a. unter Aspekten von Ganzheitlichkeit – und nur mit dieser praktischen Relevanz erscheint das Thema Spiritualität überhaupt von Bedeutung. Eine allgemeingültige Definition von Spiritualität und spiritueller Begleitung gibt es bislang nicht; das mag u. a. daran liegen, dass der Diskurs in Medizin und Pflegewissenschaft, Sozialpädagogik und Pädagogik, Psychologie, Philosophie, Religionswissenschaft und

---

[1] Spiritualität ist eine der vier Säulen in Cicely Saunders Konzept ganzheitlicher Pflege – „total pain – Konzept". Der Begriff kommt aber beispielsweise im deutschen „Klassiker" Husebö/Klaschik, Palliativmedizin, Heidelberg 3. Aufl. 2003 nicht vor; allein Seelsorge wird in einem kleinen Beitrag abgehandelt. Vgl. auch Kränzle et al. 2006. Anders: Weissenberger-Leduc 2009, wo dem Thema „Spirituelle Bedürfnisse von Personen mit Demenz" ein eigenes Kapitel gewidmet ist.

Theologie stattfindet. Bei „Spiritualität" handelt es sich zudem um ein dynamisches, mehrdimensionales Konstrukt, eine Art Containerbegriff für die existenziellen und transpersonalen Dimensionen von Menschsein.

Der individuelle Bezugsrahmen von Spiritualität wird betont, der dem Einzelnen die Interpretation seines Lebens, Bewältigung seiner Krankheit und seines Leidens sowie versöhntes Sterben ermöglichen soll. Hier kommt dann auch ins Spiel, dass es nicht allein um „geistige Akte", sondern auch um sinnlich erfahrbare Dimensionen im Alltagsleben und im Jahreslauf geht.

Der Arbeitskreis Spirituelle Begleitung der Deutschen Gesellschaft für Palliativmedizin formulierte 2007: „Unter Spiritualität kann die innere Einstellung, der innere Geist wie auch das persönliche Suchen nach Sinngebung eines Menschen verstanden werden, mit dem er versucht, Erfahrungen des Lebens und insbesondere auch existenziellen Bedrohungen zu begegnen." (http://www.dgpalliativmedizin/pdf/fachkompetenz/070709 Spirituelle Begl in PM 070510.pdf).

Kann in diesem Sinn ein Mensch mit weit fortgeschrittener Demenz überhaupt „spirituell" sein?

Um empirische Forschung ist es jedenfalls dürftig bestellt (Kreutzner 2007). Anhaltspunkte liefern autobiografische Berichte Betroffener, jedoch fast nur für die erste Phase der Demenz.

Es sieht zunächst so aus, als sei der Zugang zur Spiritualität und Religiosität von Menschen mit Demenz allein über eine lebensgeschichtliche Schiene zu legen. War jemand in seiner Kindheit religiös? Wuchs er in einem kirchlichen Milieu auf? Gehörte die Zugehörigkeit zu einer Kirchengemeinde zu seinem Leben? War er „praktizierender Christ"? Sind solche Wurzeln zu vermuten oder bekannt, dann bekommt der Mensch mit Demenz entsprechende Angebote gemacht. Wie aber ist mit Menschen umzugehen, die sich zu keiner Religion bekennen, aus einer Kirche ausgetreten sind und keine religiöse Praxis gelebt haben? Wie können wir – und müssen wir? – dem spirituellen Charakter des Menschen (wenn es ihn gibt?) Rechnung tragen?

Virginia Bell und David Troxel nennen Bedürfnisse einer Person mit der Alzheimer-Krankheit, die man auch als spirituelle Bedürfnisse bezeichnen könnte:

„Sich eingebunden fühlen, Respektiert werden, Geschätzt werden; Sich geliebt fühlen, Bekannt sein, Verstanden werden; Ein Zugehörigkeits- oder Gemeinschaftsgefühl haben, Das Gefühl haben, sich noch immer zu entwickeln, Teilen, Lieben, Geben; Mitgefühl haben, mit einbezogen werden, akzeptieren, Produktiv sein, Helfen, nützlich sein, erfolgreich sein; Sich sicher fühlen, Sich wohlbehalten fühlen, Hoffnung haben" (Bell/ Troxel 2004, S. 114). Diese im Rahmen personzentrierter Pflege artikulierten Aspekte gehen also sogar von einem möglichen Wachstum, einer Weiterentwicklung der Person aus, das von unserer unterstützenden Begleitung abhängt. (Aus der Praxis kann ich z. B. bestätigen, dass Menschen mit Demenz neue geistliche Lieder gelernt haben, die immer wiederholt und mit bestimmten Ereignissen verknüpft waren.). Die „Spiritualität" von Palliative Care kommt ohne Gottesglauben aus, ohne Offenbarung, ohne Dogma, ohne Liturgie; ihr Merkmal ist eine radikal humanistische – mitmenschliche – Ausrichtung.

Die konkrete Gestaltung von spirituellen Angeboten für Menschen mit Demenz, v. a. in religiösem Gewand, wie z. B. Gebet, Segen, Gottesdienst feiern, Bibel hören, aber auch die Bereithaltung von Räumen (Kapelle, Raum der Stille, Verabschiedungsraum) und Symbolen (Kreuz, Ikone, religiöse Bilder, Weihrauch usw.) scheint an der Haltung zum Leben, an Einstellungen zu Spiritualität bzw. Glauben bei Pflegenden und Begleitenden bzw. der Einrichtungsleitung zu hängen. Im stationären und teilstationären Setting werden Angebote v. a. auch von der Ausrichtung und den Vorgaben des Trägers bestimmt sein, im ambulanten pflegerischen Setting kommt Spiritualität (auch als Angebot anderer, auf das verwiesen wird) eher nicht vor, selbst wenn der Pflegedienst in konfessioneller Trägerschaft steht. So gibt es eine Spannbreite von einerseits Entwürfen der Erprobung konkret religiöser und konfessionsgebundener oder meditativer und kreativer Angebote für Menschen mit Demenz oder auch religiös geprägte Einrichtungskultur (wie etwa Weihnachts- oder Osterbräuche, Kondolenzbücher, Gedächtniskultur) und andererseits die völlige Ausblendung des Themas in all seinen Facetten. Häufig ist wahrscheinlich im institutionellen Bereich Integration von Spiritualität durch den „Pflichtgottesdienst" in der Einrichtung abgedeckt. Die Einbindung in den Alltag, auch in den Alltag der Pflege, muss noch entdeckt werden. Es braucht m. E. eine spirituelle Kultur, die von allen Betroffenen gemeinsam getragen wird und die anders aussieht als Gemeindepastoral, die von den verfassten Kirchen und Religionsgemeinschaften geleistet wird. (Beides kann sich und sollte sich natürlich ergänzen!). „Pflegenahe Religiosität/Spiritualität für Menschen mit Demenz wird leiblich, konkret, symbolisch, sehr persönlich ausfallen müssen, um wirksam zu sein." (Müller-Hergl 2007, S. 27). Biografische Erhebung wird ein Teil des Zugangs sein. Dafür sollten auch Assessmentverfahren zur Erhebung spiritueller Bedürfnisse genutzt werden (siehe www.rcpsych.ac.uk, Zugriff am 05.01.2009). Neben der konkreten Rückfrage: Wie war das bislang bei diesem konkreten Menschen, was hat sich da in seinem Leben gezeigt? hilft es vielleicht ganz grundsätzlich, die Fragen wach zu halten, die über den Einzelnen und über das Materielle hinausweisen: Was kann in Trauer trösten? Was kann den Schmerz stillen? Was kann beim Abschiednehmen helfen? Was kann die Angst lindern? Was lässt Gemeinschaft erleben, die mehr ist als wir? Was stiftet Sinn? Was lässt sinn-voll leben und sterben? Solche die Existenz als Ganze betreffende Fragen sind weder rein geistig-rational noch nur individuell, noch medikamentös zu beantworten oder zu befriedigen. Und man kann wohl kaum davon ausgehen, dass diese Dimension von Menschsein mit der Erkrankung Demenz einfach verschwindet. Das bedeutet, dass Pflegende und Begleitende sich selbst existenziell diesen Fragen stellen und nach Antworten suchen, dass sie selbst sinnlich, rituell, alltagsrelevant ihre spirituellen Bedürfnisse wahrnehmen und leben. Eingebettet in die Compassion (die Mitleidenschaft und Solidarität) der Begleitenden werden Menschen mit Demenz spüren, dass sie mit allem, was sie bewegt, nicht allein gelassen sind.

Ein paar praktische Hinweise für die Begleitung hochaltriger Menschen mit Demenz:

Das Verhältnis zu religiöser Praxis hat sich durch das zweite Vatikanische Konzil für katholische Christinnen und Christen völlig gewandelt. Vor allem der Abstand zwischen Klerus und Volk war vorher sehr groß und die liturgische Sprache Latein. Es braucht aufgrund des vielfältigen Wandels im liturgischen Leben oft eine distanziertere, „heiligere" Liturgie, als wir sie heute gewohnt sind, um Menschen mit Demenz einen vertrauten Rahmen zu geben. Es ist gut, wenn man alte Gebet- und Liederbücher durchforstet, um mit vertrauten Klängen und Texten Menschen nahe zu sein. Da muss man manches Mal von sich absehen, wenn einem selbst sich „die Nackenhaare sträuben" ob der Theologie, die darin steckt. Manchmal hilft es einem dann vielleicht zu einem eigenen authentischen Dasein, wenn man nur summt.

Die katholische Praxis kennt viele „sinnenhafte" Elemente: den Weihrauch, der die Festtage begleitet; das Weihwasser, das dem Segen eine körperlich erfahrbare Sprache gibt; das Öl der Salbungen, das Stärkung und Linderung von Beschwernissen symbolisch verwirklicht; das Stückchen Brot und den Schluck Wein, der Teilhabe an Gottes Hingabe und menschlicher Gemeinschaft schenkt; das Kreuzzeichen, das heilende und tröstende Berührung sein kann; den Rosenkranz, den kleinen Engel oder das Handkreuz, an dem man sich festhalten kann; die reiche Liedtradition mit ihren Melodien, die einen

Anteil geben am Fluss eines Lebens, das mehr ist als ich und du und jetzt; die Bilder und skulpturalen Darstellungen religiöser Botschaften etc.

Menschen mit Demenz – v. a. wenn sie damit sozialisiert sind – können all das trostreich erfahren, wenn Pflegende und Begleiter solche sinn-liche Religiosität anbieten, auch losgelöst von den ursprünglichen Traditionen. Menschen mit Demenz können Ritenträger (Geistliche, Ordensleute usw.) oft erkennen, auch wenn sie die Person nicht erkennen. Alles, was Seelsorgende tun, sollte nicht zu wort-reich sein, sondern hand-lich und menschenfreundlich nah.

Der Spiritualität von Menschen mit Demenz ist situativ, kontextbezogen zu begegnen. Wenn jemand in der Badewanne sitzt, wird man ihm oder ihr nicht sagen können, dass er oder sie ja gleich in den Gottesdienst geht, weil Sonntag ist. Das wird zu heftiger Abwehr führen, weil das Hier und Jetzt mit dem Dort und Dann nicht mehr zusammengebracht werden kann. Aber wenn Pflegenden ein Mensch unruhig und weinend begegnet, der „Mama" ruft – wie gut kann es da sein, wenn einem dann einfällt, für die Mama (und das „Kind") zu beten und in der Mutter (in Gottes) Auftrag einen Segen zu geben, der die Unruhe für einen kleinen Moment birgt in einer Ruhe, die eben größer ist als wir.

Niemand muss alles leisten: Es ist gut, wenn sich Seelsorgende zum Thema Demenz fortbilden und ihre Phantasie und Erfahrung, ihre rituelle und liturgische Kompetenz einsetzen, um Menschen mit Demenz spirituelle Erfahrungen zu ermöglichen. Pflegende, Angehörige und ehrenamtlich Engagierte sollten aber auch dazu auffordern und ermutigen und Seelsorgende immer wieder dazu anfragen, sie zu unterstützen.

Literatur

Bell, V./Troxel, D. (2004): Personzentrierte Pflege bei Demenz. Das Best-Friends-Modell für Aus- und Weiterbildung. München/Basel: Reinhardt

Eglin, A./Huber, E./Ruegg, A./Schröder, B. (2008): Dem Unversehrten begegnen. Spiritualität im Alltag von Menschen mit Demenz. 3. Aufl. Zürich: TVZ – Theologischer Verlag

Kränzle, S./Schmid, U./Seeger, C. (2007): Palliative Care. Handbuch für Pflege und Begleitung. 2. Aufl. Berlin: Springer

Kreutzner, G./Radzey, B. (2008): Spirituelle Begleitung von Menschen mit Demenz. In: Die Hospiz-Zeitschrift, 10. Jg. 38, S. 17–19

Kreutzner, G. (2007): Spiritualität – Alter(n) – Krankheit: Eine Sondierung. In: Spiritualität – Ein Thema für die Pflege von Menschen mit Demenz? DeSSorientiert 2/07, S. 7–22

Müller-Hergl, C. (2007): Menschen mit Demenz: Spirituelle Bedürfnisse. In: Spiritualität – Ein Thema für die Pflege von Menschen mit Demenz? DeSSorientiert 2/07, S. 23–27

Schaeffer, A./Höver, G. (2008): Spirituelle Begleitung als hospizlich-palliative Aufgabe. In: Die Hospiz-Zeitschrift 10. Jahrgang 38, S. 13–15

Weissenberger-Leduc, M. (2009): Palliativpflege bei Demenz. Ein Handbuch für die Praxis, Heidelberg: Springer

2.9 Musik- und körpertherapeutische Möglichkeiten im Umgang mit schwerstdementen, sterbenden Menschen

Dorothea Slodowy, Dorothea Muthesius

Wir verstehen Demenz in der letzten Lebensphase als eine Art Traumwelt (Wojnar 2007), in die wir uns mit hineinbegeben müssen, um in Kontakt zu den Menschen mit Demenz zu kommen. Der sterbende demente Mensch ist nicht in der Lage, seine Biografie, Angst, Trauer und Schuldgefühle aufzuarbeiten, und er kann auch keine Lebensbilanz ziehen (Kostrzewa 2000). Dennoch hat er Bedürfnisse wie Geborgenheit, Sicherheit, Kommunikation, körperlichen Kontakt und Zuwendung. Wir nehmen an, dass der Sterbende seine Lage situativ wahrnimmt – trotz Demenz. Kontaktangebote vermitteln dem Sterbenden das Gefühl, nicht allein, immer noch berührbar und immer noch wert zu sein, dass man mit ihm zusammen ist und sich ihm mit Respekt nähert.

Wir verstehen Demenz nicht als einen Zustand ständiger geistiger Unklarheit. Es können auch und gerade bei Sterbenden Phasen mit klaren und geistig wachen Zuständen auftreten. Wenn ein Mensch mit Demenz die Möglichkeit hat, aus emotionalen Zuständen von Angst, Ärger, Kummer herauszukommen und in eine Umgebung von persönlicher Beziehung und Identität, Behaglichkeit und Annahme eintauchen kann, dann ist der Boden bereitet für Phasen der Klarheit und Aufmerksamkeit. Vertraute Beziehungen, charakterisiert durch Situationen ohne Fragen und Anweisungen, aber durch Akzeptanz und Unterstützung ermöglichen das „Personsein" (Kitwood 2000).

2.9.1 Die Bedeutung der musikalischen Biografie

Biografieorientierte Musik kann eine Form dieser Kommunikation sein, nährend, umhüllend und Beziehung stiftend. Sie knüpft an die emotionalen Ressourcen an und fördert ihren Erhalt.
Unser ganzes Leben wird von Musik begleitet (Muthesius 2001). Musikalische Botschaften werden geschickt und empfangen, und Musik kann Zeiten und Orte überspringen. Die individuellen, musikalischen Biografien sind beeinflusst durch
- die Zeit, in die wir hinein geboren wurden,
- das Milieu mit seinen typischen Formen der musikalischen Erziehung und dem persönlichen Musikgeschmack,
- die Intensität der Auseinandersetzung mit der Musik,
- die gefühlsmäßigen Ereignisse, die mit Musik verbunden waren, z. B. wichtige Familienereignisse wie Taufe, Hochzeit, Beerdigung oder andere prägende Erlebnisse beim Tanz, in der Kirche, Freizeit mit den Eltern, Freizeit mit Gleichaltrigen, die erste Liebe...

Im Vergleich zur verbalen Kommunikation sind die musikalischen Erinnerungsspuren wesentlich länger im Langzeitgedächtnis abrufbar. Im Langzeitgedächtnis bzw. über viele Gehirnbereiche verteilt, sind alle musikalischen Daten mit den dazugehörenden Emotionen codiert und verankert und widerstehen den kognitiven Einbußen länger als andere Fähigkeiten (Sacks 2008, Muthesius/Sonntag 2005). Da das sensorische Gedächtnis, d. h. die reine Wahrnehmung, auch noch relativ lange intakt ist, können sensorische

Reize auch noch im fortgeschrittenen Stadium von Demenzerkrankungen wahrgenommen und verarbeitet werden.
Ein weiteres Qualitätsmerkmal der Musik sind die Stimmungen, Gefühle und Assoziationen, die dieses Medium auslösen kann. Sie sind fest verankert mit spezifischen oder unspezifischen Erinnerungen an frühere Zeiten, konkreten Situationen und Erlebnissen, vielleicht verbunden mit lebhaften Bildern, emotional bedeutsamen Ereignissen oder unspezifischen Gefühlen von Freude und glücklicher Zeit oder von Trauer.

Die individuelle Wirkung der angebotenen Musik ist immer anders und immer neu, weil sie eben auf den Erfahrungen basiert, die der Mensch im Laufe seines langen Lebens gemacht hat. Daher ist es nützlich, umfangreiche Informationen von den musikalischen Vorlieben und Ressourcen auch vor dem Ausbruch der Krankheit zu haben.[2]

> So hat ein 93-jähriger schwerkranker, stark desorientierter Mann mich häufig mit Liebesliedern besungen. Sein Lieblingslied hieß: „Wenn Du einmal dein Herz verlierst, dann schenk es mir". Durch das gemeinsame Wiederholen dieser von ihm gewünschten Lieder entstanden intensive und schöne Erinnerungen, die er zum Teil auf mich übertragen hat. Seine depressive Gestimmtheit mit Todesängsten und -wünschen löste sich für die Zeit des gemeinsamen Beisammenseins und noch eine gewisse Zeit darüber hinaus auf.

2.9.2 Das Singen

Das Singen gehört zu den musikalischen Aktivitäten, die bei alten Menschen dieser Generation am häufigsten gepflegt wurden. Zu allen Tageszeiten, in der Schule, in der Kirche, häufig bei der Arbeit, im gesellschaftlichen Leben und in Vereinen wurde gesungen. Lieder aus diesen Zeitabschnitten stellen für ältere Menschen eine Verbindung zu früher her. Aus diesem Grund fällt dem Singen eine besondere Bedeutung zu, auch wenn es von manchem in der Altenarbeit tätigen Menschen belächelt wird. Eine Begründung dieser Abwertung kann in der unterschiedlichen musikalischen Sozialisation der jüngeren Mitarbeiter oder auch Musiktherapeuten liegen im Vergleich zu älteren Menschen und in der Geringschätzung des Singens von Volksliedern als altmodisches Kulturgut. Für Menschen mit Demenz ist es aber existentiell wichtig, aus ihrer Vergangenheit heraus verstanden zu werden und musikalische Ausdrucksfähigkeit und Bedürfnisse akzeptiert und gefördert zu wissen. Ältere Menschen der heutigen Zeit verfügen über ein umfangreiches Liedgut, das tief im Gedächtnis verankert ist. Es ist erstaunlich, dass selbst schwer demenziell Erkrankte emotionale Reaktionen zeigen und teilweise noch Text und Melodie mitsingen können. Diese Erinnerungsspuren sind mit einer Schatztruhe vergleichbar, zu der man mit dem richtigen Lied den „Schlüssel" finden kann.
In der Sterbebegleitung kann der Sinn von Musik, Singen und Summen noch häufig erfasst werden. Der Begleiter übernimmt eine Hilfs-Ich-Funktion, die z. B. ein Sterbender ohne kognitive Beeinträchtigung noch selbstständig herstellen oder verbalisieren kann. Zur Erfüllung der Hilfs-Ich-Funktion gehören die Biografiekenntnisse des Kranken, das Wissen um seine typischen Verhaltens- und Reaktionsweisen aus den vorausgegangenen Stadien und der Aufbau einer intensiven Beziehung.

---

2 Praktische Hilfe zum Sammeln siehe Hamberger 2005

2.9.3 Musikhören

Wenn sich der therapeutische Einsatz auf das Hören von Musik und dessen Wirkung bezieht, wird von rezeptiver Musiktherapie gesprochen. Dazu gehört das Spielen von Musikstücken auf Tonträgern sowie das Vorsingen und Vorspielen durch den Therapeuten. Das Hören von Musik von Tonträgern ist für Menschen mit Demenz aufgrund ausgeprägter Störungen im Wahrnehmungsbereich und kognitiver Verarbeitung nur begrenzt möglich. Die unreflektierte Dauerberieselung durch Radio oder Fernseher ist eher kontraindiziert. Musik hat die Aufgabe, das Erleben des menschlichen Kontakts zu verstärken. Wird Musik ohne den Kontakt angeboten, werden eher Einsamkeitsgefühle und Gefühle des Ausgeliefertseins verstärkt. In der Sterbebegleitung sollte das Musikhören nur sehr behutsam unter Berücksichtigung der Vorlieben und unter Beobachtung eines Begleiters eingesetzt werden. Denn selbst Musik, die früher als angenehm empfunden wurde, kann im Sterbeprozess völlig unpassend sein.

2.9.4 Sensorische Stimulation und Berührung

Durch Reizarmut, Weichlagerung und Immobilität fehlen die wechselnden Informationen und strukturierenden Elemente über die Haut und verhindern Orientierungsmöglichkeiten, die zur räumlichen und zeitlichen Desorientierung und zu Verhaltensveränderungen führen. Dies wird oftmals vorschnell der Demenz zugeordnet. Konzepte wie die Basale Stimulation (Bienstein/Fröhlich 2000) bieten dagegen pflegerische und therapeutische Interventionen in Form eines Dialogaufbaus und verschiedener Stimuli über unterschiedliche Wahrnehmungskanäle.

> Frau A. war aufgrund einer Unterschenkelamputation und eines Schlaganfalls schon lange bettlägerig. Eine verbale Kommunikation war nicht mehr möglich. Ihre Stimme setzte sie nur noch schreiend ein. Meine Kontaktangebote wie Begrüßung, Initialberührung an der Schulter, singende Ansprache, Vorstellen eines Instrumentes über Benennen, Zeigen, Berühren hat sie zunächst sehr misstrauisch beobachtet und eher abweisend reagiert. Im Laufe der Zeit hat sie mehr Interesse bekundet durch erhöhte Aufmerksamkeit und eine vertiefte Atmung. Oft hat sie bei meinen Besuchen die Augen geschlossen. Einmal habe ich ihre Hände mit einer Rosencreme massiert und ihre Lippen mit Honig eingerieben, da hat sie plötzlich die Augen aufgemacht und mich angestrahlt, und mir zum Abschied gewunken. Sie hat besonders über das taktile Wahrnehmungsangebot der Handmassage und über den Honiggeschmack reagiert.

Die Erkenntnisse der Basalen Stimulation (siehe auch den Beitrag von Kostrzewa Kap. 2.7) bezüglich eindeutiger rhythmischer Struktur von Berührung verweisen auf musikalische Elemente. Für die Arbeit mit Musik gilt im Gegenzug, dass Kontakte auf taktiler Ebene ein wesentlicher Faktor sind, ob der erkrankte Mensch sich angenommen oder als Objekt behandelt fühlt.

> Frau B. war wegen eines inoperablen Hirntumors zum Sterben ins Altenheim gekommen. Ihre geistigen Fähigkeiten ließen aufgrund des wachsenden Tumors immer mehr nach, sodass sie sich nur unzusammenhängend äußern konnte und sehr unruhig war. Mein Angebot über Musik und Singen kam zunächst nicht so gut an. Ihre Unruhe konnte ich damit nicht stoppen. Erst als ich anfing, mich

hinter sie zu stellen, ihren Kopf zu streicheln und sanft zu massieren und dabei zu singen oder zu summen, entspannte sie sich, lehnte ihren Kopf an meinen Bauch und schloss die Augen. So konnte sie für eine Weile die „mütterliche" Zuwendung genießen und zur Ruhe kommen.

2.9.5 Der musikalische Dialog als Zugang zum Sterbenden

„Der Mensch wird am Du zum Ich" (Buber 1984) ist Bubers zentrale Aussage seines dialogischen Prinzips. Ohne Kommunikation und Anerkennung können sich „emotionales Verhungern" einstellen, was zu Hospitalismus, sensorischer Deprivation, Stress, körperlichem und psychischem Verfall, Sinnverlust, Krankheit und Tod führen kann. Versagt die Sprache, müssen wir neue Wege zur Kommunikation finden.

Die Musik in der Musiktherapie dient der Anregung, Förderung, Synchronisation, Harmonisierung und Stabilisierung von intersubjektiven Dialogen. Durch Musik und Körperkontakt können die psychischen und körperlichen Dimensionen menschlicher Existenz wahrgenommen, angesprochen und gefördert werden (Zieger 1999, Munro 1986). Sie sind manchmal die einzigen Zugangsmöglichkeiten zu den oft zurückgezogenen Menschen und deren verschütteten Emotionen.

Die Rolle der Musik kann mit einem Mutter-Kind-Kontakt verglichen werden. Die Ausdrucksformen des Erkrankten wie Laute, Bewegungen oder Atemfrequenz werden aufgenommen und setzen den Rahmen, der durch die Stimme des Musiktherapeuten oder mit leise gespielten Instrumenten ausgefüllt wird. Der Behandelnde teilt sich mit und bietet Gelegenheit, die Aufmerksamkeit nach außen zu lenken. Genaue Beobachtungen im Hinblick auf Veränderungen von An- und Entspannung, auf die Atemfrequenz, die Aufmerksamkeit, die Reaktion auf die musikalische Intervention sind Voraussetzung für weitere Kontaktangebote.

Auf einer anderen Kontaktebene wird die Wahrnehmung der Außenwelt spürbar gemacht durch Laute und Musik, die sicht- und hörbar wird. Die Erweiterung der Aufmerksamkeitsspanne kann gefördert werden durch den Einsatz verschiedener Instrumente. Die Augenbewegungen können den Bewegungen des Instruments folgen, der Kopf kann sich, wenn möglich, zur Klangquelle hinwenden, der Gesichtsausdruck kann sich verändern, manchmal sind auch ein Lächeln oder Tränen zu erkennen. Lautliche Äußerungen oder stereotype Bewegungen können stimmlich oder rhythmisch aufgenommen oder auf ein Instrument verlagert werden. Dadurch wird die Aufmerksamkeit vom eigenen Körper nach außen gelegt und Kontakt ermöglicht.

Dem Atemrhythmus kommt hier eine besondere Bedeutung zu. Er kann musikalisch umgesetzt werden, indem sich ein stimmlicher oder ein instrumenteller Dialog über die Atmung des Kranken und die Stimme des Begleiters entwickelt. Besonders geeignet sind Blasinstrumente, da hier mit der Atmung des Kranken sowie mit der Atmung über das Instrument kommuniziert werden kann.

Ein tiefer Atemzug kann als Entspannung gewertet werden. Auch minimale Bewegungen mit den Fingern oder Füßen sind möglich, sowie eine Entspannung der Gesichtsmuskulatur. Verbale Mitteilungen in melodischer Form können Erinnerungen an frühe Zeiten hervorrufen und zum Aufbau eines Urvertrauens beitragen. Die gesungene Anrede, Intonation, Melodie, Klang und Rhythmus können von einer allgemeinen Entspannung hin zu einer wachen Aufmerksamkeit sowie zu unterschiedlichen Reaktionen und Antwortmustern führen.

2.9.6 Der Einsatz von Instrumenten zur vibratorischen Stimulation

Eine andere Möglichkeit der akustischen und vibratorischen Stimulation ist durch den Einsatz von Instrumenten gegeben, die direkt an oder auf den Körper gelegt werden. Diese Art von Klangtherapie in Form von Klangmassagen kann durch ihre vibratorische Stimulation eine neurologische Aktivierung auslösen. Da wir nicht nur mit den Ohren hören, sondern Klänge auch mit der Haut und durch das knöcherne Skelett (die Röhrenknochen sind besonders leitungsfähig) aufnehmen, werden die Schwingungen dem gesamten Organismus zugeführt und von diesem ganzheitlich „gehört". Der menschliche Körper wird zu einem erweiterten Resonanzraum. Der Mensch erlebt dabei ein „Verschmelzen" mit dem Klangkörper und kann so sich selbst, seinen eigenen Körper als Instrument erfahren (Cramer 1999).

Instrumente, die an oder auf dem Körper zum Klingen gebracht werden können, sind z. B. Klangschale, Sansula[3], Stimmgabeln oder das Monochord[4]. Diese Instrumente sind reich an Obertönen. Es hat sich herauskristallisiert, dass Saiteninstrumente eine besondere Kraft im Umgang mit Sterbenden besitzen. Die Klänge des Monochords, der Leier und der Harfe fließen über den hölzernen Resonanzboden direkt in den Körper ein, bringen die Zellen in Schwingung, erzeugen eine das körperliche Wohlbefinden verstärkende Wirkung.

Das Monochord kann Gefühle von ozeanischer Entgrenzung, paradiesischem Empfinden sowie schwerelosem Schweben im Wasser auslösen (Strobel 1992). Gefühlsqualitäten können ausgelöst werden, nach denen sich jemand jahrelang gesehnt hat. Das kann so interpretiert werden, dass sich hier eine Verbindung ziehen lässt zwischen Lebensanfang und -ende, da diese sphärische Klangqualität ein Gefühl von Leichtigkeit und Loslösen induzieren kann. Der Klang mit seinem umfassenden Schwingungsraum bildet die Brücke zwischen Anfang und Ende, Ursprung, Ganzheit, Transzendenz, Bewusstheit und Unbewusstheit, Ich- und Sein-Empfinden.

2.9.7 Musik als präverbale Erinnerungsspur

Musiktherapie kann mit präverbalen, klanglichen Mitteln kommunizieren, wie der Fötus sie schon in Form von Schwingungen und Rhythmen im Mutterleib (Klangfarbe, Stimme, Körperrhythmen der Mutter) wahrgenommen hat (Renz 1997). Musik und Klang können als eine der letzten Möglichkeiten gesehen werden, um mit dem Sterbenden in Verbindung zu treten, da sie möglicherweise als eine der ersten Wahrnehmungsformen am längsten gespeichert sind.

Der Begleiter kann diese Übergangsphase durch eine friedvolle Atmosphäre herstellen, da ein dementer sterbender Mensch auf das Atmosphärische in seiner nächsten Umgebung angewiesen ist. Durch stimmlichen Klang und Körperkontakt kann eine regressive Mutter-Kind-Beziehung entstehen, um so ein Abschiednehmen und Loslassen zu erleichtern (Dehm-Gauwerky 2001). Die Sterbenden können eintauchen in einen mütterlichen Raum der Liebe, in das wortlose Lied der Geborgenheit, von Anfang und Ende.

---

3 Die Sansula ist eine Variante der Kalimba (Daumenklavier), das aus Afrika stammt. Die Sansula besteht aus einem mit Trommelfell bespanntem Holzring ähnlich einer Rahmentrommel, auf dem ein Klangblock mit neun unterschiedlich gestimmten Metallzungen montiert ist.
4 Ein länglicher Holzkasten, der mit vielen Saiten bespannt ist, die alle auf den gleichen Ton gestimmt sind; siehe auch Schönhals-Schlaudt 1999

Stimmliche Möglichkeiten sind: Singen, Summen, Obertongesang, Klänge, Schlaf- und Wiegenlieder in Kombination mit Körperberührung, wenn der Sterbende es möchte. Diese Klänge erinnern an die klangliche, rhythmische Urverbindung zwischen Mutter und Kind als Zustand tiefer Geborgenheit, was Ängste reduziert und Entspannung fördert. Die vokale Improvisation ermöglicht ohne Instrumente noch feinste Nuancierungen in der Ausdrucksbildung. Sie bietet die Möglichkeit, Dialoge zu führen, wie sie in der früheren Mutter-Kind-Beziehung aufgetreten sind, und können so ein Gefühl der Nähe, des Aufgefangenseins und der Zuwendung vermitteln.

Die Stimme kann die Sterbenden noch erreichen, wenn alle anderen Kommunikationsmittel keine Resonanz mehr finden. Diese multisensorische Stimulierung ermöglicht ein Gefühl der Zugehörigkeit, einer Erfahrung des Urvertrauens.

> Einmal wurde ich zu einer sterbenden Frau gerufen, die sehr unruhig war und laut stöhnte. Ich versuchte, mich in ihren Ausdruck einzuschwingen und ihren Atemrhythmus aufzunehmen. Ihren unruhigen Händen hielt ich meine Hände entgegen, die sie ergriff und fest drückte. Nach und nach wurde ihre Atmung ruhiger, das Stöhnen hörte auf und der Druck der Hände ließ nach. Ich saß noch eine Weile an ihrem Bett, streichelte ihre Hände und summte leise eine beruhigende Melodie. Am nächsten Tag hörte ich, dass sie eine Viertelstunde nach meinem Weggang friedlich gestorben ist.

Zu diesen Quellen des Grundvertrauens gehört ganz besonders das Besungenwerden und rhythmische Wiegen, wie es sich im Wiegenlied aller Kulturen zeigt. Die beruhigende Stimme der Mutter, Wiegen-, Abend- und Liebeslieder sowie Sprechgesänge sind eng verbunden mit Körper, Nähe und Zärtlichkeit und können in der Wiederholung durch den Begleiter eine Erinnerungsaktivierung auslösen. Ein Loslassen vom Leben kann so erleichtert werden.

Auf den therapeutischen Umgang mit dementen Menschen übertragen, bedeutet dies die Notwendigkeit, sie in den Bereichen frühester Entwicklungsphasen zu verstehen. Befriedigt der Begleiter dieses Wahrnehmungsbedürfnis, kann er eine Atmosphäre auslösen, in die sich der Kranke hineinfallen lassen kann, sich entspannt, loslässt und einschläft.

Literatur

Bienstein, C./Fröhlich, A. (2000): Basale Stimulation in der Pflege. Düsseldorf: Verlag Selbstbestimmtes Leben

Buber, M. (1984): Das dialogische Prinzip. Heidelberg: Lambert Schneider

Cramer, A. (1999): Wenn Klang fühlbar wird. In: Neander, K. D. (Hrsg.): Musik und Pflege. München: Urban & Fischer, S. 174–175

Dehm-Gauwerky, B. (2001): „Übergänge". Tod und Sterben in der Musiktherapie mit Dementen. In: Tüpker, R./Wickel, H.H. (Hrsg.): Musik bis ins hohe Alter. Fortführung, Neubeginn, Therapie. Münster: LIT-Verlag, S. 143–155

Hamberger, M. (2005): Mit Musik Demenzkranke begleiten. Informationen und Tipps. Praxisreihe der Deutschen Alzheimer Gesellschaft e. V., Band 3

Kitwood, T. (2000): Demenz. Der personenzentrierte Ansatz im Umgang mit verwirrten Menschen. Bern: Huber

Kostrzewa, S. (2000): Bedürfnisse Dementer wahrnehmen und berücksichtigen. In: Pflegezeitschrift 11/2000, S. 757–760

Munro, S. (1986): Musiktherapie bei Sterbenden. Stuttgart: Fischer

Muthesius, D. (Hrsg.) (2001): „Schade um all die Stimmen...". Erinnerungen an Musik im Alltagsleben. Reihe: Damit es nicht verloren geht..., Bd. 46, Hrsg: Mitterauer, M.; Kloß, P. P. Wien: Böhlau

Muthesius, D./Sonntag, J.P. (2005): Erinnerung haben oder sein? Menschen mit Demenz – Menschen mit Musik. In: PIA, Zeitschrift für Psychotherapie im Alter, S. 47–60

Renz, M. (1997): Musiktherapie als Zugang frühester Prägungen und Störungen. In: Petzold, H./ Müller, L. (Hrsg.): Musiktherapie in der klinischen Arbeit. Stuttgart: Fischer, S.175–185.

Sacks, O. (2008): Der einarmige Pianist. Reinbek bei Hamburg: Rowohlt

Schönhals-Schlaudt, D. (1999): Das Monochord in der Musiktherapie mit sterbenden Menschen. (Unveröffentlichte) Abschlussarbeit Studiengang Musiktherapie der Fachhochschule Frankfurt

Strobel, W. (1992): Die klanggeleitete Trance. In: Hypnose und Kognition 4/92, S. 98–117

Wojnar, J. (2007): Die Welt der Demenzkranken. Leben im Augenblick. Hannover: Vincentz Network

Zieger, A. (1999): Wieviel Gehirn braucht der Mensch? In: Neander, H. D. (Hrsg.): Musik und Pflege. München: Urban und Fischer, S. 21–38

2.10 Medikamentöse Behandlung relevanter Symptome in der letzten Lebensphase von Menschen mit Demenz

Martin Haupt

Im fortgeschrittenen Stadium der Demenz besteht ein sehr enger Zusammenhang zwischen der noch vorhandenen Funktionstüchtigkeit der psychischen Systeme und der der körperlichen Leistungen. Zu beobachten ist dabei, dass mit zunehmender Demenz die Widerstandsreserve des Körpers gegen weitere Einbußen in seinen Funktionen immer mehr abnimmt.

Im schweren Demenzstadium sind die kognitiven Funktionen nahezu ausnahmslos in ausgeprägter Weise gestört. Merkfähigkeit ist aufgehoben, Orientierung ist in allen Qualitäten gestört, sprachliches Ausdrucksvermögen auf wenige Wörter oder Laute gemindert. Mitunter können subjektiv als extrem bewertete Situationen (z. B. Schmerzempfinden oder helle Freude) die kognitiven Leistungen vorübergehend anheben. Im körperlichen Bereich ist nun meist die selbstständige Fortbewegung nicht mehr möglich, mit Gehhilfen wird nicht mehr verständig umgegangen, die Haltung des Körpers in der Aufrechten (vertikale Achse) gelingt zunehmend nicht mehr. Bei den meisten betroffenen Demenzkranken ist Bettlägrigkeit eingetreten.

Viele Menschen mit Demenz sterben in der Zeit, in der sie die Fähigkeit zu gehen oder zu sitzen verloren haben und bettlägrig geworden sind. Hier sind häufigste Todesursachen Herz-Kreislauf-Versagen, Pneumonie oder aufsteigende Harnwegsinfektionen. Bei anderen Demenzkranken entwickeln sich meist nach Eintritt der Bettlägrigkeit Muskelkontrakturen, zunächst an den Füßen und Händen mit Überwiegen der Beugerfunktion der Muskeln. Das Spektrum der Verhaltensstörungen ist meist beschränkt auf motorische Unruhe, Schlafstörungen und lautes Rufen oder Schreien. Schmerzen und Verletzungen, das Erfordernis zu essen oder trinken sind als Ursachen auszuschließen, bevor medikamentöse Behandlung verordnet wird.

2.10.1 Medikamentöse Behandlung

Die medikamentöse Behandlung in der letzten Lebensphase von Menschen mit Demenz hat im wesentlichen den Bewegungsspielraum des Handelns zu beachten, der von der palliativmedizinischen Versorgung, also der Linderung und Erleichterung von Krankheitssymptomen und Schmerzzuständen, und den Anforderungen der Sterbebegleitung

vorgegeben ist. In diesem letzten Lebensabschnitt wirken die Verhaltensfolgen der schweren Demenz und die im Allgemeinen gleichzeitig bestehenden körperlichen Erkrankungen in ihrer Beeinträchtigung des Gesamtzustandes des Betroffenen zusammen.
Einige Grundsätze für das ärztliche Handeln sind daher zu beachten.

- Die Vorhersagbarkeit des Lebensendes durch den Arzt ist kaum zuverlässig möglich. Überraschend haben dabei Studien in der Altersmedizin gefunden, dass die Zuverlässigkeit der ärztlichen Vorhersage des Lebensendes umso schwächer wird, je länger der Arzt den betroffenen Kranken bereits betreut (Christakis/Lamont 2000).
- Diejenigen Symptome, die im letzten Lebensabschnitt und bei schwerer Krankheit unabhängig von der Art der Krankheit die Betroffenen am häufigsten und stärksten belasten, sind Probleme bei der Atmung bis zur Atemnot, Antriebsarmut und Müdigkeit bis zur Teilnahmslosigkeit (Apathie), ferner Wasseransammlungen im Körper mit den Folgen für Atmung und Herzfunktion. Bei den Menschen mit Demenz kommt noch erschwerend hinzu, dass sie nicht mehr zu einer realitätsbezogenen Einschätzung ihrer Situation und der Vorgänge in ihrer unmittelbaren Umgebung sowie ihrer Beziehung zu selbst vertrautesten Bezugspersonen in der Lage sind.
- In der medikamentösen Verordnung sollte der Arzt eine Prioritätenliste der Medikamente erarbeiten, um nur noch die unbedingt erforderlichen Substanzen zu verabreichen, Entbehrliches aber abzusetzen.
- Je mehr der Krankheitsverlauf ins Sterben übergeht, umso mehr wird die psychologische Unterstützung und die Zusammenarbeit mit den Angehörigen wichtig, wohingegen die rein medikamentöse Behandlung in den Hintergrund tritt. Hierbei darf auch das Angebot einer spirituellen Ansprache oder Begleitung nicht fehlen.

2.10.1.1 Mittel gegen die Demenzsymptome (Antidementiva)

Die kognitiven Leistungsstörungen stehen in den schweren Demenzstadien nicht mehr im Mittelpunkt der therapeutischen Überlegungen. Die zugelassenen Antidementiva sollten hier nicht mehr neu angesetzt werden; ihr Absetzen ist aber im Einzelfall zu überlegen. Die Kriterien zur Fortsetzung dieser Therapie beziehen sich im wesentlichen auf ihre Möglichkeit, den Kranken in seiner Teilhabe an den Alltagsabläufen und in den sozialen Beziehungen, also in seiner Lebensqualität, zu unterstützen. Andere Zielvorstellungen für die antidementive Gabe bei schwerer Demenz, wie etwa eine Verbesserung der Gedächtnis- oder Denkleistung, sind angesichts der Schwere des Krankheitsbilds nicht mehr angemessen.

2.10.1.2 Verhaltenssymptome durch die Demenz

Verhaltenssymptome treten bei jedem Menschen mit Demenz im Krankheitsverlauf auf. In der letzten Lebensphase sind es oft Unruhezustände, Schlafstörungen, mehr oder weniger heftige Abwehrversuche gegenüber Pflegehandlungen, aber auch Depressivität, Angst und Apathie. Nicht immer ist die Ausprägung der Symptome so stark, dass eine medikamentöse Intervention erforderlich wäre. Dennoch sind medikamentöse Verordnungen dann indiziert, wenn Verhaltenssymptome plötzlich und mit hohem Schweregrad auftreten, oder wenn aufgrund fortgeschrittener kognitiver Leistungseinbußen eine verbale Verständigung zur Milderung des herausfordernden Verhaltens mit dem Kranken nicht mehr möglich ist. Für die Wahl des Therapiezeitraums mit Medikamenten ist es wichtig zu wissen, dass Störungen des Antriebsniveaus und aggressives Verhalten am ehesten zu längerem Fortdauern (mitunter viele Monate) neigen als beispielsweise Wahnsymptome (oft sehr kurzfristig) oder depressive Verstimmungen. Hat der Sterbevorgang hingegen bereits begonnen, so treten diese Überlegungen in den Hintergrund. Als Regel sollte gelten, dass die medikamentöse Therapie der Verhaltenssymptome stets nur den Zeitraum abdeckt, in dem die Zielsymptome für die Medikamente auch tatsächlich beobachtbar und vorhanden sind. Da bei schwer dementen Menschen und Sterbenden das Risiko für das Auftreten von Nebenwirkungen von Medikamenten, z. B. motorische Verlangsamung und allgemeine Bewegungseinschränkung (extrapyramidalmotorische Störungen), für die herkömmlichen Neuroleptika, steigt, ist die Verordnung so kurz wie möglich zu halten, wenn man sie nicht ganz umgehen kann. Die Deutsche Gesellschaft für Gerontopsychiatrie und -psychotherapie (DGGPP) empfiehlt die regelmäßige und engmaschige, zumindest die 2–3-monatige Überprüfung der Indikation bezogen auf die Zielsymptomatik (DGGPP, Empfehlungen zur Therapie der Demenz, 2005).

Tabelle 1 zeigt eine Auswahl und Dosisempfehlung von Medikamenten für den Einsatz von Neuroleptika und Antidepressiva in der Behandlung von Verhaltensstörungen bei Demenz. Neuroleptika werden in der Regel bei psychotischen Symptomen, Unruhe, Schlafstörungen und Aggressivität eingesetzt, Antidepressiva sind gegen depressive Syndrome bei Demenzkranken wirksam und damit auch bei ängstlichen oder antriebsarmen Symptombildern. Prinzipiell sind neuere Substanzen mit ihren verträglicheren Wirkungen für ältere und demenzkranke Menschen den herkömmlichen Substanzen vorzuziehen (siehe Tabelle 2). Risperidon ist als einziges Neuroleptikum für die Behandlung von chronisch aggressivem Verhalten und schweren psychotischen Symptomen bei Demenz zugelassen. Vor Therapiebeginn ist das Risikoprofil für gefäßbezogene Nebenwirkungen (z. B. Risiko für Herzinfarkt, Schlaganfall) sorgfältig zu prüfen. Die Medikamentengruppe der Benzodiazepine ist im Allgemeinen für Menschen mit Demenz zur Beruhigung und Entspannung bei Nervosität, nächtlicher Unruhe oder Ängstlichkeit nicht als Mittel der Wahl empfehlenswert. Gleichwohl kann das aus dieser Gruppe stammende Lorazepam in der in Tabelle 1 genannten Dosierung gegen akut auftretende Angst/Panik, z. B. im Rahmen von Atemproblemen beim Sterben, eingesetzt werden.

Tab. 4: Behandlung von Verhaltensstörungen bei schwerer Demenz: ausgewählte Substanzen und Dosierung

Neuroleptika	
Melperon (-HCl)	25–200 mg
Pipamperon	60–120 mg
Risperidon	0,25–1 mg
Quetiapin	12,5–100 mg (Vorsicht bei Herzerkrankungen)
Antidepressiva	
Citalopram	20–40 mg
Sertralin	50–100 mg
Mirtazapin	7,5–45 mg
Trazodon	50–300 mg
Benzodiazepine (in Ausnahmefällen)	
Lorazepam	0,5–1 mg (bei akuter Angst/Atemnot)

2.10.1.3 Schmerzzustände

Die Häufigkeit von Schmerzen wird bei schwerer Demenz und hohem Alter auf rund 50 % geschätzt. Menschen mit Demenz haben krankheitsbedingt Probleme bei der Nennung, Zuordnung und Beschreibung der Schmerzen. Oft erschließt sich das Vorhandensein von Schmerzen für das Pflegepersonal oder andere Bezugspersonen durch Abwehrspannung bei Pflegehandlungen, Schonhaltungen betroffener Gelenke oder Muskeln oder auch allgemeine, anderweitig nicht erklärbare Unruhe oder Rufen und Schreien des Betroffenen. Zur Erkennung des Schmerzortes und seiner Ursache ist eine sorgfältige Untersuchung durch den Arzt erforderlich. Medikamentöse Substanzen gegen die Schmerzen können notwendig sein (z. B. Paracetamol, Acetylsalicylsäure), bei schweren Schmerzzuständen oder auch chronischen Schmerzen im Rahmen von körperlichen Erkrankungen (z. B. Krebserkrankungen, Erkrankungen des Bewegungsapparates) sind morphinhaltige Mittel mitunter nicht zu umgehen. Sie können bei bestehenden Schluckstörungen oder einer Abwehr gegenüber der oralen Einnahme von Medikamenten auch als Pflaster angewendet werden. Je nach Art des Schmerzes können auch physikalische Therapie (z. B. Wärmeanwendung) oder passive und aktive physiotherapeutische Bewegungsübungen hilfreich sein.

2.10.1.4 Atemnot

In der Regel tritt Atemnot (Dyspnoe) bei Menschen mit Demenz nicht wegen der Demenzerkrankung selbst auf, sondern weil in der Phase des Lebensendes sehr häufig eine zunehmende Herz- und Lungenschwäche entsteht.

In der medikamentösen Behandlung ist im Falle der Atemnot zuallererst zu klären, ob beim Betroffenen Medikamente verordnet sind, die schwächend oder hemmend auf den Atemantrieb und die Atemfunktion wirken könnten. Hier kommen etwa die sehr häufig verordneten, sog. Beta-Blocker, aber auch andere Mittel gegen Bluthochdruck in Betracht. Zudem wirken eine Reihe von Psychopharmaka hemmend auf den Atemantrieb, z. B. Beruhigungs- und Schlafmittel oder auch sedierende antidepressive und neuroleptische Mittel gegen Ängste und Unruhezustände. Der Arzt ist in solchen Situationen stets gehalten, die verordnete Medikamentenliste auf solche Substanzen zu prüfen und, falls möglich, die in Frage kommenden Mittel in ihrer Dosierung zu verringern oder ganz abzusetzen.

Bei Atemnot infolge einer ausgeprägten Herzschwäche und der damit verbundenen subjektiven Belastung und häufig auch bestehenden Angst ist in der letzten Lebensphase die Verordnung von morphinhaltigen Substanzen (z. B. als Pflaster oder subcutan) durch einen darin erfahrenen Arzt empfehlenswert. Morphinhaltige Mittel haben in diesen Umständen neben der direkten Beruhigung und Entspannung des Betroffenen den Vorteil, dass sie die Kreislauflast auf das Herz senken, die Atemhäufigkeit wieder reduzieren und den subjektiven Stress mindern (Pfisterer/Heins 2008). Zusätzliche internistische Maßnahmen durch den Arzt sind je nach Bedarf die Verordnung eines ausschwemmenden Mittels, um die Bildung von Wasser in der Lunge zu vermeiden, ferner das Angebot einer Sauerstoffzufuhr, z. B. durch die Nase, oder auch die Verordnung, Mittel zur Entspannung der Bronchialmuskulatur durch eine Verneblung der Substanzen (z. B. physiologische NaCl-Lösung, Salbutamol und Ipratropiumbromid) einzuatmen. Bei der Behandlung mit Sauerstoff ist zu beachten, dass die hierbei nicht selten entstehende Mundtrockenheit für den Kranken sehr unangenehm sein kann. Eine regelmäßige Mundpflege ist daher wichtig. Liegt den Beschwerden eine ausgeprägte Herzschwäche zugrunde, so sind negativ auf das Herz einwirkende Substanzen zu vermeiden, z. B. sog. trizyklische Antidepressiva oder etliche neuere Neuroleptika. Generell sollte dann auch die Flüssigkeitszufuhr auf 1,5–2 Liter begrenzt werden und die Nahrung nicht zusätzlich gesalzen sein.

Tab. 5: Häufige ausgewählte Nebenwirkungen von Neuroleptika, Antidepressiva und Benzodiazepinen bei Menschen mit schwerer Demenz

Neuroleptika	Antidepressiva	Benzodiazepine
• parkinsonähnliche Bewegungsverlangsamung (v. a. ältere Substanzen) • Müdigkeit, Mattigkeit, Antriebsverminderung (bei hoher Dosierung) • Gewichtszunahme • Blutbildveränderungen, Leberenzymerhöhung • Seltener: epileptische Krampfanfälle	• Mundtrockenheit, Obstipation (v. a. ältere Substanzen) • Beschwerden beim Wasser lassen (v. a. ältere Substanzen) • Schwindel, Herzfrequenzbeschleunigung • Magen-Darm-Beschwerden (v. a. bei serotonergen Substanzen) • Müdigkeit, Mattigkeit, Schläfrigkeit (bei hoher Dosierung)	• Muskelschwäche • Konzentrations- und Aufmerksamkeitsstörungen • Erschwerung der Atmung (bei hoher Dosierung) • Antriebsverminderung, vorzeitige Erschöpfbarkeit • Abhängigkeitsentwicklung (bei täglichem Gebrauch über mehrere Wochen)

2.10.1.5 Blasenschwäche (Harninkontinenz)

Inkontinenz tritt bei schwerer Demenz häufig in Form einer Dranginkontinenz auf (sog. nicht-inhibierte neurogene Blasenstörung). Kontinenz- bzw. Toilettentraining sind hierbei die ersten Maßnahmen. Zur medikamentösen Behandlung kann beispielsweise Terolidin herangezogen werden, welches nicht anticholinerg, also kognitiv (auf das Gedächtnis und die Aufmerksamkeit bezogen) beeinträchtigend, wirkt und relativ nebenwirkungsarm im höheren Alter ist.

Prinzipiell sollte über diese Maßnahmen hinaus auch hier die gesamte medikamentöse Verordnung auf ihre Notwendigkeit überprüft werden. In diesem letzten Lebensabschnitt wird das Absetzen von Medikamenten ohnehin bedeutsamer als die neue Verordnung. Behandelnde Ärzte sind nur zu ermutigen, nach genauer Beobachtung und in Absprache mit den betreuenden Pflegekräften und Angehörigen Reduktionen der Medikamente wo immer möglich vorzunehmen.

2.10.1.6 Epileptische Anfälle

Epileptische Anfälle treten bei älteren Menschen mit Demenz in einer Häufigkeit von etwa 10–20 % auf. Bei mehrmaligem Auftreten sind sie medikamentös zu behandeln, denn sie können schwerwiegende Folgen für die geistigen und körperlichen Funktionen haben. Im allgemeinen sprechen epileptische Anfälle im Rahmen von Demenzerkrankungen gut auf eine medikamentöse Behandlung an (von Wrede/Elger 2006).

Grundsätzlich gelten für die Behandlung epileptischer Anfälle im Alter die folgenden Gesichtspunkte:
• Medikamente wirken besser als bei jüngeren Menschen.
• Nebenwirkungen treten früher und häufiger auf.

- Unerwünschte Wirkungen mit anderen verordneten Medikamenten sind häufiger und schwerer.
- Körperliche Folgen von Anfällen sind schwererwiegend (unmittelbare Anfallsfolgen, Begleitverletzungen).

Neuere Mittel gegen epileptische Anfälle (Antiepileptika) sind gegenüber älteren Mitteln meist deswegen in der Behandlung zu bevorzugen, weil sie bei gleich guter Wirksamkeit weniger Nebenwirkungen im älteren Organismus hervorrufen.
Das Ziel der Behandlung ist die Vermeidung weiterer Anfälle; unbehandelt ist von einem hohen Risiko erneuter Anfälle auszugehen (> 80 %). Wird eine antiepileptische Medikation begonnen, so sollte eine deutlich niedrigere Startdosis und eine längere Aufdosierungszeit im Vergleich zu jüngeren Menschen gewählt werden. Als Mittel der Wahl kommen Gabapentin, Lamotrigin und Topiramat in Betracht. Für das neu auf den Markt gekommene Medikament Pregabalin liegen für die Empfehlung einer Behandlung epileptischer Anfälle bei Menschen mit Demenz noch keine ausreichenden Studiendaten vor.
Ist ein älterer Mensch mit Demenz bereits wegen früherer epileptischer Anfälle auf ein älteres Medikament eingestellt, so sollte zumindest durch einen Facharzt überprüft werden, ob ein neueres Präparat bei gleicher Wirksamkeit verträglicher für die körperlichen Funktionen und im Zusammenwirken mit den anderen in der Verordnung stehenden Medikamenten sein könnte.

2.10.2 Schlussbemerkung

Die Betreuung von Menschen mit Demenz in der letzten Lebensphase wird von mehreren Berufsgruppen verwirklicht, die in ihrem Tun stets kooperativ in enger Absprache zusammenwirken und den kontinuierlichen Kontakt mit den Angehörigen aufrechterhalten sollten. Insofern greift die alleinige medikamentöse Behandlung von sterbenden Menschen mit Demenz natürlich zu kurz und wird den vielfältigen Anforderungen an die Betreuung und Begleitung des Sterbenden nicht gerecht. Sie hat ihren unverzichtbaren Platz in der Begleitung der letzten Lebensphase immer dann, wenn andere Maßnahmen der pflegerischen, psychologischen und weiterer nichtmedikamentöser Hilfen nicht angemessen für Linderung von Schmerzen und Erträglichkeit von Krankheitsfolgen Sorge tragen können.

Literatur

Christakis, N.A./Lamont, E.B. (2000): Extent and determinants of error in doctor's prognoses in terminally ill patients: prospective cohort study. In: Brit Med Journal 320, S. 469–472
DGGPP (Deutsche Gesellschaft für Gerontopsychiatrie und -psychotherapie) (2009): Therapie der Demenz, (www.dggpp.de)
Förstl, H. (Hrsg.) (2001): Demenzen in Theorie und Praxis. New York/Heidelberg: Springer
Pfisterer, M./Heins, J. (2008): Palliative Therapie bei weit fortgeschrittener Herzinsuffizienz. In: Geriatrie Journal 6, S. 28–31
von Wrede, R./Elger, C.E. (2006): Anfallsleiden im Senium. In: Deuschl, G./Reichmann, H. (Hrsg.): Gerontoneurologie. Stuttgart: Thieme, S. 47–65
Wächtler, C. (Hrsg.) (2003): Demenzen. Stuttgart: Thieme

3 Versorgungskontexte am Lebensende

3.1 Hausärztliche Versorgung von Menschen mit Demenz in der letzten Phase ihres Lebens – zuhause und im Pflegeheim

Annette Herbke

Die Betreuung alter an Demenz erkrankter Patienten bis an ihr Lebensende ist für mich eine zentrale Aufgabe des Hausarztes. Seit fast zwanzig Jahren bin ich in eigener Praxis im ländlichen Gebiet als Hausärztin tätig und kenne daher viele meiner an Demenz erkrankten Patienten schon aus der Zeit vor ihrer Erkrankung. Aufgrund der jahrelangen hausärztlichen Betreuung bin ich über ihre Vorerkrankungen und ihr familiäres Umfeld bestens informiert und weiß aus vertrauensvollen Gesprächen mit ihnen, welche Einstellung sie zu Krankheit und Tod haben. Da bei schwerer Demenz die Kommunikation mit den Patienten stark eingeschränkt ist, erleichtern mir meine Vorkenntnisse die Entscheidungsfindung bei den schwierigen Fragen nach Intensivierung der Therapie, künstlicher Ernährung, parenterale Flüssigkeitszufuhr etc.

Die meisten Menschen möchten gerne bis an ihr Lebensende zuhause bleiben. Die häusliche Pflege von Menschen, die an Demenz erkrankt sind, stellt jedoch für ihre Familie eine enorme Belastung dar, die ohne professionelle Unterstützung schwer zu bewältigen ist.

Neben der medizinischen Betreuung muss ich als Hausärztin auch informieren über institutionelle Hilfen, finanzielle und psychosoziale Unterstützungsangebote und diese Maßnahmen koordinieren.

Regelmäßig besuche ich meine an Demenz erkrankten Patienten zuhause. Dadurch kann ich Veränderungen im Krankheitsverlauf rechtzeitig erkennen. Aufgrund ihrer eingeschränkten Kommunikationsfähigkeiten äußern viele Patienten beispielsweise auch auf Befragen keine Schmerzen mehr. Gemeinsam mit den pflegenden Angehörigen achte ich daher auf indirekte Schmerzsymptome wie Mimik, Lautäußerungen, Abwehrverhalten, Rückzug, Tachykardie (beschleunigter Puls), Tachypnoe (gesteigerte Atemfrequenz), Schonhaltung und die Reaktion auf tröstendes Verhalten.

Bei Verschlechterungen des Allgemeinzustands kann ich rechtzeitig intervenieren und dadurch verhindern, dass sie in ein Krankenhaus eingewiesen werden müssen. Krankenhausaufhalte verunsichern und irritieren Menschen mit Demenz in hohem Maße und führen oft zu einer drastischen Verschlechterung ihres Zustands. Viele Kliniken können wegen ihres knappen Personalschlüssels eine adäquate Versorgung von Patienten, die an Demenz erkrankt sind, nicht gewährleisten.

Ein wichtiger Aspekt meiner routinemäßig stattfindenden Hausbesuche sind Gespräche mit den Angehörigen, um eine evtl. Überforderung rechtzeitig zu erkennen und gemeinsam nach Entlastungsmöglichkeiten für die Pflegenden zu suchen. Eine Form der Entlastung besteht z. B. darin, dass ich den pflegenden Angehörigen meine Mobilfunktelefonnummer gebe, damit sie mich auch außerhalb der Dienstzeiten erreichen können. Das gibt ihnen zusätzliche Sicherheit. Oft lässt sich schon durch ein Telefonat ein Notarzteinsatz oder eine Klinikeinweisung verhindern. Bisher habe ich nicht die Erfahrung gemacht, dass ich aus nichtigen Gründen angerufen und dadurch in meinem Privat- und Familienleben unnötig gestört werde.

Den pflegenden Angehörigen meiner an Demenz erkrankten Patienten gebe ich außerdem eine Mappe mit aktueller Medikamentenliste, der Bedarfsmedikation, evtl. vorliegenden Facharzt- oder Krankenhausberichten, Patientenverfügungen etc. Wenn ich – aus welchen Gründen auch immer – nicht erreichbar bin, findet der kassenärztliche Notdienst die wichtigsten Informationen direkt vor.

Die medikamentöse Therapie sollte sich nach meiner Erfahrung auf das unbedingt Notwendige beschränken. Für mich gilt die Faustregel, nicht mehr als fünf Wirkstoffe gleichzeitig einzusetzen. Wichtig ist mir eine gute Schmerztherapie. Die Demenz stellt im fortgeschrittenen Stadium eine Palliativsituation dar, d. h. eine Situation, in der es nicht mehr um Heilung, sondern um die Linderung von Beschwerden geht. In dieser Krankheitsphase ist die Lebenserwartung deutlich begrenzt, und die größtmögliche Erhaltung der Lebensqualität steht daher im Vordergrund ärztlichen Handelns. Wichtiger als Pharmakotherapie ist jetzt menschliche Zuwendung, damit der an Demenz erkrankte Mensch seine letzten Tage in Würde verbringen kann. Meine sterbenden Patienten besuche ich täglich, um die Symptome gut kontrollieren zu können und der Familie in dieser schwierigen Situation beizustehen.

Bei ausgeprägter Demenz, vor allem, wenn starke Unruhe, Aggressionen und Weglauftendenzen dominieren, kann die Pflege zuhause zur Zerreißprobe für die ganze Familie werden. Dann ist der Umzug in ein Altenpflegeheim mit regelmäßigen Besuchen durch die Angehörigen die bessere Alternative.

Neben den an Demenz erkrankten Patienten, die zu Haus gepflegt werden, betreue ich zurzeit ca. 25 an Demenz erkrankte Patienten in einem Altenpflegeheim. Die meisten von ihnen lerne ich erst mit dem Einzug ins Altenpflegeheim kennen, in dem ich als Hausärztin tätig bin. Weil diese Menschen, die vorher von einem anderen Hausarzt betreut wurden, oft nicht mehr ausreichend ihre Beschwerden kommunizieren können, bin ich zur Erstellung der medizinischen und biografischen Anamnese in besonderem Maße auf die Hilfe des Pflegepersonals angewiesen. Je besser die Kooperation zwischen Arzt, Pflegenden und Angehörigen ist, umso besser gelingt die Integration des an Demenz erkrankten Patienten ins Altenpflegeheim.

An zwei Nachmittagen in der Woche mache ich regelmäßig eine Visite im Altenpflegeheim. Dabei führe ich mit den betreuenden Pflegenden ein Gespräch über den aktuellen Zustand meiner Patienten und die medizinischen Probleme der vergangenen Woche. Ich besuche die Patienten und ändere dabei ggf. die Therapiepläne. Die regelmäßigen Visiten haben den Vorteil, dass die Patienten mich besser kennen lernen, während ich ihre Probleme rechtzeitig erkennen und etwas dagegen unternehmen kann. Außerdem erleichtern sie die Kooperation mit dem Pflegepersonal, weil es sich verlässlich auf meine Besuche einstellen kann. Für eventuelle Notfälle habe ich meine Handynummer auch den Pflegekräften im Altenpflegeheim gegeben.

Schwierigkeiten der Diagnostik bereitet oft die Abgrenzung der Demenz von einer Depression, die häufig begleitend auftritt. Hier ist genaue Beobachtung und Kooperation mit dem Pflegepersonal ausgesprochen wichtig. Eine Depression äußert sich oft, ebenso wie eine Demenz, in Symptomen wie Appetitmangel, Schlafstörungen, Müdigkeit, Ängsten und sozialem Rückzug.

Ebenso schwierig wie die Diagnose der Demenz kann die Schmerzerkennung sein. Oft geben Patienten selbst auf Befragen an, keine Schmerzen zu haben. Daher ist die gezielte Schmerzbeobachtung durch die Pflegenden besonders wichtig.

Die Versorgung von Menschen, die in ihrer letzten Lebensphase an Demenz erkranken, ist sowohl zuhause wie auch im Pflegeheim äußerst personal- und zeitintensiv und kann deshalb nur von vielen gemeinsam optimal bewältigt werden. Leider sieht die Realität im Allgemeinen anders aus. Zwar gibt es ambulante Pflegedienste, Tageskliniken und finanzielle Unterstützung für pflegende Angehörige. Dennoch sind Familien, die einen an Demenz erkrankten Angehörigen zu versorgen haben, in vielen Situationen allein. So kann schon das Erledigen von Einkäufen zum Problem werden, wenn man den Kranken nicht unbeaufsichtigt zuhause lassen kann. Besonders im ländlichen Bereich fehlen Hilfsangebote, um die Arbeit der Pflegenden, die enorm Kräfte zehrt, zu unterstützen. Viele Familien sind auf die Hilfe von Nachbarn, Freunden und Verwandten angewiesen. Damit mehr Menschen bis zu ihrem Tod zuhause bleiben können, muss ihr psychosoziales Netz dringend ausgebaut werden.

Weil in Altenpflegeheimen immer mehr Personal eingespart wird, wird selbst dort den an Demenz erkrankten Patienten viel von der nötigen Pflegezeit entzogen. Eine Gesundheitspolitik, die Gewinnmaximierung zum Ziel hat, kann den Bedürfnissen von alten und kranken Menschen nicht gerecht werden. Aufgrund der streng reglementierten Heilmittelbudgetierung können Physiotherapie und Ergotherapie nicht mehr in dem Maße verordnet werden, wie es notwendig wäre, um Immobilität, Kontrakturen (Dauerverkürzungen von Muskeln) und Stürze zu verhindern und eine gewisse Selbstständigkeit zu erhalten.

Schwierig ist oft auch die Zusammenarbeit mit den Fachärzten. Patienten, die zuhause leben und nicht mehr mobil sind, werden von Fachärzten nur selten bis gar nicht besucht. Selbst Pflegeheimbewohner/innen haben relativ selten Kontakt zu Fachärzten. Das liegt zum Teil an der schlechten Vergütung von Hausbesuchen. Die zeitintensive Behandlung von Patienten, die an Demenz erkrankt sind, wird durch das bestehende Abrechnungssystem einfach nicht ausreichend honoriert.

Bei der Betreuung der an Demenz erkrankten Menschen im Altenpflegeheim wünschte ich mir mehr Kommunikation und Kooperation zwischen allen Beteiligten im ganzheitlichen Sinne. Ich denke dabei z. B. an Teamsitzungen oder Roundtable-Diskussionen, an denen Pflegende, Fach- und Hausärzte und -ärztinnen, Ergo- und andere Therapeuten sowie Angehörige und Betreuer/innen teilnehmen. Dabei könnten Probleme wie Unruhe, Agitiertheit (die pathologisch gesteigerte, unproduktive motorische Aktivität von Patienten), aber auch Ernährungsfragen etc. gemeinsam erörtert werden.

Der Leitgedanke der Palliativmedizin, bei dem es darum geht, die Beschwerden todgeweihter Patienten zu lindern und den Tagen mehr Leben statt dem Leben mehr Tage zu geben, sollte sich auch bei der Versorgung alter an Demenz erkrankter Menschen stärker durchsetzen.

3.2   Der person-zentrierte Ansatz

Barbara Klee-Reiter

Frau Reiners[5], 1916 in Berlin geboren, war die Jüngste von 5 Mädchen. Ihr Vater hat immer Röschen zu ihr gesagt. Ihre Jugend hat ihr der Krieg geraubt, sie hat schon früh ums Überleben kämpfen müssen.

---

5   Name geändert.

Nach dem Krieg hat sie Friedhelm Reiners geheiratet, der sie, wie sie immer sagt, auf Händen getragen hat. Sie hat 3 Töchter, 4 Enkel und einen Urenkel, den kleinen Leon. Sie hat als Schneiderin gearbeitet. Ihre Kleidung hat sie zum großen Teil selbst genäht und ist dafür immer bewundert worden. Sie liebte es, unter Menschen zu sein, hat Freude an den schönen Blumen und an Musik. Sie hat eine gute Stimme, singt gerne und hat viel Humor.

Im Alter von 82 Jahren wird eine Demenz vom Typ Alzheimer diagnostiziert. Sie vergisst Namen, Geburtstage, Verabredungen, sucht ständig etwas, die Brille, den Schlüssel; früher leicht zu verrichtende Tätigkeiten wie kochen, nähen und den Haushalt versorgen werden zu einer großen Belastung für sie.

Ihre Sicherheit geht verloren, sie ist mit einfachen Situationen überfordert und gerät in Stress, sie versteht sich selbst nicht mehr, zweifelt an sich, vermeidet bestimmte Situationen und Kontakte.

Frau Reiners versucht nach außen normal zu wirken, versucht sich zu konzentrieren, strengt sich an, schreibt sich alles auf, versucht mit Humor, Scham zu verbergen.

Sie spürt, dass die Erkrankung ihr bisheriges Leben vollkommen verändern wird. Gefühle wie Unsicherheit, Angst und Zorn wechseln sich im nächsten Moment ab mit der Hoffnung, dass alles doch nicht so schlimm kommen wird.

Werden Menschen mit Demenz, die sich aufgrund ihrer kognitiven Einbußen zunehmend nicht mehr angemessen verhalten können, die ohne unsere Unterstützung hilflos wären, als vollwertige Personen akzeptiert? Wird ihnen zugetraut, dass sie wissen, was gut für sie ist? Sind wir zu einer empathischen, respektvollen, biografieorientierten unterstützenden Begleitung dieser Menschen in der Lage?

Die Einstellung und Haltung gegenüber Menschen mit Demenz prägt die Atmosphäre und das Klima, in dem Wohlbefinden oder Unwohlsein entsteht.

Erleben Menschen mit Demenz neben den neurologischen Verlusten gleichzeitig Kritik und Entwertung, entsteht eine Spirale, in der sich das Erleben von Überforderung, Inkompetenz und Hilflosigkeit wechselseitig verstärken.

Erleben demenziell erkrankte Menschen aber, dass sie als Person anerkannt und respektiert sind und dass ihnen Kompensationsmöglichkeiten entsprechend ihrer Verluste zur Verfügung gestellt werden, ist trotz der Erkrankung relatives Wohlbefinden möglich.

Tom Kitwood (2000) hat mit dem von ihm entwickelten person-zentrierten Ansatz die Bedeutung der Würde und des respektvollen Umgangs für die an einer Demenz erkrankten Menschen hervorgehoben. Er geht davon aus, dass sich die Bedürfnisse von Menschen mit und ohne Demenz nicht wesentlich unterscheiden und beschreibt in Anlehnung an Winnicott vier globale Kategorien, die Wohlbefinden unabhängig von kognitiven Fähigkeiten ermöglichen:

- Jeder Mensch bedarf der Anerkennung seines Wertes.
- Jeder Mensch möchte tätig sein.
- Jeder Mensch möchte mit anderen in Kontakt treten können.
- Jeder Mensch braucht Hoffnung und Vertrauen.

Im Gegensatz zu nicht kognitiv beeinträchtigten Personen werden Menschen mit Demenz durch das weitere Fortschreiten der Erkrankung immer stärker davon abhängig, dass ihnen diese Kategorien von anderen zur Verfügung gestellt werden. Sie können immer weniger selbst für ihr Wohlbefinden Sorge tragen.

Ein weiterer Bestandteil des person-zentrierten Ansatzes ist die Erfüllung der von Tom Kitwood als zentral benannten Bedürfnisse:

- **Liebe** – ein bedingungsloses Annehmen des Anderen ohne die Erwartung einer Gegenleistung.
- **Trost** – behutsam auf körperlicher Ebene, weniger kognitiver Trost, das Halten der Hand, da sein, mit aushalten.
- **Primäre Bindung** – in einer schutzlosen Situation Menschen Bindung, emotionale Orientierung, Sicherheit und Halt geben.
- **Einbeziehung** – Gemeinschaft erlebbar machen, gemeinsam etwas mit anderen tun können, das Gefühl „Ich bin wichtig" vermitteln.
- **Beschäftigung** – vertraute Tätigkeiten und Erfolgserlebnisse, die das Selbstwertgefühl stabilisieren, anbieten.
- **Identität** – Die Lebensgeschichte mit Worten und Gegenständen zur Verfügung stellen.

Der Status als Person wird nach Kitwood generell durch die Anerkennung anderer im Kontext von Beziehungen verliehen. Er impliziert Anerkennung, Respekt und Vertrauen. Das Personsein wird durch wertschätzende, akzeptierende und einfühlsame Kontakte zu anderen Menschen gebildet und aufrechterhalten. Die Gestaltung einer vertrauensvollen kongruenten Beziehung ist ein gravierender Faktor für die Lebensqualität von Menschen mit Demenz.

Frau Reiners mit 85 Jahren: Der hirnorganische Abbauprozess ist weiter fortgeschritten. Die Vergesslichkeit hat zugenommen, Neues kann sie sich nicht mehr merken, sie beginnt mit etwas und kann es nicht zu Ende führen, erlebt Misserfolge und Frustration. Alltägliche Verrichtungen wie Einkaufen, Essen kochen, Haushalt, sich anziehen sind nicht mehr möglich.
Angehörige finden ihre Schuhe im Kühlschrank, sie kann nicht lange ohne Aufsicht bleiben. Es kommt zu gefährlichen Situationen: Frau Reimers lässt die Herdplatte an, geht über die Straße, ohne zu schauen, findet nicht mehr nach Hause. Sie gefährdet sich und andere. Die Angehörigen sehen sich nicht mehr in der Lage, die häusliche Betreuung aufrecht zu erhalten. Frau Reiners zieht in ein Seniorenzentrum um und muss sich an die dort bestehenden Abläufe anpassen – eine Aufgabe, die sie maßlos überfordert. Sie ist schutzlos geworden, kann nicht sagen, was ihr schadet oder gut tun würde. Ihre Gefühle und spontanen Impulse kann Frau Reiners zunehmend weniger kontrollieren. Sie kann sehr wütend werden ohne erkennbaren Grund, sie kann im nächsten Moment heiter und gut gelaunt sein. Manchmal singt sie laut und weiß alle Texte auswendig, mit ihrem Humor bringt sie eine ganze Gesellschaft zum Lachen. Manchmal ist sie in der Lage, sich intensiv zu beschäftigen, und sieht dabei zufrieden aus.

Demenz, so Kitwood, ist ein Thema, das keinen, der damit zu tun hat, unberührt lässt. Ein Grund dafür ist, dass es im Gegensatz zu vielen anderen Erkrankungen eine hohe Wahrscheinlichkeit gibt, dass wir selbst an einer Demenz erkranken. Das löst Ängste vor der eigenen Gebrechlichkeit, möglichem Kontrollverlust und Abhängigkeit aus.
Durch die unbewusste innerpsychische Abwehr dieser aufkommenden Gefühle kommt es zur Ausgrenzung, Vermeidung von Kontakt oder zur Entpersonalisierung von Menschen mit Demenz. Das geschieht nicht absichtlich, aber genau in dem Moment, in dem die von der Demenz Betroffenen den Anderen als einfühlsamen, verständnisvollen und stabilisierenden Menschen benötigen.
Tom Kitwood geht mit dem Ansatz der positiven Personenarbeit davon aus, je positiver sich Beziehung und Umfeld für den Betroffenen gestalten, desto mehr kann der krank-

hafte Prozess aufgefangen werden. Positive Personenarbeit kann dazu führen, dass trotz Demenz und den damit verbundenen Verlusten ein Leben mit relativem Wohlbefinden möglich ist.

Erkennen und Anerkennen

Menschen mit Demenz brauchen Zeit, um andere Menschen und Dinge zu erkennen. Kontakt vor Funktion ist eine Haltung, die jeder funktionalen Pflegehandlung den Kontakt und die Kontaktaufnahme voranstellt. Durch das aktive Wahrnehmen des Anderen vor dem funktionalen Pflegehandeln wird die Person mit Demenz als Subjekt erkannt und anerkannt. Erst dadurch ist es möglich, ihre Befindlichkeiten und Bedürfnisse situativ zu erkennen und zu beachten.

Frau Reiners sitzt am Tisch und schaut herum.
Kontakt: Eine Pflegekraft nähert sich langsam an, geht auf Höhe der Augen, sucht ihren Blick, wartet, bis Frau Reiners sie wahrgenommen hat und sagt dann: „Guten Tag, Frau Reiners, Sie sitzen hier aber gemütlich, Sie haben einen guten Platz, von hier aus können Sie alles beobachten."
Funktion: „Ich habe Ihnen ein Glas zu trinken mitgebracht, Sie wissen ja, Trinken ist wichtig."

Situationen mit erhöhtem Wohlbefinden schaffen!

Das Gestalten von Situationen, die zu erhöhtem Wohlbefinden führen, nennt Müller-Hergl „Bienchendienste". Gemeint sind damit gezielt fördernde, nährende und wertschätzende Kontakte, die zu einer positiven Emotion führen. Die Summe der Momente, die mit gesteigertem Wohlbefinden verbracht werden, ist mit entscheidend für die Lebensqualität, die Menschen mit Demenz erleben.

Frau Reiners lächelt, wenn sie ein Kompliment für ihre selbst genähte Kleidung bekommt. Sie ist fröhlich wenn eine ihr bekannte Melodie angestimmt wird und sie mitsingen, -summen oder -pfeifen kann. Sie genießt es, wenn ihr die Hände eingecremt werden. Sie strahlt, wenn ihr eine Rose geschenkt wird und sie erzählen kann, dass ihr Vater immer Röschen zu ihr gesagt hat.

Wertschätzend kommunizieren: Integrative Validation

Validation heißt übersetzt „für gültig erklären/wertschätzen". Beim Validieren wird die „subjektive Wirklichkeit", in der sich der demenziell veränderte Mensch befindet, für gültig erklärt, auch wenn diese nicht unserer „Realität" entspricht. Wertgeschätzt werden alle Gefühle, die Menschen mit Demenz empfinden. Beim Validieren steht nicht der Inhalt/Text einer Aussage im Vordergrund, sondern das Gefühl, mit dem der Inhalt ausgesprochen wird.

„Was ist denn bloß los mit mir, ich glaub ich werde verrückt, hier in meinem Kopf ist alles so wie eingefallen. Schwester, werd ich verrückt?" fragt Frau Reiners unvermittelt eine Pflegekraft.

Würde die Pflegekraft auf den Inhalt reagieren, könnte sie die Frage mit „Ja, Sie werden etwas vergesslich", „nein, Sie brauchen sich keine Sorgen machen" oder „das kann ich Ihnen auch nicht sagen" beantworten. Die Unsicherheit, Sorge und Angst, die Frau

Reiners in dieser Aussage auch ausdrückt, bleibt unbeantwortet und die mit den Gefühlen in Zusammenhang stehenden Bedürfnisse nach Halt, Trost und Zuversicht ebenso.

„Frau Reiners, die Frage kann ich Ihnen nicht beantworten, aber ich merke, dass Sie gar nicht wissen, was los ist mit Ihnen. Das alles macht Ihnen Angst. Sie sorgen sich und wissen nicht, wie es weiter gehen soll."
Frau Reiners fühlt sich verstanden, nickt und stimmt den validierenden Sätzen zu. Nicole Richard spricht von dem „paradoxalen Effekt": „Wenn Gefühle nicht wahrgenommen oder geleugnet werden, haben sie die Tendenz, sich stärker zu äußern. Wenn wir Gefühle wahrnehmen und benennen, können belastende Gefühlsmomente ausfließen, sich auflösen, angenehme Momente werden lebendiger." (Richard 2004, S. 9).

Sechs Jahre nach den ersten Symptomen ist die Demenz von Frau Reiners weit fortgeschritten.
Bindungspersonen wie Töchter und Enkel kann sie nicht mehr erkennen, sie hat das Wissen über sich verloren, die Sprache und das Verstehen von Sprache ist verloren, der Sinn und Zweck des Wechsels einer Inkontinzeinlage erschließt sich ihr nicht mehr und löst eine heftige Abwehrhaltung aus, sie hat keine Möglichkeit mehr, bei Unwohlsein oder Schmerz auf sich aufmerksam zu machen oder sich selbst zu helfen. Frau Reiners lebt jetzt in Augenblicken. Vergangenheit und Gegenwart vermischen sich.
Manchmal ist sie verzweifelt, will zu ihrer Mutter, dann wieder sitzt sie in ihrem Sessel und genießt Schokoladeneis mit Eierlikör, singt zur Musik. Sie sucht ihren Ehemann, weint, weil sie ihn nicht findet, im nächsten Moment spricht sie zärtlich mit einer Puppe und entspannt sich.
Frau Reiners ist existentiell abhängig geworden, kann diese Situation aber kognitiv nicht erfassen.

Die Betreuung von Menschen im weit fortgeschrittenen Stadium der Erkrankung ist sehr anspruchsvoll und komplex.
Oft sind in dieser Phase die Bedeutung bestimmter Verhaltensweisen, die Wünsche und die Bedürfnisse der betroffenen Personen nicht deutlich. Die Möglichkeiten, mit dem Erkrankten in Kontakt zu kommen, sind reduziert und entsprechen immer weniger den gewohnten verbalen Mustern. Die Gefahr ist sehr groß, dass Menschen in diesem weit fortgeschrittenen Stadium der Demenz körperbezogen pflegerisch gut versorgt werden, gleichzeitig aber zu wenig nährende wohltuende Kontakte erleben.
Je besser die Beziehung zwischen Pflegenden und den Betroffenen ist, desto besser können die nonverbalen Signale verstanden werden. Kleinste Veränderungen der Atmung, der Gesichtsmimik oder des Muskeltonus gilt es wahrzunehmen.
Voraussetzung für die Arbeit ist es, verstehen und nicht verändern zu wollen. Absichtslos! Verstehen ist ein Sich-berühren-lassen von den Signalen des Anderen. Wenn etwas verstanden ist, ergibt sich die Handlung aus dem Verstehen von selbst.
Frau Reiners Körperkontakt anbieten und sensibel beobachten, ob er gewünscht wird. Wie verändert sich ihre Stimmung, wenn sie ihre Lieblingsmusik hört? Wie reagiert sie darauf, wenn sie einen Rosenkranz in die Hand bekommt? Vielleicht kann sie nichts damit anfangen, vielleicht verzieht sich ihr Gesicht und sie fängt an zu weinen, vielleicht ist es genau das Richtige in dem Moment und sie wird ruhig, beginnt zu beten und findet für einen Moment Trost und Halt in ihrem Glauben.

Es geht darum, sensibel auszuprobieren, die Reaktion zu beobachten und zu reflektieren, was gut ist.

Menschen mit Demenz leiden an einer malignen, unheilbaren Erkrankung, die eine „furchtbare und gewalttätige Krise" (Müller-Hergl) für den Betroffenen darstellt.

Sie sind darauf angewiesen, dass ihnen ein Umfeld zur Verfügung gestellt wird, das ihre körperlichen, sozialen, und emotionalen Bedürfnisse befriedigt, vor allem aber ihr Personsein würdigt, erhält und unterstützt.

Literatur

Kitwood, T. (2000): Demenz. Der personenzentrierte Umgang mit verwirrten Menschen. Bern: Huber

Müller-Hergl, C. (2003): Demenz und Wohlbefinden. Unveröffentlichtes Skript

Müller-Hergl, C. (o. J.): Pflege von Menschen mit Demenz. Unveröffentlichtes Skript

Richard, N. (2004): Integrative Validation. Nachbereitungsskript für den Grundkurs

3.3 Menschen mit fortgeschrittener Demenz in der stationären Altenpflege

Ida Lamp

Über die Situation von Menschen mit fortgeschrittener Demenz in der stationären Altenpflege gibt es nur sehr lückenhafte Kenntnisse, da bislang kaum Studien in Deutschland dazu vorliegen.

Vorhandene Daten werden und wurden insofern fehlinterpretiert, dass Versorgungszahlen meist allgemein auf alle über 65-Jährigen bezogen werden. Bei näherem Hinschauen entdeckt man jedoch, dass mit zunehmendem Alter, z. B. ab 85 Jahren, die Prozentteile der Hochbetagten im Pflegeheim, rasant zunehmen. 40 % der über 95-Jährigen werden nach einer Untersuchung in der Stadt Mannheim dort stationär versorgt; das dürfte durchaus repräsentativ für Deutschland sein. „Die Wahrscheinlichkeit einer Heimaufnahme ist eng an das Lebensalter bzw. an die altersassoziierten Erkrankungen und Behinderungen gekoppelt." (Bickel 1999; Haupt/Kurz 1993).

Die Verweildauer in einer Pflegeeinrichtung ist proportional zum Eintrittsalter, d. h. sie vermindert sich, je älter jemand bei seinem Heimeinzug ist.

Insgesamt lässt sich eine tendenzielle Entwicklung vom Altenheim zum „Sterbehaus" nicht zur Seite schieben (Brüll 2004). „Pflegeheime sind Sterbehäuser!" formulieren Gerhard/Kostrzewa (2009, S. 28) pointiert. Mit der Verlegung in eine Pflegeeinrichtung wird bis zum letzten Moment gewartet, „von vielen Krankheiten gezeichnet, hochaltrig, dement und im Liegendtransport ziehen die neuen Pflegeheimbewohner für immer kürzere Zeit" (ebd.) in die Pflegeeinrichtung ein. Sterben und „Sterbebegleitung wird noch stärker als bisher zur Alltagserfahrung aller im Heim Wohnenden und Arbeitenden" (Brüll 2005, S. 32). Dennoch sind Altenheime nicht per se Pflegeheime und weder Palliativstationen noch Hospize, sondern ein Zuhause für alte Menschen, die dort leben und im günstigsten Fall auch (dort und nicht im Krankenhaus) sterben werden. Allerdings bedürfen sie – so oder so – eines konkreten Konzepts für die palliative Versorgung zu Lebzeiten und insbesondere für die palliative, hospizliche Begleitung sterbender Bewohner. Neben Alten- und Pflegeheimen gibt es schon jetzt ganz unterschiedliche Lebens- und Wohnformen, die den verschiedenen Unterstützungs- und Pflegebedarfen gerecht zu werden versuchen – vom Betreuten Wohnen über Kurz- und Tagespflege bis hin zu unterschiedlichsten Wohngemeinschaftsmodellen. Die Kritiker des bisherigen Systems weisen nachdrücklich darauf hin, dass sich Heime deformierend auf die Persönlichkeit auswirken und wenig bis keine Selbstbestimmung ermöglichen. Sie fordern quartiernahe Wohnkonzepte, die ambulante Pflege und Unterstützungsangebote bereithält (www.bundesinitiative-daheim-statt-heim.de). Wie relevant die bisherigen (traditionellen und neuen) Modelle für fortgeschrittene Demenz sind, kann man momentan wohl kaum definitiv sagen. Nebeneinander werden jedenfalls unterschiedliche Versorgungs- und Lebenskonzepte nötig sein und vielleicht auch spezielle Einrichtungen für die Versorgung sterbender Menschen mit fortgeschrittener Demenz.

Demenzen steigen steil mit dem Lebensalter an, führen zu erhöhten Pflege- und Betreuungsbedarfen und verlaufen in den meisten Ausprägungen progredient bis zum Tod. Das hat zur Folge, dass immer hochbetagtere, demente und damit schwerst pflegebedürftige und betreuungsintensive Bewohner in Pflegeeinrichtungen aufgenommen werden.
In der Öffentlichkeit ist dagegen der Beruf der Altenpflegerinnen nach wie vor wenig mit Ideen von qualifizierter, intellektuell wie emotional hoch anspruchsvoller Pflege verbunden. Er hat eher das Image von „erweiterte(r) Haushaltsführung mit Fäkalienbeseitigung" (Krutsch 1999). Die Fachkraftquote in den Einrichtungen liegt nach wie vor eher niedrig, und oft ist es mühsam, die vorgeschriebenen Quoten von 50 oder 60 % einzuhalten. Gerontopsychiatrisch und palliativ versierte Kräfte mit einem dem Bedarf von Menschen mit fortgeschrittener Demenz angemessenen Pflegeschlüssel müssen das angestrebte Ziel der nahen Zukunft sein, auch wenn zusätzlich Liaison- und Konsiliardienste sowie andere Kooperationsformen (Palliativnetzwerke!) vonnöten sein werden, um eine bessere Versorgung auf Dauer zu erreichen.

Alle Berufsgruppen im Heim (Pflege, Sozialarbeit, Hauswirtschaft) und die im Heim ein- und ausgehenden Besucher aus dem Heimumfeld (Angehörige, Ärzte, Therapeuten, Seelsorger, Bestatter, ehrenamtlich Engagierte u. a.) sind Teile eines multidisziplinären Teams, das sich im Unterschied zur stationären Hospizarbeit und zu Palliativstationen noch gar nicht als solches gefunden hat. Überall sind derzeit die Prozesse im Gange, die Palliativversorgung und Palliativkultur für alte Menschen sicherstellen wollen und insbesondere die palliative Versorgung von Menschen mit Demenz – auch in der Verzahnung von ambulanten, teilstationären und stationären Versorgungsstrukturen – in den Blick nehmen.
Dazu gehören dann nicht nur pflegerische und medizinische Palliativkompetenzen, sondern sowohl Aspekte des Bauens als auch der palliativen Milieugestaltung. (Die Pflegeoase als ein Konzept zur Versorgung von Menschen mit fortgeschrittener Demenz wird in diesem Buch in Kapitel 3.5 vorgestellt).
Beim Versorgungskonzept Demenz-Wohngemeinschaften ist davon auszugehen, dass sich die Wohngemeinschaft binnen dreier Jahre in eine Pflegegemeinschaft wandelt. Die Erfordernisse, Sterben, Tod und Trauer mit Bewohnern und Angehörigen zu besprechen, oder auch über Kooperationen mit HomeCare-, PalliativeCare-Diensten und Hospizbewegung nachzudenken, kommen noch zu wenig in den Blick. Alle Betroffenen aber brauchen Entlastungsangebote und Unterstützung bei den komplexen Prozessen der Entscheidungsfindung.

Implementierungsprozesse palliativer Kultur sind Organisationsentwicklungsprozesse, die ihre Zeit brauchen. Unter den derzeitigen Bedingungen in der stationären Versorgung von Menschen mit fortgeschrittener Demenz sind sie nur sehr schwer zu leisten. Letztlich jedoch führt die Implementierung von Palliativkultur nicht nur zu einer Verbesserung der Versorgungssituation von Menschen mit Demenz, sondern auch zu mehr Mitarbeiterzufriedenheit und Imagegewinn für die Altenhilfe. Für die zukünftige Versorgung von Menschen mit weit fortgeschrittener Demenz ist allen Beteiligten mehr Phantasie zu wünschen. Wenn es stimmt, dass Menschen zuhause sterben wollen und nicht allein (und das ist dann auch für Menschen mit fortgeschrittener Demenz anzunehmen), dürfte einem Blick auf kleinere, dem familialen Lebensmodell entsprechenden, Orientierung und Nähe schaffenden Zusammenwohnen (vielleicht auch integrativ in mehreren nebeneinander liegenden Einheiten) aus Sicht der Verfasserin viel mehr Raum zu geben sein.

Immer gilt: Die handelnden Personen sind in allen Prozessen die wesentlichen Träger von Lebensqualität, sprich Wohlbefinden, von Menschen mit Demenz, und auf deren Qualifizierung – auch im Hinblick auf die notwendigen spezifischen sozialen Kompetenzen – ist das Hauptaugenmerk zu richten.

Palliatives Milieu	
Raumakustik	Überstimulation vermeiden
Licht	angenehme Beleuchtung (Blendungsfreiheit)
Olfaktorische Reize	Gerüche schaffen Atmosphäre! Auch wenn Bewohner sie nicht mehr bewusst wahrnehmen können sollten – natürliche ätherische Öle, natürliche Gerüche: Kaffee, gebackenes Brot etc. dringen ins Unterbewusste durch.
Raumtemperatur und Luftfeuchtigkeit	Thermische Behaglichkeit
Gestalteter Nahbereich	haptisches Element auf Armlehnen; Fellchen, Tücher; dimmbare Steckdosen für Lichterketten im Deckenbereich etc.

Checkliste zur ambulanten palliativpflegerischen und stationären Versorgung von Menschen mit fortgeschrittener Demenz (Altenhilfe) – Wo stehen wir?
- Wie definieren wir Sterben – wann beginnt für uns Sterbebegleitung?
- Haben wir ein Konzept/Leitbild zur palliativen Versorgung bzw. hospizlichen Begleitung? (Wie wird es gelebt?)
- Welche Partner haben wir in der Versorgung Sterbender?
  - Arbeiten wir mit einem Palliativmediziner zusammen?
  - Nehmen wir palliativ-pflegerische Beratung in Anspruch?
  - Haben wir Kooperationspartner im Bereich der Hospizbewegung oder eigene qualifizierte Ehrenamtliche zur Begleitung sterbender Menschen mit fortgeschrittener Demenz?
  - Arbeiten unsere Bereiche (Gruppenübergreifender Dienst, Hauswirtschaft, Pflege) in der Versorgung von Menschen in der Lebensend-Phase in geklärten Strukturen (Zuständigkeiten, Abläufe, Standards, Konzept, gelebtes Miteinander) gut zusammen?
  - Sind unsere externen Partner in anderen Bereichen der Therapie (Physiotherapie, Ergotherapie) in PalliativeCare geschult und in die internen Abläufe gut eingebunden?
  - Sind wir in einem Palliativnetzwerk eingebunden?
  - Haben wir ein gemeinsames Verständnis der Versorgung entwickelt?

- Wie steht es um die kommunikative und rituelle Kompetenz unserer Mitarbeitenden?
  - Sind Mitarbeitende in Integrativer Validation oder Basaler Kommunikation geschult und nutzen sie die Kenntnisse in der Praxis?
  - Sind Mitarbeitende in Basaler Stimulation geschult? Nutzen sie sensorische, taktile und nicht auf kognitive Leistungen ausgerichtete Formen der Begegnung, des Kontakts mit Menschen mit weit fortgeschrittener Demenz?
- Wie steht es um das Schmerzmanagement bei Menschen mit weit fortgeschrittener Demenz?
  - Nutzen wir Schmerzassessments?
  - Ist die medikamentöse Schmerzbehandlung sichergestellt?
- Wie steht es bei uns mit dem Thema Ernährung? Wie viele Menschen haben Ernährungssonden?
- Welche Konzepte haben wir zur Versorgung von Dekubitus bei Menschen am Lebensende?
- Wie kommunizieren wir unsere Pflegekonzepte mit den Angehörigen? Wie beziehen wir Angehörige in die Pflege und Begleitung Sterbender ein?
- Haben wir Konzepte zu ethischer Entscheidungsfindung?
- Wie gehen wir um mit Antibiotikabehandlung bei Menschen mit weit fortgeschrittener Demenz?
- Wie gehen wir um mit Krankenhauseinweisungen bei Menschen mit weit fortgeschrittener Demenz?
- Wie beziehen wir die spirituellen Aspekte der Versorgung von Sterbenden in unsere Arbeit ein?

„Es muss sichergestellt werden, dass *keine neuen Heime für behinderte und ältere Menschen* gebaut werden. Denn mit dem Bau neuer Heime werden meist Fakten für mehrere Jahrzehnte und institutionelle Strukturen geschaffen, die Ausgrenzung und Abhängigkeit verursachen. Bestehende Heimplätze und Heime müssen gezielt und mit konkreten Zeitplänen abgebaut und durch ambulante Alternativen ersetzt werden. Dieser Prozess muss konsequent vorangetrieben werden. (...) Niemand will in einem „Heim" leben, wenn ihm ambulante Alternativen zur Verfügung stehen, die seine Hilfebedarfe decken. Selbst gut geführte „Heime" können durch ihre zwangsläufigen strukturellen Grenzen niemals ein Leben mitten in der Gemeinde ersetzen." (Thesenpapier der Bundesinitiative „Daheim statt Heim" http://www.bundesinitiative-daheim-statt-heim.de/positionen.php, Zugriff am 22.06.2009)

Grundsätze der Sterbebegleitung im Altenheim Reginenhaus Rhynern
(erarbeitet von einer Arbeitsgruppe aus haupt- und ehrenamtlichen Mitarbeitenden sowie Angehörigen unter Leitung von Ida Lamp)
- Wir akzeptieren, was ein Bewohner für sich als Sterben annimmt und ausdrückt.
- Wir respektieren alle Auffassungen unserer Bewohner und ihrer Angehörigen bezogen auf Sterben und Tod.
- Wir als Einrichtung akzeptieren die Grenze Endlichkeit, die uns Menschen gesetzt ist. Deshalb setzen wir uns für Therapiebegrenzung im Sterbeprozess ein bei bestmöglicher Pflege und Schmerztherapie. Die Mitarbeiter bemühen sich, darauf

hinzuwirken, dass bereits im Vorfeld Absprachen und Vereinbarungen mit dem Bewohner und seinen Angehörigen betreffend einer Verschlechterung des Gesundheitszustandes des Bewohners getroffen werden (z. B. Krankenhauseinweisung, Magensonde usw.).

- Wir haben Respekt vor dem niedergelegten Willen eines Bewohners (sei es als Patientenverfügung oder als mündliche Verfügung, die wir in der Dokumentation schriftlich festhalten) und vor seinen beauftragten Vertretern (seien sie durch eine Gesundheitsvorsorgevollmacht rechtlich bestimmt oder als Angehörige als unsere Hauptansprechpartner benannt).
- Wir lehnen aktive Sterbehilfe ab.
- Wir versuchen ethische Fragestellungen differenziert zu betrachten und zum Wohle des Bewohners zu entscheiden. Dabei leitet uns immer der Leitsatz: „Leiden beseitigen, nicht den Leidenden!"
- Wir ermöglichen Sterben in einem geschützten, intimen Raum. Der Sterbende bleibt für uns bis zuletzt Teil der Lebensgemeinschaft Reginenhaus. Die Mitarbeiter tragen Sorge, dass der Sterbende und alle im Reginenhaus, die von seinem Tod betroffen sind, sich in ihrem Umfeld wohl fühlen (Musik, Ruhe, Düfte, Abschirmung im Doppelzimmer, offene oder geschlossene Zimmertür usw.).
- Der Tod einer Bewohnerin im Reginenhaus wird nicht still und heimlich „abgehandelt". Der Tod gehört zu unserem Leben und der oder die Tote hat zu unserem Leben im Reginenhaus gehört. So nimmt das ganze Haus Abschied, wenn eine Bewohnerin/ein Bewohner verstorben ist.

Gemäß unserem Leitbild sehen wir in jedem Menschen ein Ebenbild Gottes, unabhängig von seiner Herkunft, seiner Biographie und seiner religiösen Orientierung. Die individuelle Begleitung des Sterbenden und seiner Angehörigen in einem für sie würdigen Rahmen ist uns ein besonderes Anliegen.
Im Reginenhaus werden sterbende Menschen und ihre Angehörigen durch ein multiprofessionelles Team von haupt- und ehrenamtlichen Mitarbeitern begleitet.

Literatur

Bäuerle, K. (2007): Palliatives Milieu: Umgebungsgestaltung in der letzten Lebensphase. In: DeSS-orientiert 1/07, S. 17–21

Beckers, D. (2006): Dasein, wenn es still wird – Die Nachhaltigkeit der implementierten Palliativbetreuung in der stationären Altenhilfe. In: www.bayerische-stiftung-hospiz.de

Bickel, H. (1999): Demenzkranke in Alten- und Pflegeheimen: Gegenwärtige Situation und Entwicklungstendenzen. Digitale Bibliothek der Friedrich-Ebert-Stiftung, Bonn: http://www.fes.de/fulltext/asfo/00234004.htm (Zugriff am 22.06.2009)

Brüll, H.-M. (2005): Sterbebegleitung im Heim. Eine qualitative Erkundungsstudie zur Situation und zu Werteinstellungen von Mitarbeiterinnen und Mitarbeitern in der stationären Altenhilfe, Schriften des Instituts für Bildung und Ethik (IBE) der Pädagogischen Hochschule Weingarten, Nr. 4, o.J. www.ub.uni-konstanz.de/opus-hsbwgt/volltexte/2005/13/pdf/Druckfassung_sterbebegleitung_im_Heim1.pdf (Zugriff am 02.06.2009)

Bundesarbeitsgemeinschaft Hospiz (Hrsg.) (2006): Hospizkultur im Alten- und Pflegeheim – Indikatoren und Empfehlungen zur Palliativkompetenz. Wuppertal

Bundesarbeitsgemeinschaft Hospiz: http://www.hospiz.net/themen/hospizkultur.pdf (Zugriff am 22.06.2009)

DeSSorientiert 2 (2006): „Menschen mit Demenz in ihrer letzten Lebensphase" http://www.demenz-support.de/materialien/DeSSorientiert_November2006.pdf (Zugriff am 22.06.2009)

Feldhammer, B./Müller, M./Rass, R. (2008): Wenn Daheim ein Heim ist. Hospizliche Begleitung in Einrichtungen der Altenhilfepflege. Ein Leitfaden für Ambulante Hospizdienste nach 39a SGB V. Bonn: Palliamed

Fussek, C./Loerzer, S. (2005): Alt und abgeschoben. Der Pflegenotstand und die Würde des Menschen. Vorw. v. Dieter Hildebrandt. Freiburg: Herder

Fussek, C./Schober, G. (2008): Im Netz der Pflegemafia. Wie mit menschenunwürdiger Pflege Geschäfte gemacht werden. München: Bertelsmann

Gerhard, Ch./Kostrzewa, S. (2009): Das Palliative Care Mapping-Verfahren. In: Dr. med. Mabuse 179, S. 28–29

Haupt, M./Kurz, A. (1993): Predicators of nursing home placement in patients with Alzheimer's disease. International Journal of Geriatric Psychiatry 8, S. 741–746

Heimerl, K./Heller, A./Kittelberger, F. (2005): Daheim sterben. Palliative Kultur im Pflegeheim. Freiburg: Lambertus

Heller, A./Heimerl, K./Huseboe, S. (Hrsg.) (2007): Wenn nichts mehr zu machen ist, ist noch viel zu tun. Wie alte Menschen würdig sterben können. 3. Aufl. Freiburg: Lambertus

Kittelberger, F. (2002): Leben bis zuletzt in Alten- und Pflegeheimen – Ein Leitfaden für alle, die über die Implementierung von Palliativbetreuung und Hospizarbeit in Einrichtungen der Stationären Altenhilfe nachdenken. Bayreuth: Bayrische Stiftung Hospiz

Koppe-Schmidt, M. (1999): Sterbebegleitung alter Menschen. Digitale Bibliothek der Friedrich-Ebert-Stiftung: http://www.fes.de/fulltext/asfo/00233005.htm (Zugriff am 02.06.2009)

Kottnik, R./Mayer, C. (Hrsg.) (2000): Vernetzte Sterbebegleitung im Altenpflegeheim – Leitgedanken für eine lernende Organisation und Curriculum für Hauptamtliche MitarbeiterInnen. Veröffentlichung der Diakonischen Akademie Deutschland, des Diakonischen Werks der Evangelischen Kirche in Deutschland und des Deutschen Evangelischen Verbands für Altenarbeit. Berlin

Krutsch, U. (1999): Alzheimer-Kranke in der stationären Altenpflege. Digitale Bibliothek der Friedrich-Ebert-Stiftung: http://www.fes.de/fulltext/asfo/00234006.htm (Zugriff am 25.06.2009)

Reginenhaus Rhynern (Hrsg.) (2007): Zufriedenheit und Ehrenamt – Zwei, die sich brauchen, Hamm-Rhynern: Selbstverlag, zu beziehen über: ehrenamt@reginenhaus.de

Reginenhaus Rhynern (Hrsg.) (2007): KEA aktuell Extra, Abschlusspublikation zum Modellprojekt Kompetent für Ehrenamt und Altern.

Orth, C./Alsheimer, M. (2005): „…nicht sang- und klanglos gehen." Abschlussbericht über die Implementierungsphase von palliativer Versorgung und Hospizidee im Alten- und Pflegeheim Leonhard-Henninger-Haus, München. Bayreuth: Bayerische Stiftung Hospiz (Arbeitshilfen 5)

Radzey, B. (2007): Überblick: Diskussionsstand zum Thema „Pflegeheime: Lebensräume bis zum Ende". In: DeSSorientiert 1/07, S. 6–16

Warnken, C. (2007): Palliativpflege in der stationären Altenpflege. Organisationsentwicklung, Qualitätsmanagement und Sterbebegleitung – drei Bausteine einer modernen Unternehmenskultur. Hannover: Schlütersche

Wilkening, K./Kunz, R. (2005): Sterben im Pflegeheim. Perspektiven und Praxis einer neuen Abschiedskultur. 2. Aufl. Göttingen: Vandenhoeck und Ruprecht

Wilkening, K. et al. (1999): Vernetzte Sterbebegleitung im Altenpflegeheim – Leitgedanken für eine lernende Organisation. In: Kottnik, R./Mayer, C. (Hrsg.) Vernetzte Sterbebegleitung im Altenpflegeheim. Teil I: Leitgedanken/Teil II: Curriculum. Berlin: Diakonische Akademie Deutschland, S. 7–22

Wittenzeller, M. (2007): Sterben und Tod in der Institution Altenheim – Eine qualitative Untersuchung zum Umgang mit Sterben und Tod bei Heimbewohnern und Pflegepersonal (Broschiert), Grin-Verlag

3.4 Zur Situation von Menschen mit Demenz im Krankenhaus

Christine Riesner

Die steigende Zahl älterer Menschen in der Gesamtbevölkerung lässt auch den Anteil von Menschen mit milder kognitiver Einschränkung (MCI), Delir oder Demenz ansteigen. Natürlich finden sich dementsprechend auch mehr dieser Patienten in allen Abteilungen einer Klinik. Schätzungen zur Anzahl demenzkranker Menschen im Krankenhaus variieren. Kleina/Wingenfeld (2007) nennen ca. 10 % demenzerkrankter Patienten, Douglas-Dunbar/Gardiner (2007) gehen davon aus, dass ein typisches Krankenhaus mit 500 Betten ca. 102 Demenzpatienten versorgt (20,4 %) und ca. 66 Patienten mit einem Delirium, andere Studien bestätigen einen Anteil von 8–27 % (Lyketsos et al. 2000). Die Prävalenzzahlen lassen sich nicht exakt bestimmen, dies macht einen Teil des Problems aus. Häufig liegt bei Krankenhauseinweisung keine Diagnose vor, und während des Aufenthalts besteht wenig Zeit und Interesse, eine aufwändige Diagnostik zu starten, wenn die entstehenden Kosten nicht gedeckt sind und dies dem konkreten Behandlungsprozess nicht dienlich erscheint.

Unterschieden werden muss ein Aufenthalt mit einer Hauptdiagnose Demenz, währenddessen die Demenz behandelt wird, und ein Krankenhausaufenthalt wegen anderer Gebrechen mit einer Nebendiagnose Demenz. In einem Krankenhaus-Projekt in NRW wurden 2,1 % Patienten mit Hauptdiagnose Demenz behandelt, 97,9 % der Patienten erhielten eine Nebendiagnose Demenz (Kleina/Wingenfeld 2007).

In diesem Kapitel wird der Begriff Demenz ohne Differenzierung der tatsächlichen kognitiven Leistungseinbußen der Person benutzt und die pflegerische Versorgung behandelt. Dieser Beitrag bearbeitet drei Problem-Ebenen:
- den mangelnden Informationsfluss,
- die mangelnde Milieugestaltung und
- Mängel in der Konzeption des Umgangs mit Angehörigen.

Diese Aussagen beziehen sich vornehmlich auf die Versorgung in Akutkrankenhäusern. Thematisiert wird demnach z. B. die Behandlung auf einer inneren Abteilung oder in einem chirurgischen Feld eines Krankenhauses, bei der die Demenz nicht primär in den Blick genommen wird. Pflegende in Akutkrankenhäusern sind im Umgang mit Menschen mit Demenz nicht geschult. Diese Patientengruppen benötigen jedoch speziell ausgerichtete sprachliche und körpersprachliche Kommunikationstechniken, sonst gelingt die Verständigung häufig nicht. Patienten drohen dann in zwei Gruppen eingeteilt zu werden, in die „angenehmen und akzeptablen Patienten" und in die „schwierigen und nicht akzeptablen Patienten" (Norman 2006, S. 458). In einer US-amerikanischen Studie zur Aufenthaltsdauer in einem Krankenhaus wurde festgestellt, dass bei betroffenen Patienten zuerst psychische Symptome wie z. B. Verwirrtheit auffallen, danach werden herausfordernde Verhaltensweisen (Halek/Bartholomeyczik 2006) sichtbar, und diese scheinen dann die Ursache für eine Verlängerung des Krankenhausaufenthalts zu sein (Saravay et al. 2004, Huusko et al. 2000). Das Krankenhaus stellt zudem eine „Weichenstellung" für Patienten mit Demenz dar, denn während des Aufenthalts können kognitive Einschränkungen sichtbar werden, die vorher nicht aufgefallen sind, oder bereits bekannte Einschränkungen verschlimmern sich gravierend. Dies wiederum bewirkt, dass Patienten durch ihr herausforderndes Verhalten nicht mehr nachhause, sondern in ein Heim entlassen werden. Dabei stellt das Krankenhaus aus Sicht des Patienten einen erheblichen

Stressfaktor dar, der aus unverständlichen Ablaufroutinen, Untätigsein, nicht erfüllbaren Anforderungen, Kommunikationsstörungen und natürlich der Erkrankung, die zur Einweisung geführt hat, verbunden mit möglichen Schmerzen, gebildet wird. Der Krankenhausaufenthalt selbst droht also die Symptome zu verstärken (Raabe 2007; Riesner 2008), und es besteht ein Risiko, dass der Patient das Krankenhaus in einem schlechteren Zustand verlässt, als er es betreten hat (Kleina/Wingenfeld 2007; Riesner 2008).

3.4.1 Der Informationsfluss

Eine der wesentlichen Voraussetzungen für eine angemessene Behandlung von Patienten mit Demenz ist der Erhalt und die Weitergabe relevanter Informationen. Neben den medizinischen Daten werden bei Aufnahme des Patienten eine Reihe von Informationen zur Person, zu den kognitiven Einschränkungen, zu bisherigen Fähigkeiten und Gewohnheiten etc. benötigt. Diese Kenntnisse erleichtern die weitere Planung des Behandlungsaufenthalts (Kleina/Wingenfeld 2007). Das Verhalten des Patienten kann sich im Krankenhaus durchaus anders entwickeln, als geschildert wurde. Die Aufmerksamkeit der Mitarbeiter ist also auch mit Vorkenntnissen gefordert. Doch ohne Informationen kann im Krankenhaus nicht geplant werden. Mängel in der Orientierungsfähigkeit, in der Selbstständigkeit oder im Verstehen von Situationen werden erst erkannt, wenn bereits Krisen eingetreten sind. Dies bedeutet für den Patienten eine extreme Belastung, denn emotionale Stresszustände beinhalten das Risiko herausfordernder Verhaltensweisen wie Unruhe, wiederholtes Rufen u. a. Dies wiederum führt dann möglicherweise zu einer Ruhigstellung durch Medikamente oder Fixierungen.

Fehlende Informationen bilden ein zentrales, mehrdimensionales Dilemma für den Krankenhausaufenthalt ab. Häufig bestehen einerseits in den Akutkrankenhäusern noch keine Strukturen, um erhaltene Informationen in die Planungen einfließen zu lassen. Andererseits scheinen sich auch die Informationsgeber wie Hausarzt, ambulante oder stationäre Pflege und Angehörige schwer zu tun, die relevanten Informationen bei Bedarf bereit liegen zu haben (Raabe 2007; Riesner 2008).

3.4.2 Die Milieugestaltung

Menschen mit Demenz können häufig nicht mehr verstehen, dass sie in einem Krankenhaus sind und warum sie dort sein müssen. Der Alltag mit seinen Routinen ist ihnen fremd, und es ist – nebenbei gesagt – auch für Patienten mit guter kognitiver Leistungsfähigkeit nicht immer leicht, sich an die Strukturen und Abläufe eines Krankenhauses zu gewöhnen. Bei schwindender kognitiver Leistung lassen sich viele äußere Bedingungen, die unvertraut sind, nicht mehr erklären. Die betroffenen Menschen werden ängstlich oder unruhig, sie wollen das Krankenhaus verlassen.

Ein wesentliches Risiko für den Krankenhausaufenthalt bei Demenz entsteht durch diese herausfordernden Verhaltensweisen und deren Folgen: apathisches oder unruhiges Verhalten, welches wiederum für Ess- und Trinkstörungen sorgen kann. Durch gestörtes Ess- und Trinkverhalten wird vermehrt eine PEG-Ernährungssonde (Percutane Endoskopische Gastrotomie) gelegt. Dies hat wiederum massive Einschränkungen für den Patienten zur Folge und scheint eine Heimunterbringung nach Krankenhausaufenthalt wahrscheinlicher zu machen (Meier et al. 2001). Wanderung mit einer Weglauftendenz tritt ebenfalls als herausfordernde Verhaltensweise auf. Eine dritte Problematik besteht darin, dass Patienten mit Demenz sich aufgrund ihrer Orientierungs- und Gedächtnisstörungen nicht an die Therapieanweisungen halten können und damit den Genesungsprozess gefährden. Somit stellen die kognitiven Einschränkungen, die eine Demenz ausmachen (Gedächtnisstörungen, Sprachstörungen, motorische Einschränkungen, Störungen im Bereich Planen und Organisieren, Störungen der Orientierung u. a.) genau die Gefährdungsebenen dar, die bei Demenz ein Risiko darstellen. Über die Häufigkeit der Anwendung freiheitsentziehender Maßnahmen und medikamentöser Sedierungen liegen keine Zahlen vor. Es ist jedoch anzunehmen, dass dies ein deutliches Risiko für Menschen mit Demenz im Krankenhaus darstellt.

Mitarbeiter aus allen Bereichen der pflegerischen Versorgung benennen die Notwendigkeit der Milieugestaltung (Riesner 2008), mit der eine vertrautere Atmosphäre für Menschen mit Demenz geschaffen werden soll. Das Ziel ist, dass durch eine vertrautere Umgebung und Beschäftigungsangebote mehr Sicherheit und Geborgenheit für den Patienten entstehen kann. Dadurch werden herausfordernde Verhaltensweisen minimiert, und der nächtliche Schlaf gelingt besser. Die konkreten Maßnahmen der Milieugestaltung sind weit gespannt und unterliegen den räumlichen, personellen und finanziellen Bedingungen eines Krankenhauses. Es finden sich in Deutschland bisher nur wenige Beispiele für Demenz-Milieus in Krankenhäusern (Detert 2007; Raabe 2007).

3.4.3 Einbeziehung von Angehörigen

Auf einem regionalen ärztlich-pflegerischen Qualitätszirkel zum Thema wurde festgestellt, dass es außerordentlich unüblich und paradox wäre, wenn ein Kind allein ins Krankenhaus eingeliefert würde. Bei Menschen mit Demenz kommt dies hingegen häufig vor, wobei die Abhängigkeit gegenüber sorgenden Personen und die Unfähigkeit, unbekannte Situationen allein bestehen zu können, vergleichbar zur Lebenssituation eines Kindes sind.

Angehörige, so sie zuständig und bereit sind, sollten also mit ins Krankenhaus aufgenommen werden. Diese Praxis wird als „Rooming In" bezeichnet. Für Deutschland finden sich Angehörigenberichte, welche die Notwendigkeit belegen, sie in den Krankenhausalltag einzubeziehen. In diesen Berichten wird auch angemerkt, dass die Abläufe nicht patientenorientiert sind und Mühe bereiten. So wurde ein Patient mit Demenz mit seinem Angehörigen viel zu früh einbestellt. Das Bett war noch nicht fertig, und in der langen Wartezeit wurde der Patient unruhig. Dies wiederum war eine schlechte Ausgangssituation für die später noch anstehenden Untersuchungen (Raabe 2007). Auch wenn keine Mitaufnahme der Angehörigen erfolgt, können Arztgespräche oder Untersuchungen durch sie vorbereitet und begleitet werden. Hier stellen Krankenhausmitarbeiter wie Angehörige fest, dass der Krankenhausalltag dem oft zuwiderläuft. Informationen werden nicht ausreichend an Angehörige weiter gegeben, und sie werden nicht strukturiert einbezogen. So können einige Stunden Aufenthalt für begleitende Angehörige zu einem immens anstrengenden Geschehen werden (Kleina/Wingenfeld 2007). Die Einbeziehung von Angehörigen benötigt Zeit und Kommunikationsbereitschaft (Douglas-Dunbar/Gardiner 2007). Es entsteht insgesamt der Eindruck, als sei der Krankenhausbetrieb eine mächtige, diffus ablaufende Maschinerie, auf die einzelne Menschen keinen Einfluss nehmen können. Daher soll an dieser Stelle eine wesentliche Forderung in Bezug auf Krankenhäuser vorweg genommen werden. Die Entwicklung angemessener Versorgungskonzepte bei Demenz ist die zentrale Aufgabe des Krankenhausmanagements und bezieht alle Berufsgruppen ein. Sie kann nicht an einzelne Berufsgruppen und eingegrenzte Stationen delegiert werden.

Nicht alle Menschen mit Demenz haben Angehörige, und nicht alle Angehörigen sind für das Krankenhaus ansprechbar. Hier entstehen gegenwärtig Ideen, wie Begleitdienste organisiert werden können. Möglicherweise lassen sich ehrenamtlich tätige Bürger im Rahmen niedrigschwelliger Angebote einbeziehen. Speziell für Menschen mit Demenz oder Delir zuständiges Personal kann Betreuungsaufgaben erfolgreich übernehmen, wenn der Auftrag klar definiert ist. In einem geriatrischen Team konnte die Delir-Rate und die Liegezeit der Patienten mit speziellen Betreuungskräften deutlich gesenkt werden (Rammoser 2008).

Zum Abschluss dieses Kapitels muss betont werden, dass die hier skizzierten Themenfelder nur ein Aufriss der Problematik sein können und den Versuch darstellen, die wesentlichen Themen anzusprechen, die aktuell diskutiert werden und bei denen modellhaft Entwicklungen geprobt werden. Nicht thematisiert wurde das Entlassungsmanagement und ethische Entscheidungsfindungen (Brindle/Holmes 2004) im Rahmen der medizinisch-pflegerischen Behandlung von Menschen am Lebensende (end of life care). Die dargestellten Risiken für die Patienten mit Demenz potenzieren sich allerdings, je weiter die kognitive Einschränkung fortschreitet. Daher sollte eine Krankenhauseinweisung mit fortschreitender Demenz – wenn irgend möglich – mit den behandelnden und pflegenden Mitarbeitern abgesprochen werden, um die Chancen für die gelingende Behandlung zu erhöhen. Geschieht dies nicht, entwickelt sich die Gefahr eines langwierigen Krankenhausaufenthalts, der dem Patienten womöglich in der Bilanz mehr schadet als nutzt (Riesner 2008), oder aber der Patient wird ohne Abklärung umgehend wieder entlassen, weil das Krankenhaus keine angemessenen Informationen hat und der Patient sich nicht äußern kann. Dies ist aus Sicht des Patienten eine große Strapaze, die vermieden werden sollte.

Zusammenfassend entwickelt sich allmählich die Erkenntnis, dass Versorgungsthemen chronisch kranker Menschen nur multidisziplinär und sektorenübergreifend implementiert werden können. Dabei gestaltet sich die Praxisentwicklung momentan allerdings wesentlich langsamer, als die demografische Entwicklung dies eigentlich erfordert.

Literatur

Brindle, N./Holmes, J. (2004): Capacity and coercion: dilemmas in the discharge of older people with dementia from general hospital settings. In: Age and Ageing; VOL 34; S. 16–20

Detert, E. (2007): Nach dem Frühstück wird vorgelesen. Tagesbetreuung für demenzkranke im Gemeinschaftskrankenhaus Herdecke. In: Pflegen : Demenz; VOL 3; S. 24–26

Douglas-Dunbar, M./Gardiner, P. (2007): Support for carers of people with dementia during hospital admission. In: nursing older people; VOL 19; S. 27–30

Halek, M./Bartholomeyczik, S. (2006): Verstehen und Handeln. Forschungsergebnisse zur Pflege von Menschen mit Demenz und herausforderndem Verhalten. Hannover: Schlütersche

Huusko, T. M./Karppi, P./Avikainen, V./Kautiainen, H./Sulkava, R. (2000): Randomised, clinically controlled trial of intensive geriatric rehabilitation in patients with hip fracture: subgroup analysis of patients with dementia. In: BMJ; VOL 321; 1107–1111

Kleina, T./Wingenfeld, K. (2007): Die Versorgung demenzkranker älterer Menschen im Krankenhaus. Veröffentlichung des Instituts für Pflegewissenschaft an der Universität Bielefeld (IPW)

Lyketsos, C. G./Sheppard, J.-M. E./Rabins, P. V. (2000): Dementia in Elderly Persons in a General Hospital; In: Am J Psychiatry; VOL 157; S. 704–707

Norman, R. (2006): Observations of the experiences of people with dementia on general hospital. In: Journal of Research in Nursing 2006; VOL 11; S. 453–465; DOI: 10.1177/1744987106065684

Meier, D.E. MD/Ahronheim, J.C./Morris, J./Baskin-Lyons, C./Morrison, R.S. (2001): High Short-term Mortality in Hospitalized Patients With Advanced Dementia Lack of Benefit of Tube Feeding. In: Arch Intern Med. VOL 161; S. 594–599

Raabe, H. (2007): Wenn eine „Nebendiagnose" den Krankenhausalltag verändert: Patienten mit Demenz – von neuen Konzepten, aktuellen Modelle und vielen Erfahrungen. In: Pro Alter; VOL 1; S. 7–15

Rammoser, I. (2008): Spezialisierte Betreuung von an Demenz Erkrankten für den OP: „Mehr als nur Händchenhalten". Interview mit Simone Gurlit. In: Pflegezeitschrift; 3/08; S. 130–132

Riesner, C. (2008): Herausforderungen in der pflegerischen Versorgung demenzerkrankter Menschen. Probleme und Wissensbedarfe bei der Überleitung und Entlassung von Menschen mit Demenz. Dialogzentrum Demenz der Universität Witten/Herdecke; http://medizin.uni-wh.de/fileadmin/user_upload/modules/Fakultaeten/Fakultaet_fuer_Medizin/Pflegewissenschaft/Dialogzentrum_Demenz_DZD/Downloads/Arbeitspapiere/Ueberleitung_und_Entlassung.pdf; (Zugriff a, 07.07.2009)

Saravay, S.M./Kaplowitz, M./Kurek, J. et al. (2004): How Do Delirium and Dementia Increase Length of Stay of Elderly General Medical Inpatients? In: Psychosomatics; VOL 45 (3); S. 235–242

3.5 Pflegeoase – ein Konzept zur Versorgung von Menschen mit Demenz am Lebensende

Peter Dürrmann

Das Seniorenzentrum Holle ist eine private vollstationäre Pflegeeinrichtung für 69 Menschen. Das Haus wurde 2002 mit einer klaren baulichen und inhaltlichen Ausrichtung für Menschen mit Demenz in den unterschiedlichsten Stadien der Erkrankung eröffnet. Von Beginn an bestand zudem ein spezialisiertes Angebot für schwerst demenzerkrankte Bewohner mit einer ausgeprägten Mobilität bei gleichzeitig stark herausforderndem Verhalten.

Das räumliche Umfeld der Einrichtung zeichnet sich durch großzügige Gemeinschaftsflächen aus, die insbesondere mobilen Menschen mit Demenz den notwendigen Freiraum zur Bewegung bieten. Die Betreuung erfolgt entsprechend der Krankheitsstadien sowie der Bedürfnisse der Bewohner in vier homogenen Wohngruppen die sich über zwei Etagen verteilen. Hierzu trat im Herbst 2006 die Pflegeoase als weiteres im Folgenden dargestelltes Angebot hinzu.

WB 1. Besondere Stationäre Dementenbetreuung (18 Bewohner)

WB 2. Mobile Bewohner mit einer leichten bis mittelschweren Demenz (15 Bewohner)

WB 3. Bewohner mit einer mittelschweren bis schweren Demenz zum Teil mit einer zunehmenden Immobilität (15 Bewohner)

WB 4. Schwerstpflegebedürftige immobile Bewohner mit einer weit fortgeschrittenen Demenz (15 Bewohner) in ihrer letzten Lebensphase – Oase (6 Bewohner)

Grundlage für das Betreuungskonzept waren die von 1994 bis 2001 gesammelten positiven Erfahrungen mit dem Segregationsansatz im Seniorenpflegeheim Polle. Im Wesentlichen basierte die Arbeit auf den wegweisenden Erkenntnissen aus der Evaluation des Modellprogramms stationärer Dementenbetreuung in Hamburg (Damkowski et al. 1994).

Das Seniorenzentrum Holle verfügte bereits bei seiner Eröffnung über zwei gesonderte Leistungs- und Qualitätsvereinbarungen (LQV) nebst den ergänzenden Entgeltvereinbarungen, um den inhaltlichen Zielsetzungen gerecht zu werden. So konnte z. B. im Bereich der Besonderen Stationären Dementenbetreuung ein Personalschlüssel von 1:1,5 für die Pflege realisiert werden. Ergänzend kam eine Teilzeitstelle für eine Hauswirtschafterin hinzu (Dürrmann 2005). Der Schwerpunkt unserer inhaltlichen Entwicklungsarbeit lag auf dem Bereich der Qualifizierung der Mitarbeiter im Umgang mit mobilen Menschen mit Demenz sowie der Frage, wie eine grundpflegerische Versorgung bei herausforderndem Verhalten gelingen kann.

3.5.1 Betreuungskonzept

Die Hausphilosophie des Seniorenzentrums Holle wird geprägt durch das in der Behindertenhilfe ausdifferenzierte Normalisierungsprinzip. Diesem konzeptionellen Ansatz sind alle Mitarbeiter der Einrichtung verpflichtet.
Normalisierung als Leitvorstellung für das soziale, pädagogische und pflegerische Handeln besagt: Menschen mit geistigen, körperlichen oder seelischen Beeinträchtigungen sollen ein Leben führen können, das dem ihrer nicht-behinderten Mitbürger entspricht. Kurz: ein Leben so normal wie möglich (Thimm 1994). Für die Mitarbeiter bedeutet dies anzuerkennen, dass es nicht um unsere subjektive Normalität, um unsere eigenen Normen und Wertvorstellungen geht, sondern um die Erlebenswelt und Sichtweise der Menschen mit Demenz. Es geht um die Akzeptanz der Individualität, um die Möglichkeit, „anders" zu sein, „anders" zu denken und zu leben.
Unser Verständnis ist es, dass alle Mitarbeiter der Einrichtung Bestandteil des Konzepts sind, also auch die der Hauswirtschaft, Küche, Verwaltung sowie der Hausmeister. Alle Beschäftigten verfügen über Grundkenntnisse zum Krankheitsbild Demenz und einen Grundkurs zur Integrativen Validation, damit eine annehmende, akzeptierende und wertschätzende Haltung lebbar wird.

Im Bereich der Pflege sind die Mitarbeiter darüber hinaus zur Basalen Stimulation, dem Bobath-Konzept sowie der Kinästhetik intensiv mittels regelmäßiger Inhouseseminare und Vertiefungstage geschult.
Zur Absicherung des differenzierten, bezugspflegeorientierten Konzepts besteht ein Einzugs- und Umzugsmanagement. Das Seniorenzentrum Holle wird bei seiner Arbeit neben den Hausärzten von unterschiedlichen Fachärzten, die regelmäßige Visiten durchführen, begleitet. So obliegt z. B. die medikamentöse Versorgung mit Psychopharmaka und Neuroleptika für alle Bewohner einzig dem Facharzt für Neurologie und Psychiatrie.

3.5.2 Der Entwicklungsschritt zur Oase

Trotz des differenzierten Betreuungskonzepts stellten wir 2005 bei den Mitarbeitern eine wachsende Unzufriedenheit und Überforderung in der Betreuung von Menschen im weit fortgeschrittenen Stadium der Demenz fest. Menschen mit Mehrfacherkrankungen, die unter dem Verlust zur Befähigung der Selbstpflege, der Eigenmobilität, aber auch ihrer verbalen Kommunikationsmöglichkeiten leiden und körperlich stark geschwächt sind. Erkennbar zeichnete sich für uns ein weiterer Entwicklungsschritt in der Versorgung ab. Die Mitarbeiter konstatierten einen zunehmenden Zeitmangel in der Pflege, weil die grundpflegerische Betreuung und die orale Aufnahme von Essen und Trinken sich immer anspruchsvoller und zeitaufwändiger gestaltete. Sämtliche von uns eingeleiteten Maßnahmen, wie z. B. eine weitere Flexibilisierung der Arbeitsabläufe oder Verbesserungen im Bereich des hochkalorischen Speisenangebots, brachten nicht die gewünschte Entlastung.

Vor diesem Hintergrund entschlossen wir uns, den Pflegebedarf dieser Bewohnergruppe durch eine externe gerontopsychiatrische Fachkraft gezielt erfassen und zeitlich verifizieren zu lassen. Es erfolgte eine bewohnerbezogene Beobachtung und Protokollierung der vielfältigen Versorgungsleistungen sowie der aufgewendeten Zeit für die notwendigen Hilfen.
Das Ergebnis: Bei neun von achtzehn Bewohnern lag ein außergewöhnlich hoher grund- und behandlungspflegerischer Aufwand vor, der den Pflegebedarf der normalen Leistungen der Pflegestufe III überstieg. Dies galt insbesondere im Bereich der Ernährung, weil die ausgeprägten kognitiven Beeinträchtigungen zu einer starken Verlangsamung beim Kauen, „Weitertransportieren" und Schlucken der Mahlzeiten führte. Die Absicherung einer würdevollen lust- und erlebnisbetonten Nahrungsaufnahme ist aber gleichwohl mehrheitlich oral möglich, jedoch zeitintensiver, als es die Zeitkorridore für die anerkannten Verrichtungen aus dem Bereich Ernährung nach SGB XI vorsehen. Insgesamt bewegten sich die ermittelten einstufungsrelevanten Pflegebedarfe der Bewohner zwischen 460 bis 580 Minuten. Es galt also bei den Betroffenen eine Anerkennung der Pflegebedürftigkeit im Sinne des § 43 Abs. 3 SGB XI als Härtefall mit der damit verbundenen höheren Vergütung zu realisieren, um ein Mehr an Personal für die Pflege zur Verfügung stellen zu können.

Die weitere Auswertung der Ergebnisse zeigte ferner, dass wir für die Begleitung von immobilen Menschen mit einer weit fortgeschrittenen Demenz in ihrer letzten Lebensphase hinsichtlich der personellen Voraussetzungen und Qualifikation, der räumlichen Anforderungen sowie der Lebensumfeldgestaltung eines neuen Konzeptbausteins bedurften.

Die über die Härtefallregelung gewonnene zusätzliche Arbeitszeit reichte nicht für eine aus unserer Sicht angemessene Versorgung, um allen Versorgungsaspekten wirksam Rechung tragen zu können. Sorge bereitete uns zu diesem Zeitpunkt zunehmend, dass einige der Bewohner sich sichtbar nicht wohl fühlten. Sie wirkten angespannt, ängstlich oder zeigten eine monotone Selbststimulation. Wir führten diese Beobachtung zum Teil auf die Vereinsamung und Isolation der Menschen in ihrem Einzelzimmer zurück, die sich in der Nacht oftmals noch verstärkte.

3.5.3 Bedürfnisse

Weitgehend gesichert ist heute, dass sich bei Menschen mit Demenz im mehrjährigen Verlauf der Erkrankung das Erleben, Wahrnehmen und Empfinden und somit auch das Verhalten wandeln. Dieses gilt ebenso für die Bedürfnisse der Betroffen. So wird aus dem Grundbedürfnis nach Respektierung der Individualdistanz bei einer leichten Demenz die Suche nach Nähe in späteren Phasen der Erkrankung. In der terminalen Phase der Erkrankung besteht ein fast vollständiger Verlust der Kontrolle über den Geist und den Körper. Der Rückzug der Pflegekraft nach einem gelungenen und als Beziehungsangebot verstandenen Pflegeprozess, um weitere Bewohner in anderen Zimmern zu versorgen, wird nicht mehr verstanden. Der Kontaktabbruch ist nicht für alle nachvollziehbar und wird als Bindungsverlust erlebt, wodurch es zu einer elementaren Beeinträchtigung des Grundbedürfnisses nach Sicherheit und Geborgenheit kommt. Mögliche Folgen sind Angst, Stress und Apathie als tagtägliches Erleben. Im Rahmen der tradierten Pflegeheimabläufe leisten wir alle trotz großer Anstrengungen eine gruppenhaft organisierte Versorgung, strukturiert durch Lagerungsintervalle, Inkontinenzversorgung sowie Anreichen von Essen und Trinken. Aber der Mensch mit seinen Empfindungen, der nicht mehr versteht, was vor sich geht, existiert mit seinen Problemen und Bedürfnissen auch zwischen diesen Intervallen.

Eine bedürfnisorientierte Pflege der körperlich bereits sehr geschwächten Menschen muss sich dieser Herausforderung stellen. Betreuung unter Bindungsaspekten bedeutet ein Gleichgewicht sowohl aus Nähe, sanfter Stimulation und Sinnesaktivierung als auch Schutz vor Reizüberflutung, Ruhephasen, Rückzug und Individualität herzustellen (Stuhlmann 2004). Pflege nähert sich hier mehr dem palliativen und hospizlichen Ziel, Leiden zu lindern und die Lebensqualität zu verbessern (Kojer 2009). Zentral ist dabei das Beobachten und Vorbeugen, um Beeinträchtigungen zu vermeiden. An diesem Punkt gilt es, das Recht auf Privatsphäre mit dem Recht auf seelische und körperliche Unversehrtheit auszubalancieren. Zur Sicherung der existenziellen Grundbedürfnisse ist eine gleich bleibende erlebbare Versorgungskontinuität über 24 Stunden nach dem heutigen Stand des Wissens und der Ergebnisse aus der Versorgungsforschung notwendig. Die Oase wird damit eine mögliche Option.

Vor diesem Hintergrund sowie unserer langjährigen Erfahrung, dass bei vielen Menschen mit Demenz eine deutliche Reduktion von Schlafstörungen durch einen Wechsel von einem Einzel- in ein Doppelzimmer – also dem Leben in direkter Nachbarschaft – eintritt, suchten wir nach einer Lösung für das gemeinschaftliche Leben in einer Kleingruppe. Wie aber konnte ein weiterführender Versorgungsansatz, der all dies berücksichtigt und sich mit unserer Betreuungsphilosophie deckt, aussehen? Eine Entsprechung fand sich letztlich mit den zwei Pflegeoasen des Hauses Sonnweid in der Schweiz (Schmieder 2004).

3.5.4 Realisierung der Pflegeoase

Selbstverständnis unseres Wirkens ist es, dass die Familien unserer Bewohner die Möglichkeit erhalten sollen, das Betreuungskonzept nicht nur zu verstehen, sondern auch mit entwickeln zu können.

Für uns war es somit auch keine Frage, Gedankengänge, ob die Pflegeoase ein Angebot für Bewohner in Holle sein könnte, mit den Familien gemeinsam unter Beachtung aller relevanten Gesichtspunkte zu bewerten.

Aus diesem Grund besuchte eine Gruppe von fünf Mitarbeitern und sechs Angehörigen das Haus Sonnweid, um sich dort einen Eindruck vor Ort zu verschaffen. Hierbei kam es zu einem für alle Beteiligten sehr wichtigen Austausch zwischen den Angehörigen sowie den Pflegekräften der beiden Institutionen. Es folgten Zeiten des Aufenthalts, des Erlebens und Erfahrens in den Oasen von Sonnweid sowie ein Austausch mit dem Heimleiter Herrn Schmieder. Am Abend des Besuchs stand für unsere Angehörigen, sämtlich Töchter der bei uns lebenden Mütter, fest, dass in Holle unbedingt eine Pflegeoase realisiert werden müsste. Die Mütter der mitgereisten Angehörigen waren die ersten Bewohnerinnen der Pflegeoase.

Im Sommer 2006 wurde das Konzept der Oase den Vertretern der Pflegekassen, des Landkreises, des Medizinischen Dienstes sowie des Niedersächsischen Sozialministeriums unter

Einbeziehung der Familienangehörigen der Exkursionsgruppe, des Heimleiters des Haus Sonnweid und der Heim- und Pflegedienstleitung in Holle vorgestellt, diskutiert und bewertet. Als Ergebnis wurde die modellhafte Umsetzung der Pflegeoase im Seniorenzentrum Holle beschlossen. Begleitend erfolgte – im Auftrag und finanziert durch das Land Niedersachsen – 2006/2007 eine begleitende Evaluation, die vom Demenz-Support (Stuttgart) durchgeführt wurde. Seitens der Heimaufsicht wurden alle notwendigen Befreiungen mittels der Erprobungsklausel des Heimgesetzes für die Realisierung der Oase erteilt.

3.5.5 Die Oase

Bei der von uns im November 2006 verwirklichten Oase handelt es sich um einen autarken, gemeinschaftlich genutzten Wohn- und Lebensbereich für sechs Menschen mit einer weit fortgeschrittenen Demenz, deren Pflegebedarf als Härtefall eingestuft wurde. Eingebunden ist diese in einem Wohnbereich für weitere 15 immobile schwerstpflegebedürftige Menschen mit einer schweren Demenz.
Die Oase selbst umfasst 84,34 qm Wohn- und Gemeinschaftsfläche. Hierzu zählen eine kleine Wohnküche mit einer gemütlichen Sitzecke, ein eigenes Bad, der gemeinschaftliche Wohnraum sowie ein „bettengängiger" Balkon. Die Lebensbereiche sowie die Intimsphäre der einzelnen Bewohner werden durch Paravents, Schränke und Stoffe als Raumteiler gewahrt. Direkt mit der Oase verbunden ist ein zusätzliches Einzelzimmer, das jederzeit zur freien Verfügung steht, sollten besondere pflegerische Situationen dieses erfordern. Der Gesamtbereich verfügt über ein spezielles Beleuchtungskonzept sowie eine gesonderte Be- und Entlüftung. Bei der Umweltgestaltung, die sich u. a. durch eine sehr warme Farbgestaltung auszeichnet, wurde bewusst darauf geachtet, den Lebensraum nicht zu überfrachten, um Reizüberflutungen zu vermeiden. Die Bewohnergruppe für sich selbst und der Kontakt zu den Pflegenden stellen bisher eine sehr ausgewogene Reizstimulation dar, die nur partiell der weiteren Unterstützung, z. B. durch den Einsatz von Snoezelen-Elementen oder der Basalen Stimulation, bedarf.
Für die Pflege bietet die Oase die Möglichkeit, den Bewohnern unmittelbar menschlich und fachlich zugewandt sein zu können (Es ist immer jemand da!). Diese Nähe und die Option, situativ handeln zu können, ist nur gegeben, weil keine trennenden Flure, Wände und Türen mehr vorhanden sind. Jeder Arbeitsweg ist kurz, und die Zeit für direkte Kontakte ist deutlich gesteigert. Gefühlen von Einsamkeit oder der Angst, verlassen zu sein, kann wirksam begegnet werden. Bis zu 14 Stunden täglich ist beständig eine Mitarbeiterin für die Bewohner anwesend. Grundsätzlich ist die Oase nur in Verbindung mit einem Wohnbereich zu sehen.
Alle Arbeitsabläufe, wie z. B. die Wäsche- und Speisenversorgung, sind auf die Oase abgestellt, so dass hier die gesamte Arbeitszeit ausschließlich für die Betreuung zur Verfügung steht. In der Nacht, wenn auch hier geschlafen wird, ist der Nachtdienst des Hauses für die Oase zuständig. Die organisatorische Eingebundenheit garantiert zudem rasch Hilfe von Kollegen in Notfallsituationen oder Unterstützung für Pflegesituationen, die allein nicht durchgeführt werden können.
Grundsätzlich leben in der Oase nur Menschen, die vorher über einen längeren Zeitraum im Seniorenzentrum Holle betreut wurden, die bekannt sind. Ein Einzug direkt von außerhalb ist ausgeschlossen. Alle Beteiligten müssen sicher darin übereinstimmen, dass für den Bewohner die Oase in seiner letzten Lebensphase das richtige Angebot ist.

Die inzwischen veröffentlichten Evaluationsergebnisse zur Pflegeoase in Holle bestätigen unsere Annahmen und Zielsetzungen (Rutenkröger/Kuhn 2008):

- Grundsätzlich ist die Kontakthäufigkeit in der Oase um ein vielfaches erhöht.
- Es können positive Aussagen zu Veränderungen in der Kontaktaufnahme, dem Aufmerksamkeitsniveau, zu verbalen Äußerungen und zum Muskeltonus gemacht werden.
- Die Menschen wirken gelöster und entspannter.
- Durch ein Mehr an Zeit hat sich die Ernährungssituation verbessert.
- Auffälligkeiten, wie z. B. monotone Selbststimulationen, reduzierten bzw. differenzierten sich.
- Die Pflegenden berichten über Beobachtungen zu den Bewohnern, die vorher nicht gegeben waren und die es jetzt ermöglichten, die Betreuung zu verbessern.
- Die Pflege selbst kann wesentlich flexibler und bewohnerorientierter im Alltag gestaltet werden, weil Signale der Bewohner öfter und früher wahrnehmbar sind.

Ein weiterer, sehr wichtiger Aspekt ist die Zufriedenheit der Familien. Die Töchter sprechen von einer würdevollen Pflege und nehmen für sich selbst und für ihre Mütter ein hohes Maß an Wohlbefinden wahr. Ein Zurück ist nicht mehr vorstellbar. Innerhalb des Hauses besteht für die Oase bereits eine Warteliste.

Die Erkenntnisse der Studie, so die Autorinnen, lassen die Aussage zu, dass eine Förderung weiterer Pflegeoasen bzw. anderer kleinräumiger Versorgungskonzepte für den beschriebenen Personenkreis unter der Anwendung einer Modellprojektklausel zu empfehlen ist (a .a. O).
In Holle basiert die Pflegeoase auf einer langjährigen Entwicklungsarbeit in einer spezialisierten Einrichtung. Sie stellt eine weitere Stufe der inhaltlichen Ausdifferenzierung für den beschriebenen Personenkreis dar. Zudem wird sie ergänzt durch tagesstrukturierende Angebote für Bewohner, die nicht den Zugangskriterien für die Oase entsprechen, aber vergleichbare Betreuungsbedarfe aufweisen. Bei der Oase in der Form eines gemeinschaftlich genutzten Wohn- Schlaf- und Lebensraums kann es sich also nur um ein spezielles Nischenkonzept für wenige Betroffene handeln.
Klare Qualitätsgrundsätze durch die Heimaufsichten und Pflegekassen für dieses Konzept sind zudem unabdingbar, um Sicherheit für die Menschen vor unsachgemäßen Angeboten zu schaffen. Auf diese Weise wird auch den nachvollziehbaren Befürchtungen vor einer Rückkehr zu Mehrbettzimmern bzw. großen Schlafsälen ernsthaft Rechnung getragen.

Literatur

Damkowski, W./Seidelmann, A./Voß, L. (1994): Evaluation des Modellprogramms stationärer Dementenbetreuung in Hamburg (Hrsg.). Behörde für Arbeit, Gesundheit und Soziales Hamburg

Dürrmann, P. (2005): Besondere Stationäre Dementenbetreuung II. Hannover: Vincentz Network

Kojer, M. (2009): Sind demente alte Menschen palliativbedürftig? In: Tagungsdokumentation der 12. Holler Runde – Lebensqualität am Lebensende (Hrsg.): Alzheimerberatung e. V. Holle

Rutenkröger, A./Kuhn, C. (2008): Im Blick haben. Evaluationsstudie zur Pflegeoase im Seniorenzentrum Holle (Hrsg.): Demenz Support Stuttgart

Schmieder, M. (2004): Fragen statt Antworten. In: Tagungsdokumentation der 7. Holler Runde – Mit Mut und Phantasie Strukturen überwinden und Lebensqualität schaffen (Hrsg.): Förderverein Dementenbetreuung Holle e. V.

Stuhlmann, W. (2004): Demenz – wie man Bindung und Biographie einsetzt. München: Ernst Reinhardt

Thimm, W. (1994): Das Normalisierungsprinzip – Eine Einführung. 5. Aufl. Marburg: Lebenshilfe

3.6 Aspekte der Finanzierung und Qualitätssicherung zur Pflegeoase

Peter Dürrmann

Die Pflege und Begleitung von Menschen mit einer weit fortgeschrittenen Demenz in ihrer letzten Lebensphase stellt für die Mitarbeiter unter vielfältigen Aspekten eine erhebliche Herausforderung dar. Die nachfolgende Abhandlung widmet sich inhaltlich der Frage, wie den Pflegekräften und den Bewohnern in vollstationären Einrichtungen ein Mehr an Zeit zur Verfügung gestellt werden kann und wie diese finanzierbar ist. Grundlage für ein besseres Verständnis sind die Ausführungen zur Pflegeoase in Kap. 3.5.

Für das Seniorenzentrum Holle gelang es, die Versorgung in der Pflegeoase über eine klassische Entgeltvereinbarung unter Ausnutzung der Optionen, die die Härtefallrichtlinien (HRi) auf Basis des Urteils des Bundessozialgerichts (BSG) vom 30.10.2001 (B 3 KR 27/01 R) boten, sicherzustellen.

Der zuständige Senat entschied seinerzeit, dass die Kriterien der HRi als Maßstab für die Anerkennung von Pflegebedarfen als Härtefall deutlich zu eng gefasst sind und neu definiert werden müssten, um die Anerkennungsquoten von 3 % im häuslichen (§ 36 Abs 4 Satz 2 SGB XI) und 5 % im stationären Bereich (§ 43 Abs. 3 Satz 2 SGB XI) ausschöpfen zu können. Die bisherigen Erfahrungen zeigten, so der Senat, dass im Bundesdurchschnitt stets unter 1 % der Pflegebedarfe der Pflegestufe III als Härtefälle anerkannt würden. Im stationären Bereich lag der Anteil der Leistungsberechtigten im Jahr 2002 bei rund 2,25 %, was einer Zahl von nur 2.913 Pflegebedürftigen entsprach.

Das BSG hat aber über die Kriterien zur Einstufungspraxis der HRi hinaus Stellung zur Vergütung der Mehrleistungen bezogen, die schwerstpflegebedürftige Menschen, deren Pflegebedarf als Härtefall eingruppiert wurde, benötigen. Die Pflegekassen, so das Urteil, werden zukünftig nur noch die stationär versorgten, schwerstpflegebedürftigen Menschen mit außergewöhnlich hohem Pflegeaufwand als „Härtefall" anerkennen dürfen, die zur Deckung ihres Pflegebedarfs zusätzliche Kosten aufbringen müssen. Mit identischen Heimkosten, so das BSG, sei der deutlich erhöhte und als Härtefall eingestufte Versorgungsaufwand nicht zu finanzieren.

Konkret: Es besteht keine Veranlassung zur Zahlung erhöhter Geldleistungen von den Pflegekassen an den Pflegebedürftigen, wenn hierfür nicht ein Mehr an benötigten Leistungen zu einem höheren Heimentgelt bezogen werden wird. Deshalb sei sicherzustellen, so das BSG, dass die höheren Leistungen der Pflegekassen für den so genannten „Härtefall" an die Pflegeeinrichtungen gezahlt werden.

Ähnlich entschied schon am 16.11.2000 das Sozialgericht Dresden. In seiner Urteilsbegründung verwies es darauf, dass § 43 Abs. 3 SGB XI ins Leere liefe, wenn für reguläre Pflegebedürftige und Härtefälle der Stufe III der Pflegesatz zwingend gleich hoch sei (Az.: S 16 P 83/99). Ohne einen höheren Pflegesatz für den außergewöhnlich hohen und intensiven Pflegeaufwand nach § 43 Abs. 3 SGB XI könne ein Härtefall, so das Gericht, überhaupt nicht entstehen.

Mit der Reform der Pflegeversicherung zum 01.07.2008 sollte nunmehr für alle Heime die Möglichkeit bestehen, im Rahmen eines vereinfachten Verfahrens ein zusätzliches Heimentgelt für Pflegebedürftige, deren Pflegebedarf als Härtefall eingruppiert ist, zu vereinbaren. Im Regelfall müsste dies über eine Ergänzung zur bestehenden Entgeltvereinbarung umsetzbar sein. Grundlage hierfür bildet der Zusatz des § 84 Abs. 2 SGB XI: „für Pflegebedürftige, die als Härtefall anerkannt sind, können Zuschläge zum Pflegesatz der Pflegeklasse 3 bis zur Höhe des kalendertäglichen Unterschiedsbetrages vereinbart werden, der sich aus § 43 Abs. 2 Satz 2 Nr. 3 und 4 ergibt". Für den Zeitraum vom 01.07.2008 bis zum 31.12.2009 beträgt der monatliche Differenzbetrag pro pflegebedürftigen Bewohner 280,00 €. Dieser erhöht sich ab dem 01.01.2010 auf 315,00 €.

Im Seniorenzentrum Holle ist bei durchschnittlich 15 Bewohnern der Pflegebedarf als Härtefall eingruppiert. Dies bedeutet aktuell eine monatliche Mehreinnahme von 4.200,00 € (15 Bewohner x 280,00 €), die ausschließlich für zusätzliches Personal aufgewendet wird.
Von Vorteil ist dabei, dass alle Bewohner mit dem erhöhten Betreuungsbedarf auf einem Wohnbereich sowie in der angegliederten Pflegeoase leben. Auf diese Weise kann das zusätzliche Personal eine hohe Wirksamkeit entfalten.

Daneben besteht eine weitere Verbesserungsoption, um den Personalbestand ohne zusätzliche Kosten für die Betroffenen erhöhen zu können. Für vollstationäre Pflegeeinrichtungen ergibt sich – abweichend von § 84 Abs. 2 Satz 2 und Abs. 4 Satz 1 sowie unter entsprechender Anwendung der §§ 45a, 85 und 87b – die Handhabe für die zusätzliche Betreuung und Aktivierung der pflegebedürftigen Heimbewohner mit erheblichem Bedarf an allgemeiner Beaufsichtigung und Betreuung, einen weiteren, zusätzlichen Anspruch auf Vereinbarung leistungsgerechter Zuschläge zur Pflegevergütung geltend zu machen. Entsprechend den „Umsetzungsempfehlungen zur Feststellung von Personen mit erheblich eingeschränkter Alltagskompetenz und zur Bewertung des Hilfebedarfs im ambulanten Bereich und zur Feststellung eines erheblichen Bedarfs an allgemeiner Beaufsichtigung und Betreuung bei Heimbewohnern vom 10.06.2008" der Spitzenverbände der Pflegekassen gilt als Richtwert, dass auf 25 demenzerkrankte Bewohner eine zusätzliche Planstelle verhandelt werden kann. Voraussetzungen ist, dass die Menschen mit Demenz – abweichend von den anerkannten Verrichtungen des bestehenden selektiven Pflegebedürftigkeitsbegriffs des SGB XI – zusätzlicher Maßnahmen an allgemeiner Beaufsichtigung, Aktivierung und Betreuung bedürften. Diese zusätzlichen Leistungen haben über das allgemein vertraglich vereinbarte Versorgungsangebot der Einrichtung hinauszugehen und sollten heimvertraglich fixiert werden.

Da es bis heute eine bundesweite einheitliche Praxis bei Pflegesatzverhandlungen nicht gibt, wird die tatsächliche Umsetzung dieser Regelung in der Praxis sowie die Höhe der Vergütung für das zusätzliche Personal abzuwarten bleiben.
Erforderlich ist auf jeden Fall ein schlüssiges Versorgungskonzept für die zusätzlichen Betreuungsmaßnahmen. Eine hilfreiche Orientierung bei der Konzepterstellung können die wegweisenden Erkenntnisse aus der Evaluation des Modellprogramms stationärer Dementenbetreuung in Hamburg bieten (Damkowski et al. 1994), die schließlich ihren Niederschlag in der „Gemeinsamen Vereinbarung über die besondere stationäre Dementenbetreuung" fanden (Behörde für Soziales und Familie Hamburg 2000). Bedeutsam für die Praxis war und ist dabei, dass dem erhöhten Betreuungsaufwand der Demenzerkrankten – insbesondere im Bereich der dauernden Aufsicht und Begleitung und in Abgrenzung zu den anerkannten Verrichtungen des selektiven Pflegebedürftigkeitsbegriffs

– durch eine verbesserte Personalausstattung, gekoppelt mit einem erhöhten Heimentgeltsatz, Rechnung getragen wird (Dürrmann 2001). Diese reicht über die neuen Vergütungszuschläge für Pflegebedürftige mit einem erheblichen Betreuungsbedarf gemäß § 87 b SGB XI hinaus und sollte auch aufgrund der positiven Effekte des segregativen Versorgungsansatzes Beachtung finden (Weyerer et al. 2004).

Pflegeeinrichtungen, denen es gelingt, sowohl Entgelte für Bewohner zu realisieren, deren Pflegebedarf als Härtefall eingruppiert ist, sowie zusätzliches Personal auf Basis des § 87 b SGB XI zu generieren, werden nicht nur über eine bessere Personalausstattung verfügen, sondern auch über einen Wettbewerbsvorteil. Da sämtliche Mehrkosten für das Personal durch die Pflegeversicherung getragen werden, bedeutet dies für die pflegebedürftigen Personen und deren Angehörige ein Mehr an Betreuungsqualität ohne Kostensteigerung.

Handlungsbedarf für die Heime

Relevant für die Pflege bzw. die Heime zur Finanzierung von besonderen Fallgruppen oder der Pflegeoase sind nach der Pflegereform sowie den Härtefall-Richtlinien in der Neufassung vom 28.10.2005 folgende Aspekte:
- Es bedarf eines gesonderten Heimentgelts für Pflegebedürftige, deren außergewöhnlich hoher Pflegeaufwand als Härtefall anerkannt wurde. Dieser kann und sollte jetzt vereinbart werden.
- Konzeptionell erscheint es sinnvoll, dass Heime eigenständige Bereiche für Menschen mit einem außergewöhnlich hohem Pflegeaufwand, wie z. B. Menschen mit einer weit fortgeschrittenen Demenz in ihrer letzten Lebensphase, vorhalten, um einen Nutzen aus der verbesserten Personalausstattung für die Betroffenen ziehen zu können.
- Bei einem Versorgungsvertrag sollte es möglich sein, eine oder auch mehrere Entgeltvereinbarungen mit den Vertragspartnern abschließen zu können.
- Mitarbeiter sind zu den HRi sowie in der Handhabung des Assessments zur pflegefachlichen Bewertung gemäß § 45a SGB XI zu qualifizieren. Grundlage bleiben gute Kenntnisse zu den Pflegebedürftigkeits- und Begutachtungsrichtlinien.

Pflegefachlich kommt es darauf an, auf der Basis des dokumentierten Pflegeprozesses insbesondere die abweichenden Mehrbedarfe (Aufsicht und Begleitung) sowie die berücksichtigungsfähigen Erschwernisfaktoren in Bezug zu den anerkannten Verrichtungen nach Art, Häufigkeit und zeitlichem Umfang begründen zu können, sodass Höherstufungen realisierbar werden. Zur Anerkennung des Hilfsbedarfs als „Härtefall" bedarf es im Wesentlichen der Hilfe bei der Körperpflege, der Ernährung oder der Mobilität von mindestens sechs Stunden täglich, davon mindestens dreimal in der Nacht. Bei Pflegebedürftigen in Heimen ist zudem die auf Dauer bestehende medizinische Behandlungspflege mit zu berücksichtigen.

Das Seniorenzentrum Holle verfügt entsprechend der Rechtsprechung des Bundessozialgerichts (BSG) bereits seit 2006 über eine spezielle Entgelt- sowie Leistungs- und Qualitätsvereinbarung für die Pflegeoase als „Versorgungseinheit", sodass kalendertäglich für Bewohner mit einem außergewöhnlich hohen Pflegeaufwand (Härtefall) 9,20 € zusätzlich zum Entgelt der Pflegeklasse III vergütet werden. Die Mehreinnahmen stehen – wie bereits ausgeführt – vollständig für zusätzliches Pflegepersonal zur Verfügung. Dieses wird bei der Berechnung der Fachkraftquote nach § 5 Abs. 1 HeimPersV nicht berücksichtigt. Hierdurch gelingt in Holle eine deutliche Optimierung an Zeitressourcen für die Bewohner in der Pflegeoase.

Dokumentation der Leistungs- und Qualitätsvereinbarungen (LQV) und Entgeltvereinbarung (gekürzte Fassung)

§ 1 Art der Einrichtung und vertragliche Grundlagen

(2) Ergänzend zu den bestehenden Leistungs- und Qualitätsvereinbarungen wird für den **Wohnbereich IV**, welcher über 22 Pflegeplätze verfügt (Geriatrische Versorgung und Versorgung immobiler Demenzerkrankter), eine gesonderte Leistungs- und Qualitätsvereinbarung (LQV) für **sechs** schwerstpflegebedürftige Bewohner abgeschlossen.

§ 2 Personenkreis und Zugangsvoraussetzungen

(1) Bei den Bewohnern handelt es sich um Personen mit einer weit fortgeschrittenen schweren Demenz in ihrer letzten Lebensphase. Eine rehabilitative Pflege ist nicht mehr möglich. Menschen mit Mehrfacherkrankungen, die nicht mehr mobil, ihrer verbalen Kommunikationsmöglichkeiten weitgehend verlustig und körperlich stark geschwächt sind. Es liegen zudem erhebliche Beeinträchtigungen beim Essen und Trinken vor. Signifikant ist deshalb ein außergewöhnlich hoher pflegerischer und behandlungspflegerischer Aufwand, der den Pflegebedarf der normalen Leistungen der Pflegestufe III nach den §§ 14 und 15 SGB XI übersteigt und über das Leistungsangebot der nach § 5 Abs. 2 vereinbarten LQV des Seniorenzentrums Holle vom 02.04.2002 hinausgeht. Dieser deutlich vergrößerte Versorgungsbedarf ist durch zusätzliche Leistungen sowie einem erhöhten Zeitbedarf bei der Grundpflege, der Behandlungspflege sowie der sozialen Betreuung abzusichern.

(2) Für alle Bewohner, die von dieser LQV erfasst werden, muss grundsätzlich eine Anerkennung der Pflegebedürftigkeit im Sinne des § 43 Abs. 3 SGB XI als Härtefall vorliegen. Sofern im Einzelfall eine Anerkennung als Härtefall (noch) nicht vorliegt, bedarf die Aufnahme in diesen speziellen Wohnbereich der Zustimmung des zuständigen Trägers der Sozialhilfe (nach Abstimmung mit der zuständigen Heimaufsichtsbehörde).

(3) Bei Vorliegen der benannten Voraussetzungen auf den Wohnbereichen I, II und III hat in einem angemessenen zeitlichen Rahmen der Umzug auf den Wohnbereich IV stattzufinden. Bewohner, die sich erkennbar in ihrer Sterbephase befinden, sind von Umzügen ausdrücklich auszuschließen.

(4) Bewohner der Oase müssen gruppenfähig sein.

(5) Bewohner der Oase können nur Personen sein, die den Mitarbeitern des Seniorenzentrums Holle durch eine längere Betreuungszeit, d. h. mindestens sechs Monate, in der Einrichtung bekannt sind. In begründeten Einzelfällen sind Ausnahmen von dieser Regelung möglich, sofern die Voraussetzungen gemäß § 2 Abs. 1–4 gegeben sind.

§ 3 Aspekte und Zielsetzung der Betreuungsform sowie § 4 Räumliche Gegebenheiten der Pflegeoase sind im Fachbeitrag ausführlich erläutert.

§ 5 Personelle Anforderungen

(1) Der Versorgungsmehraufwand der Pflegebedürftigen, die durch diese LQV erfasst werden, ist verbunden mit einem personellen Mehraufwand, dem zur Sicherstellung der Pflege und Betreuung Rechnung getragen wird.

(2) Die Leitung dieser speziellen Abteilung benötigt eine Zusatzausbildung zur Palliativpflege mit einem Stundenumfang von 160 Stunden.

(3) Das Personal in der Pflegeoase sollte über eine längere Pflegevorerfahrung verfügen und geschult sein in der Basalen Stimulation, der Validation, dem Bobath-Konzept sowie der Kinästhetik. Ferner erfolgen Schulungen zu Aspekten der Palliativpflege (ein spezieller prospektiver Fortbildungsplan für die Beschäftigten dieses Bereiches wird erstellt).

Es wird eine an sieben Tagen in der Woche gleich bleibende Versorgung sichergestellt. Der Tagdienst wird **durchschnittlich 14 Stunden Dauerpräsenz** bei einem Personalschlüssel von 1:1,64 zur Verfügung stellen.

Pflegeklasse nach SGB XI	Personalschlüssel	Anzahl der Pflegekräfte bei einer Auslastung von 95 %
Härtefall	1 : 1,64	---

§ 6 Vergütungsregelung

Der kalendertägliche Zuschlag, der zusätzlich zum Pflegesatz für die Pflegestufe 3 abgerechnet werden kann, beträgt **9,20 €**. Der Zuschlag wird für die Pflegebedürftigen gewährt, die die Voraussetzungen des § 2 Abs. 2 dieser Vereinbarung erfüllen und auf dem Wohnbereich IV leben.

Sofern nichts anderes geregelt ist, gelten die Bestimmungen der in § 1 Abs. 2 benannten LQV vom 02.04.2005.

§ 7 Abschließende Regelungen

Sofern nichts anderes geregelt ist, gelten die Bestimmungen der in § 1 Abs. 2 benannten LQV vom 02.04.2005. Das zusätzlich vorgehaltene Personal wird bei der Berechnung der Fachkraftquote nach § 5 Abs. 1 HeimPersV nicht berücksichtigt.

Der Träger der Einrichtung stellt sicher, dass eine Evaluation der Erfahrungen mit dieser neuen Betreuungsform, insbesondere hinsichtlich der Erkenntnisse der Pflegeoase, durchgeführt wird.

Literatur

Behörde für Soziales und Familie Hamburg (2000): Besondere stationäre Dementenbetreuung in Hamburg, Rahmenvereinbarung

Damkowski, W./Seidelmann, A./Voß, L. (1994): Evaluation des Modellprogramms stationärer Dementenbetreuung in Hamburg (Hrsg.): Behörde für Arbeit, Gesundheit und Soziales Hamburg

Dürrmann, P. (2001): Leistungsvergleich vollstationäre Versorgung Demenzkranker (LvVD) In: Bundesministerium für Familie, Senioren, Frauen und Jugend (Hrsg.): Qualität in der stationären Versorgung Demenzerkrankter, S. 89–105. Stuttgart: Kohlhammer

Weyerer, S./Schäufele, M./Hendlmeier, I./Kofahl, Ch./Sattel, H./Jantzen, B./Schumacher, P. (2004): Evaluation der Besonderen Stationären Dementenbetreuung in Hamburg (Internetversion), Zentralinstitut für Seelische Gesundheit, Mannheim

3.7 Kriseninterventionspläne für die vorbeugende professionelle palliative Versorgung am Lebensende

Meike Schwermann

Die WHO Europe verdeutlicht in ihrer Broschüre „Bessere Palliativversorgung für ältere Menschen" (WHO, DGP 2008, S. 17 f.), dass viele hochbetagte Betroffene mit chronischen, multimorbiden Erkrankungen und ihre Familien unter zahlreichen Beschwerden und Problemen während der vielen Jahre der Erkrankung leiden. Diese Menschen benötigen Hilfe zur entsprechenden Zeit und nicht, wie es in dem traditionellen Palliative Care Konzept vorgesehen ist, zu einem leicht bestimmbaren Zeitpunkt vor dem Tod. Bei der professionellen Begleitung der chronisch und multimorbide erkrankten Menschen mit einer terminalen Diagnose müssen laut der WHO-Broschüre die Gesundheitssysteme für die Nichtvorhersehbarkeit eines Todeszeitpunkts offen sein. Das beinhaltet die Vorstellung, dass palliativmedizinische und hospizliche Unterstützung zusammen mit potenziellen kurativen Maßnahmen angeboten werden sollten. Dies wird in der folgenden Abbildung noch einmal visuell verdeutlicht:

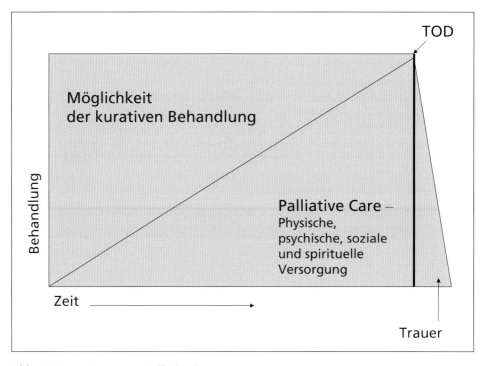

Abb. 6: Neues Konzept von Palliative Care

Die professionelle palliative Versorgung (multimorbide) chronisch und oder demenziell erkrankter Menschen in der letzten Phase ihres Lebens erfordert, dass die Betroffenen und ihre Angehörigen oder Betreuer sowie die beteiligten Professionen frühzeitig offen über Wünsche und Ängste bezüglich der letzten Lebensphase kommunizieren können. Eine Kriseninterventionsplanung ist hierfür ein hilfreiches Instrument. Mit diesem Instrument kann in den Einrichtungen der Altenhilfe mit der Aufnahme eines demenziell erkrankten Menschen im Vorfeld bereits abgeklärt werden, welche Wünsche der Betroffene im Hinblick auf sein Sterben gehabt hat und welche Bedürfnisse die Angehörigen bzw. Betreuer haben. Dabei ist eine sorgfältig abwägende Abklärung im Hinblick auf zu erwartende Krankheitsverläufe und mögliche Komplikationen mit ihren Folgen und Alternativen mit dem Betroffenen und seinen Angehörigen oder dem Betreuer nachvollziehbar zu besprechen. Dazu bedarf es Kommunikations- und Kooperationsstrukturen, die eine Gewährleistung dieser Elemente sicherstellen. Erst durch die gezielte Information der Betroffenen kann im Notfall oder im Rahmen der palliativen Begleitung die Lebensqualität des Einzelnen gewährleistet werden, da diese nur durch eine fundierte Biografie bzw. Werteanamnese (als Teil der Patientenverfügung bzw. zur Ermittlung des mutmaßlichen Willens) gewährleistet werden kann. In den Gesprächen zwischen dem Arzt und den Betroffenen, aber auch zwischen den Pflegekräften, den Betroffenen und den Ärzten und weiterer Professionen ist eine konkrete Zielabsprache und Konsensfindung die Grundlage für eine fundierte palliative Begleitung. Dadurch erfahren alle Beteiligten Sicherheit im Umgang mit den zu erwartenden möglichen Krisen. Sie können die geplanten Interventionen fachlich nachvollziehen, sie persönlich mittragen und im Bedarfsfall auch praktisch ausführen. Die geplanten Maßnahmen im Hinblick auf eine palliative oder auch kurative Versorgungsmaßnahme für Krisen und Notfälle müssen allerdings dem (mutmaßlichen) Willen des Betroffenen entsprechen. Der Kriseninterventionsplan sollte frühzeitig vom behandelnden Arzt bzw. von Palliative Care-Fachkräften des ambulanten Pflegedienstes oder eines Altenpflegeheims mit dem Betroffenen bzw. seinen Angehörigen oder Betreuern einleitend ausgefüllt und im Verlauf des Aufenthalts kontinuierlich ergänzt werden. Entscheidend ist, dass alle geplanten Maßnahmen im Sinne des demenziell Erkrankten durchgeführt werden. Stellvertretend für ihn entscheidet der Betreuer, welche Maßnahmen durchgeführt werden sollen. Im Rahmen der palliativen Begleitung in der Finalphase wird der Kriseninterventionsplan im Hinblick auf vorhandene Diagnosen und in Bezug auf möglicherweise auftretende Komplikationen im interprofessionellen Team im Rahmen einer Fallbesprechung am Runden Tisch gemeinsam ausgefüllt.

Damit dieses Instrument in den Einrichtungen eingeführt werden kann, ist es wichtig, dass die Pflegekräfte sich vorab mit der Philosophie von Palliative Care in der Umsetzung in den Einrichtungen der Altenhilfe bzw. mit Palliativer Geriatrie auseinander gesetzt haben. Auch müssen alle Pflegekräfte die Möglichkeit bekommen, in einem geschützten Raum ihre individuellen Grenzen darzustellen. In den Einrichtungen, in denen (ethische) Fallbesprechungen bereits implementiert sind, konnten die Pflegekräfte vielfältig erfahren, wie wirkungsvoll und unterstützend die interdisziplinär entwickelten und gemeinsam getragenen Entscheidungen im Hinblick auf weitere Maßnahmenpläne und Therapieentscheidungen sind. Auch den Betreuern werden viele Ängste genommen, wenn sie konkret in die Entscheidungen mit einbezogen werden.

Entscheidend für die Handlungsfähigkeit in kritischen Situationen ist die Qualität der Informationen, auf die alle Beteiligten zurückgreifen können. Durch ein effizientes Dokumentationswesen im Hinblick auf die palliative Versorgung kann sichergestellt werden, dass die erforderlichen und notwendigen Informationen für ein sicheres und individuelles Handeln übersichtlich zur Verfügung stehen. Da demenziell erkrankte Menschen im fortgeschrittenen Stadium ihrer Erkrankung einwilligungsunfähig sind, muss hier, auch wenn noch Rechtsunsicherheiten bestehen, der mutmaßliche Wille möglichst frühzeitig erhoben werden. Entscheidend ist der Patientenwille. Die größte Sicherheit besteht, wenn dieser Patientenwille schriftlich in einer Patientenverfügung oder einer Vorsorgevollmacht in Zeiten der Einwilligungsfähigkeit fixiert wurde. Dann kann bei fortgeschrittener Demenz im Rahmen einer „inszenierten Kommunikation" (Roser 2007, S. 96 f.) mit dem Bevollmächtigten und den beteiligten Professionen auf der Grundlage der Patientenverfügung und der Werteanamnese der mutmaßliche Wille im Hinblick auf die weitere Behandlungsstrategie entwickelt werden. Im Rahmen der Ermittlung des mutmaßlichen Willens bei Betroffen ohne eine vorhandene Vorsorgevollmacht oder Patientenverfügung wird der mutmaßliche Wille z. B. im Rahmen einer (ethischen) Fallbesprechung auf der Grundlage mündlicher Aussagen des Betroffenen hergeleitet. Schwierig wird es in dem Moment, in dem sich die mündlichen Aussagen von Familienangehörigen, Freunden, dem Betreuer, Ärzten und Pflegekräften widersprechen. Dann ist der mutmaßliche Wille nicht festzustellen (Diakonisches Werk der Ev.-luth. Landeskirche Hannovers e. V. 2006, S. 24).

Im Rahmen einer Kriseninterventionsplanung ist es sehr förderlich, wenn „frühzeitig" (optimal kurz nach der Aufnahme) der mutmaßliche Wille ermittelt werden kann, auch wenn noch keine konkrete Krankheitskrise mit der Notwendigkeit der ethischen Entscheidungsfindung aufgetreten ist. Zum Beispiel sollte die erste Seite der vorliegenden Kriseninterventionsplanung in den Einrichtungen der Altenhilfe bereits direkt nach dem Einzug ausgefüllt werden. In Abbildung 7 wird die erste Seite einer beispielhaften Kriseninterventionsplanung vorgestellt, wie sie für Einrichtungen der stationären Altenhilfe von der Autorin entwickelt wurde.

Kommt es zu einer zunehmenden Verschlechterung des Allgemeinzustands des Betroffenen und wird dadurch eine Therapiezieländerung erforderlich, wird die zweite Seite der Kriseninterventionsplanung gemeinsam im interprofessionellen Team, insbesondere aber mit dem behandelnden Arzt und den Pflegefachkräften unter Einbeziehung des Betreuers und oder der Angehörigen besprochen. Sind die Möglichkeiten der kurativen Behandlung erschöpft, wird gemeinsam erörtert, wie die Lebensqualität des Betroffenen durch eine fundierte palliative Versorgung geplant und umgesetzt werden kann. Dafür ist es erforderlich, dass sich alle Professionen mit den Möglichkeiten der palliativen Versorgung und fachlich fundiert auseinander gesetzt haben. Die Kriseninterventionsplanung unterstützt eine vorausschauende Planung in der palliativen Versorgung und bietet allen Beteiligten Sicherheit in der Umsetzung festgesteckter Ziele im Rahmen der Palliativversorgung. In Abbildung 8 werden mögliche Elemente einer Kriseninterventionsplanung im Hinblick auf eine personzentrierte palliative Begleitung demenziell erkrankter Menschen dargestellt. Der zweite Teil des Instruments kann nur in Verbindung mit dem ersten Teil genutzt werden.

Die Einführung eines Kriseninterventionsplans wird in den meisten Fällen durch eine Palliative Care-Fachkraft umgesetzt. Es besteht aber auch die Möglichkeit, dass sich die Pflegedienstleitungen sehr gut mit dem Instrument identifizieren können und es gezielt zusammen mit regelmäßig stattfindenden Fallbesprechungen implementieren. Sofern die Einrichtung mit einem Palliativmediziner zusammenarbeitet, findet sich dadurch ein unterstützender Kooperationspartner, mit dem das Instrument diskutiert und evtl. noch optimiert werden kann. In den Weiterbildungen „Palliative Geriatrie" sind die Pflegefachkräfte sehr dankbar, den Kriseninterventionsplan zur Verfügung gestellt zu bekommen, da sie darin eine hilfreiche Form finden, Entscheidungswege im Vorfeld zu verdeutlichen und die palliative Begleitung vorausschauend zu planen. In diesem Zusammenhang gibt es auch keine Unterscheidungen zwischen ambulanten oder stationären Einrichtungen. Auf Palliativstationen sind ähnliche vorausschauende Interventionspläne bereits in die Dokumentation integriert.

Das Instrument muss mit allen Beteiligten abgesprochen und in die Dokumentation gelegt werden. Es bietet eine konkrete Handlungsorientierung, insbesondere im Rahmen

Kriseninterventionsplan
für die stationären Einrichtungen der Altenhilfe

Name:_____   Geburtsdatum:_____

Patientenverfügung /   ◻ vorhanden, hinterlegt: ◻ nicht vorhanden
Notfallplanung: Bevollmächtigte(r)

                        _____
                        Tel: _____

Gesundheitsvorsorge: ◻ vorhanden, hinterlegt: ◻ nicht vorhanden
                        Bevollmächtigte(r)

                        _____
                        Tel: _____

Betreuungsvollmacht: ◻ vorhanden, hinterlegt: ◻ nicht vorhanden
                        Bevollmächtigte(r) / Betreuer:

                        _____
                        Tel: _____

Bezugsperson / Angehörige(r): _____
                        Tel.: _____

                        In welchen Fällen will die Bezugsperson auch nachts informiert
                        werden:_____

Besondere Wünsche des Bewohners im Hinblick auf die palliative Begleitung:

    Wird geistlicher Beistand gewünscht?

    Wird die Begleitung durch ehrenamtliche Hilfsdienste (z.B. Hospizhelferinnen)
    gewünscht?

◻ Aufgrund einer diagnostizierten demenziellen Erkrankung wurde der *mutmaßliche Wille*
erhoben, Gesprächsprotokoll vom: _____, hinterlegt:

Folgende Protokolle von Fallbesprechungen liegen vor:
Datum der Fallbesprechung: Anlass: Hinterlegt:

Datum, Unterschrift Bezugspflegekraft

Abb. 7: Kriseninterventionsplan S. 1

Kriseninterventionsplanung für die Palliativversorgung

(muss gemeinsam mit dem Arzt ausgefüllt werden)

Name: _____ Geburtsdatum: _____

Hausarzt: Tel: Praxis: Tel. außerhalb:

Palliativmediziner: Tel. Praxis: Tel. außerhalb:

Krankenhauseinweisung: ☐ Ja ☐ Nein
Vorbereitete Dokumente für den Notarzt:_____
Antibiotikabehandlung: ☐ Ja ☐ Nein
Ernährung: ☐ Ja ☐ Nein
Art:
Bevorzugte Geschmacksrichtung:

Flüssigkeitsgabe: ☐ Ja ☐ Nein
Art:

Bevorzugte Geschmacksrichtung:

Essbiografie liegt vor: ☐ Ja ☐ Nein

Vorbeugende Krisenintervention für möglicherweise auftretende Komplikationen (individuell in Bezug auf die Diagnosen festlegen):

Mögliche Komplikationen	(Bedarfs-) Medikation	Pflegerische Maßnahmen
Schmerzen		
Unruhe, Angst		
Rasselatmung		
Wahnvorstellungen / Delir (unzutreffendes bitte streichen)		
Übelkeit, Erbrechen		
Sonstige:		

Spezielle Pflegeplanung: ☐ Ja ☐ Nein

_____
Datum, Unterschrift des Arztes

_____
Datum, Unterschrift Bevollmächtigter / BetreuerIn

_____
Datum, Unterschrift Bezugspflegekraft

Abb. 8: Kriseninterventionsplanung, S. 2

der palliativen Begleitung. Besonders in der Zusammenarbeit mit den Hausärzten kann es manchmal mühsam werden, diese in eine Fallbesprechung oder auch eine vorausschauende Therapieplanung zu integrieren. Hier ist es sehr unterstützend – wie bei der gesamten Implementierung von Palliative Care – wenn die Einrichtung einen Palliativmediziner hat, der unter anderem diese Instrumente unterstützt und bei ärztlichen Kollegen auch dafür sprechen kann. Auch wird das fachliche Handeln der Pflegefachkräfte professioneller, wenn sie vorausschauend die Therapie anregen können bzw. auf dieser Basis konkrete Anregungen einfließen lassen können inbezug auf die Versorgung des demenziell Erkrankten, aber auch hinsichtlich der Beratung der Betreuer oder im fachlichen Gespräch mit dem Mediziner. Auch für Notärzte ist es erheblich einfacher, wenn in einer „Kurzdarstellung" Entscheidungswege dargestellt werden und sie mithilfe der Kriseninterventionsplanung schnell nachvollziehen können, welche Interventionen gezielt abgesprochen wurden. Aus diesem Grunde sollte die Kriseninterventionsplanung einen Platz in der Dokumentation bekommen, von dem schnell, auch im Notfall, auf sie zurückgegriffen werden kann.

Optimalerweise wird das Instrument und die Implementierung desselbigen im interprofessionellen Qualitätszirkel an den Bedarf der Einrichtung angepasst und im Folgenden auf allen Bereichen eingeführt. Dabei wirkt ein bestehendes inner- und außerhäusiges Netzwerk für die palliative Versorgung ausgesprochen unterstützend für den Entwicklungsprozess.

Literatur

Diakonisches Werk der Ev.-luth. Landeskirche Hannovers e. V. (Hrsg.) (2006): Leben am Lebensende. Diakonische Leitlinien zu Palliative Care, Sterbebegleitung und Abschiedskultur. Hannover: Diakonie

Gerhard, C./Bollig, G. (2007): Palliative Care für Patienten mit fortgeschrittener Demenz. In: Zeitschrift für Palliativmedizin. 8. Jg., Heft 2, S. 69–71

Kostrzewa, S. (2008): Palliative Pflege von Menschen mit Demenz. Bern: Huber

Roser, T. (2007): Inszenierte Kommunikation. In: Robert Bosch Stiftung (Hrsg): Ethik und Recht. Bern: Huber, S. 85–97

Steurer, J./Alsheimer, M. (Hrsg.) (2007): Palliativkompetenz und Hospizkultur entwickeln. Hamburg: Behr`s

World Health Organisation (WHO), Deutsche Gesellschaft für Palliativmedizin e. V. (DGP) (2008): Bessere Palliativversorgung für ältere Menschen. Übersetzung der deutschen Fassung: Nauk, F./Jaspers, B. Bonn: Pallia Med Verlag

3.8 Demenzerkrankte im Hospiz

Susanne Hirsmüller

„Meine Mutter ist nun seit 4 Jahren aufgrund ihrer Demenz im Pflegeheim, ich glaube sie hat nicht mehr lange zu leben, daher möchte ich sie gerne zu Ihnen bringen". Solche oder ähnliche Anfragen an ein stationäres Hospiz häufen sich in den letzten Jahren. Es stellt sich daher die Frage: Kann ein stationäres Hospiz der geeignete Ort zum Sterben für demenzerkrankte Menschen sein?

3.8.1 Rechtliche und strukturelle Rahmenbedingungen eines Hospizes

Ein stationäres Hospiz ist in der deutschen Versorgungslandschaft innerhalb des SGB V bzw. SGB XI in gewisser Weise ein „Exot". 2008 gab es in der gesamten Republik 152 stationäre Hospize mit jeweils 6 bis max. 15 Betten im Vergleich zu ca. 11.000 Pflege- oder Altenheimen mit insgesamt ca. 760.000 Betten (http://www.hospiz.net/bag/index. html; Zugriff am 28.06.09)! Seit der Gründung des ersten deutschen Hospizes Haus Hörn in Aachen 1986 wollen Hospize ein ganz besonderer Ort des Lebens bis zuletzt sein. Dies spiegelt sich in vielen Aspekten wider, die Hospize von Alten- oder Pflegeheimen unterscheiden. Da ist zunächst die sehr geringe Anzahl der in der Regel in Einzelzimmern versorgten Bewohner und der hohe Pflegeschlüssel von ca. 1:1,5. Seit der Änderung des SGB V § 39a im Jahr 1998 beteiligt sich die Krankenkasse (im Gegensatz zum Alten- oder Pflegeheim) mit einem festen Tagessatz je Bewohner an den Hospizkosten. Aufgrund dessen ist der Medizinische Dienst der Krankenkassen (MDK) gehalten, die Indikation zu Hospizpflege im Auftrag der Krankenkassen zu überprüfen, um Fehlbelegungen entgegen zu wirken. In Satz 4 der Rahmenvereinbarung nach § 39a SGB V (http://www.hospiz.net/stamhole/pdf/stat-rahmen_p39a-sgb5.pdf; Zugriff am 28.06.09) über Art und Umfang sowie zur Sicherung der Qualität der stationären Hospizversorgung von 1999 steht: „Grundvoraussetzung für die Aufnahme in eine stationäre Hospizeinrichtung ist, dass der Patient an einer Erkrankung leidet, a) die progredient verläuft und bereits ein weit fortgeschrittenes Stadium erreicht hat und b) bei der eine Heilung ausgeschlossen und eine palliativ-medizinische Behandlung notwendig oder vom Patienten erwünscht ist und c) die lediglich eine begrenzte Lebenserwartung von Wochen oder wenigen Monaten erwarten lässt (...)" Als Beispiele sind fortgeschrittene Krebserkrankung, Vollbild von AIDS, unaufhaltbar fortschreitende Lähmungen (ALS) oder Endzustände chronischer Nieren-, Herz-, Verdauungstrakt- oder Lungenerkrankungen aufgeführt. „Die Notwendigkeit einer stationären Hospizversorgung liegt grundsätzlich nicht bei Patienten vor, die in einer stationären Pflegeeinrichtung versorgt werden" (http://www.hospiz.net/stamhole/pdf/stat-rahmen_p39a-sgb5.pdf; Zugriff am 28.6.09)." Aus diesen Vorgaben geht hervor, dass eine Verlegung aus Alten- oder Pflegeheimen in ein Hospiz im Sozialgesetzbuch – und damit von den Krankenkassen – nicht vorgesehen ist. Eine Verlegung von demenzerkrankten Menschen aus einer Pflegeeinrichtung in ein Hospiz kann daher nur im Einzelfall mit besonderer Genehmigung der Krankenkasse erfolgen, wenn z. B. zusätzlich eine Krebserkrankung mit erhöhtem palliativen Pflegebedarf vorliegt.

3.8.2 Demenzerkrankte im Hospiz

Hospize stellen für Schwerstkranke und Sterbende sowie deren Angehörige eine wohnliche Umgebung mit hochqualifizierter Palliativpflege und psychosozialer Begleitung für die letzte Lebensphase zur Verfügung. Die durchschnittliche Aufenthaltsdauer beträgt zwischen drei und vier Wochen mit einer Varianz von einigen wenigen Tagen bis zu ca. 1 Jahr (sehr selten). Meist ist der bisherige Krankheitsverlauf kurz, da bei der Erstdiagnose des Karzinoms bereits ein weit fortgeschrittenes Tumorstadium vorgelegen hat. Ein mehrmonatiger oder gar mehrjähriger Verlauf mit vielen Therapiephasen ist dagegen nicht so häufig. Daraus ergibt sich, dass den Patienten und ihren Angehörigen oft erst eine eher kurze Zeit zur Verarbeitung der Diagnose und vor allem der

Prognose der Erkrankung zur Verfügung steht, bevor die Entscheidung und der Einzug in das Hospiz stattfindet. Völlig anders dagegen sind die in der Regel jahrelang schleichenden Verläufe der Demenzerkrankung. Die Angehörigen von Menschen mit Demenz haben meist einen jahrelangen Weg mit zunehmendem Pflegeaufwand aufgrund der nach und nach in vielen kleinen Schritten erfolgenden Einschränkungen hinter sich. Damit unterscheidet sich sowohl die Pflege der Krebspatienten von derjenigen von Menschen mit Demenz als auch die psychosoziale Betreuung der jeweiligen Angehörigen erheblich von einander.

Dennoch sind immer wieder einzelne Menschen mit demenziellen Symptomen im Hospiz, z. B. wenn die Demenz die Zweiterkrankung neben der zur Aufnahme führenden Krebserkrankung ist, oder aufgrund von demenzähnlichen Symptomen, die beim Patienten durch Hirntumore oder Hirnmetastasen auftreten. Da das Pflegepersonal und die gesamte „Einrichtung Hospiz" (Ehrenamtliche, Ärzte, Therapeuten, Seelsorger) hoch spezialisiert in der Versorgung von Krebspatienten sind, stellen Patienten mit Demenz bzw. demenziellen Symptomen im zweiten oder dritten – also noch mobilen – Stadium eine besondere Herausforderung dar. Erst wenn die Erkrankung so weit fortgeschritten ist, dass der Patient mit einer Demenz völlig pflegebedürftig, bettlägerig und zu verbaler Kommunikation kaum bis gar nicht mehr fähig ist und er damit ein Stadium erreicht hat, welches dem präfinalen Stadium einiger Krebspatienten vergleichbar ist, greifen die palliativen „Strategien" der Mitarbeitenden wieder.

3.8.3 Fallbeispiel

Aus dem Krankenhaus wird eine 82-jährige Patientin im Hospiz angemeldet. Sie hat ein Ovarialkarzinom und ist noch auf Wohnungsebene mobil. Außer Schmerzen und Verdauungsstörungen werden keine weiteren Symptome genannt. Die erforderliche ärztliche Notwendigkeitsbescheinigung für die stationäre Hospizpflege und Pflegestufe 1 sind vorhanden. Die Patientin hat 2 Töchter. Als wir ein freies Bett anbieten können, erfolgt die telefonische Absprache mit der Station, und die Verlegung zu uns wird für den kommenden Vormittag 11.00 Uhr vereinbart. Die Tochter der Patientin wird von uns telefonisch informiert und ist sehr erleichtert. Im Vorfeld hatte die Familie einen bereits von der Sozialarbeiterin des Krankenhauses in einem Pflegeheim organisierten Platz mit der Begründung abgelehnt, die Mutter solle bestmöglich versorgt werden. Tags darauf kommt die Patientin zur verabredeten Uhrzeit am Arm ihrer Tochter und mit Stock zu Fuß ins Hospiz. Sie geht unsicher, aber kann auch ohne Stock einige Meter zurücklegen. Beim (im Hospiz stets sehr ausführlichen) Aufnahmegespräch mit Mutter und Tochter bemerkt die leitende Krankenschwester die motorische Unruhe der Patientin und die mangelnde Orientiertheit zu Ort und Zeit. Die Tochter berichtet im Gespräch erstmalig von der seit langem bekannten Demenz der Mutter, von der wir bis dahin nichts wussten. Nach und nach stellt sich heraus, dass die Symptome, die die Patientin aufgrund der Krebserkrankung hat, derzeit im Hintergrund stehen, die Patientin kaum belasten und medikamentös gut im Griff sind. Mehrfach fragt die Patientin während des Gesprächs ihre Tochter, ob sie nun nach Hause gingen. Die Erklärung der Tochter, dass die Mutter noch hier, im Krankenhaus, bleiben müsse, wird von ihr immer nur für kurze Zeit akzeptiert. Nachmittags verlässt die Tochter das Hospiz. Die Patientin ist überwiegend freundlich und interessiert, lässt sich aber auf ihrer stetigen „Wanderschaft" durch das Hospiz nicht immer davon abhalten, in andere Patientenzimmer zu gehen. Es gelingt den Pflegenden und Ehrenamtlichen nicht, sie länger als 10–15 Minuten z. B. am Küchentisch in der gemütlichen Wohnküche zu halten. Dann steht sie wieder auf, meist mit den Worten, jetzt nach Hause gehen zu wollen. Durch die für die Pflegenden ungewöhnliche Mobilität und über mehrere Stunden anhaltende Energie/Unruhe der Patientin – sie scheint kaum müde zu werden und sich hinlegen oder im Zimmer ausruhen zu wollen – sind diese ständig damit beschäftigt, nach ihr zu sehen. Dies unterbricht deren gewohnte Arbeitsabläufe, bei denen sie sich in der Regel viel Zeit für die Pflege der anderen 12 Patienten sowie die Begleitung von deren Angehörigen nehmen und Verweildauern von 30–60 Minuten in einzelnen Zimmern nicht ungewöhnlich sind. Die Patientin trinkt in der Küche aus Mineralwasserflaschen und stellt sie wieder zurück in das Regal, sie „besucht" andere Patienten in deren Zimmer, findet nicht immer ihr eigenes Zimmer und fragt Besucher und Ehrenamtliche häufig, wann sie nach Hause gehen könne. Auch in der Nacht ist sie über mehrere Stunden im Hospiz unterwegs. Am Tag nach der Aufnahme bespricht die Pflegedienstleitung die schwierige Situation mit unserer Palliativmedizinerin und mir. Wir kommen zu dem Schluss, dass ein weiteres Verbleiben der Patientin in dem beschriebenen Zustand eine erhebliche Belastung für das Personal und auch für die anderen Patienten darstellt: Wir können nicht davon ausgehen, dass sich ihre Situation innerhalb kurzer Zeit aufgrund ihrer Krebserkrankung drastisch ändern wird. Eine „Ruhigstellung" mit sedierenden Medikamenten zur Unterdrückung der motorischen und inneren Unruhe kommt für uns aus ethischen Gründen nicht in Frage. Darauf hin rufe ich die Tochter an und bitte sie zum erneuten Gespräch, in dem ich ihr darlege, dass wir (Pflege, Ärztin und Hospizleitung) der Meinung sind, dass ihre Mutter bei uns nicht gut untergebracht ist, da wir ihr nicht die für sie in ihrem jetzigen Zustand notwendige Umgebung und Betreuung bieten können. Die Tochter ist zunächst schockiert, zeigt dann aber Verständnis und räumt ein, dies bereits gestern bei der Aufnahme befürchtet zu haben. Sie bittet uns um einen weiteren Tag, damit sie eine andere Art der Betreuung organisieren kann. Am darauf folgenden Tag bringt sie die Mutter zunächst zur anderen Tochter nach Hause, von wo aus sie in einem Altenpflegeheim untergebracht werden soll, wenn dort ein Zimmer im Demenz-Wohnbereich frei wird. Wir sagen ihr unsere konsiliarische Unterstützung in der Palliativpflege zu, wenn sich bei ihrer Mutter gravierende Symptome der Krebserkrankung einstellen werden.

3.8.4 Ehrenamtliche Mitarbeiterinnen der Hospizbewegung

Die Ehrenamtlichkeit ist eine tragende Säule der ambulanten wie auch der stationären Hospizarbeit. 2008 betrug die Zahl der in Deutschland hospizlich engagierten Ehrenamtlichen 80.000 (http://www.hospiz.net/bag/index.html; Zugriff am 28.06.09). Die meisten davon haben nach vorgeschalteten Auswahlgesprächen eine mehrmonatige Qualifizierung (80–100 Stunden) durchlaufen, bevor sie mit der Sterbebegleitung begonnen haben. Während der aktiven Tätigkeit sind regelmäßige Fortbildungen und Supervision wünschenswert und werden in der Regel auch angeboten. Während des Qualifizierungskurses und in der Fortbildung wird großen Wert auf Selbsterfahrungsanteile, das Hinterfragen der eigenen Motivation, das Reflektieren eigener Verlust- und Trauererfahrungen und das Einüben der Kommunikation mit Sterbenden und ihren Angehörigen gelegt. Die gesamte Vorbereitung war lange Zeit und ist häufig auch heute noch gezielt auf die Bedürfnisse von an Krebs erkrankten Patienten und ihren Angehörigen ausgerichtet. Sie berücksichtigt (meist) nicht die teilweise völlig anderen Bedürfnisse von Menschen mit Demenz und deren Umfeld. Eine angemessene ehrenamtliche Begleitung Demenzkranker ist daher bis heute im Hospiz nicht gegeben und ohne zusätzliche Qualifizierung auch nicht zu erreichen.

3.8.5 Fazit

Aus den geschilderten Fakten meiner eigenen Erfahrung im Hospiz und nach der mir bekannten Literatur stellt ein Hospiz zurzeit (noch) keinen adäquaten Ort für sterbende Menschen mit einer Demenz dar. Die hoch spezialisierte Qualität, die sich in 20 Jahren Hospizarbeit und Palliativmedizin in der Versorgung sterbender Krebspatienten entwickelt hat, ist meiner Ansicht nach nicht einfach auf Personen mit Demenz zu übertragen. Im Gegenteil, auch die an Demenz sterbenden Menschen benötigen eine gleich hohe Spezialisierung und Fachkompetenz.

Literatur

Buchmann, K.-P. (2007): Demenz und Hospiz. Sterben an Demenz erkrankte Menschen anders? Wuppertal: der hospiz verlag

Kojer, M./Sramek, G. (2007): Der Tod kommt und er geht auch wieder. Demenzerkrankte Menschen und der Tod. In: Heller, A./Heimerl, K./Huseboe, S. (Hrsg.): Wenn nichts mehr zu machen ist, ist noch viel zu tun. Freiburg: Lambertus

Voß, B. (2005): Hospiz und Demenz. In: Wetzstein, V. (Hrsg.): Ertrunken im Meer des Vergessens. Freiburg: Verlag der Katholischen Akademie der Erzdiözese Freiburg

Deutscher Hospiz- und PalliativVerband e. V.: http://www.hospiz.net/bag/index.html; Zugriff am 28.06.09

http://www.hospiz.net/stamhole/pdf/stat-rahmen_p39a-sgb5.pdf; Zugriff am 28.06.09

3.9 Ein Blick aus der Praxis auf Palliative Care

Tobias Pätzold

3.9.1 Warum ich eine Palliative-Care-Fortbildung absolviert habe...

Ich habe mich dazu entschieden (naja, vielmehr wurde ich dazu ausgewählt... und ich glaube, dass das auch gut so war...), die Palliative-Care-Ausbildung zu machen, weil es meiner Ansicht nach wichtig ist, dem sterbenden Menschen, seinen Angehörigen und dem ganzen sozialen Umfeld helfend und beratend zur Seite zu stehen. Oftmals kam ich mir in Situationen der Sterbebegleitung hilflos vor: „Was soll ich nun tun? Er muss doch essen... Sie muss doch trinken... Was soll ich den Angehörigen bloß sagen? Was kann ich für diesen Menschen noch alles Gutes tun? Sie hat doch Schmerzen... Muss eine komplette Grundpflege jetzt wirklich sein?" Jeder in der Pflege Tätige kennt solche inneren Dialoge.

Die Weiterbildung zur Palliative-Care-Fachkraft hat mir viele Antworten auf meine Unsicherheiten und Fragen gegeben, welche es nun gilt, den Kolleginnen und Kollegen in unserem Haus, den Ärzten und Therapeuten, Seelsorgern und Besuchsdiensten zu vermitteln. Der sterbende Mensch steht dabei für mich im Mittelpunkt, mit allen seinen Wünschen und Bedürfnissen. Ich bin dafür da, ihm auf seinem letzten Lebensweg, in der letzten Lebensphase alles das zu geben, was dieser Mensch benötigt.

Wie wichtig das Thema für ein Altenheim ist, sieht man daran, dass die Menschen bei Einzug immer älter, immer pflegebedürftiger sind und viele Krankheiten mitbringen, oftmals schon in hochgradigen Stadien. Die Verweildauer nimmt immer mehr ab. Wenn kurativ nichts mehr möglich ist, dann ist es wichtig, palliativ zu handeln.

3.9.2 Wie bringe ich Palliative Care ein?

In einem ersten Treffen im Frühjahr des Jahres 2008 habe ich meine Kollegen über das Thema Palliative Care informiert, eine richtige Fortbildung war das eher nicht. Vielmehr galt es, die Kernpunkte von Palliative Care auf den Punkt und den Mitarbeitern nahe zu bringen.

Die eigentliche Arbeit, dieses Thema im Haus zu implementieren, ist in Qualitätszirkeln geschehen. Vorhandene Ressourcen wurden analysiert, die Ergebnisse werden zurzeit überarbeitet.

Jeder Mitarbeiter konnte an einem Thema, welches ihn am meisten interessierte, mitarbeiten. Die Gruppen haben selbständig gearbeitet, das Leitungsteam hat diese beratend unterstützt. So war es auch wichtig, dass ich nicht alles vorgab, sondern die Mitarbeiter diese Themen erarbeiteten – das fördert den Erfolg.

Themen waren:
- Schmerzmanagement und -therapie
- Symptomkontrolle (Pflegerische Aspekte)
- Trauer, Seelsorge, Abschied, Angehörige
- Vernetzung
- Ernährung (in Zusammenarbeit mit der Küchenleitung) bei Sterbenden.

Die Ergebnisse der Gruppen wurden jedoch mangels Zeit bisher noch nicht vollständig ausgewertet, diverse personelle Ausfälle waren Grund dafür. Doch ist aufgefallen, dass unser Haus schon viele gute Ansätze und auch Ressourcen hat, aus denen man schöpfen kann.

So gibt es z. B. mehrere Mitarbeiter, die eine Sterbebegleitungsausbildung in der Hospizbewegung absolviert haben. Und es gibt solche, die ein gut erarbeitetes Konzept zum Thema „Abschied von einem Bewohner nehmen" erstellt haben: Jeder kann sich von einem Verstorbenen im Zimmer verabschieden, ob Mitbewohner oder Mitarbeiter. Dem oder der Toten wird mit einer angezündeten Kerze und einer Kondolenzliste im öffentlichen Bereich des Hauses gedacht. Verstorbene verlassen das Haus auf dem Weg, auf dem sie es bezogen haben: durch den Haupteingang. Auch die Teilnahme an Beerdigungen wird Mitarbeitenden möglich gemacht.

Unsere Pflegeeinrichtung arbeitet mit einem Hospizverein zusammen, die Hospizhelferinnen entsenden, wenn unsere personellen Möglichkeiten zur Begleitung ausgeschöpft sind.

Wir begleiten die Angehörigen in der Finalphase ihrer Verwandten/Bekannten besonders, ermöglichen z. B., dass sie die ganze Zeit da bleiben können, geben Rat und spenden Trost, informieren etc.

Eines ist bereits bei allen Mitarbeitern angekommen: Palliative Care ist nur möglich, wenn das gesamte Team daran mitarbeitet und jeder dahinter steht.

Unser Konzept sollte schon längst fertig sein, es wird sich aber noch bis zum Herbst 2009 verzögern.

Dennoch wird schon an vielen Prozessen sichtbar, dass palliativ gedacht wird, wenn eine kurative Hilfe nicht mehr möglich ist. Auch das Zusammenarbeiten mit anderen Professionen wie Ärzten, Therapeuten und Seelsorgern wird besser. Aufgrund meiner Fortbildung ist es mir möglich, auch wenn es nicht immer erfolgreich ist oder Begeisterung findet, „kontra zu geben" und andere Behandlungsmöglichkeiten zum Wohle eines Bewohners vorzuschlagen, zumindest aber mein Gegenüber zum Nachdenken anzuregen.

Meine Kollegen in der Landresidenz Algermissen wissen, dass ich in allen Fragen, die Symptome in der letzten Lebensphase betreffen, ihr Ansprechpartner bin; sie ziehen mich hinzu und suchen den Austausch und auch meinen Rat. Umgekehrt ist das natürlich genauso, dass ich Rat bei Kollegen suche, die in anderen Bereichen geschult sind, in denen ich mich nicht gut auskenne. So spinnt sich das Netz einer umfassenden und guten Sorge um Menschen in der letzten Lebensphase weiter.

Manchmal jedoch kommt es noch vor, dass man beispielsweise in der Übergabe hört, dass eine Tumorpatientin, körperlich schon sehr stark geschwächt, in der Finalphase geduscht wird, oder einer anderen Bewohnerin, die nach einem Apoplex im Sterben liegt, Krankengymnastik verordnet werden soll, da man ja später nichts mehr gegen Immobilität tun kann. Da merke ich dann, wie wichtig es ist, Aufklärungsarbeit zu leisten, und es wird deutlich, dass der Implementierungsprozess von Palliative Care ein fortlaufender Prozess ist.

Dass die ganzen Mühen Früchte tragen, zeigt uns, wie dankbar die Angehörigen zweier vor kurzem verstorbenen Bewohnern sind, sie fanden sich und ihren Verwandten bei uns wohl und geborgen. Das sollte unser Ziel sein.

Was mir und meinen Kollegen wichtig ist, ist das Thema der Selbstpflege: Wie kann ich mit schwierigen Pflegesituationen fertig werden, wie kann ich meine Trauer verarbeiten, meine Ängste? Solche Themen waren leider nur sehr knapp bemessen in meiner Fortbildung zur Palliativ Care Fachkraft behandelt worden, eher als Exkurs.
Ich bin als Vollzeitkraft in der Pflege tätig und muss mir Freiräume schaffen, wenn ich in Palliativ-Care Angelegenheiten „unterwegs bin" oder diese erarbeite. Man muss ein starkes Rückgrat haben, wenn man seinen Kollegen auf Station Arbeiten delegiert und die sich fragen, warum ich mich nach der Grundpflege rausziehe. Manche verstehen es nicht, die zählen nur die Köpfe, die sie gewaschen haben.
Aber wir sind gemeinsam unterwegs. Das ist das Wichtigste – auch wenn noch ein ganzes Stück Weg vor uns liegt.

3.10 Erfahrungen im Altenheim mit einer Palliativfachkraft

Elke Held

Es ist Mittwochnachmittag, ein Anruf aus dem Krankenhaus: Frau M. soll in ein städtisches Altenheim in Duisburg verlegt werden. Diagnosen: Ein Tumorleiden im Endstadium, Niereninsuffizienz, eine Demenz im letzten Stadium. Seit Tagen hat die 87-jährige Dame keine Nahrung mehr zu sich genommen. Bisher ist sie von der Tochter zuhause gepflegt worden. Sie war kurz, auf Wunsch der Tochter, in die Klinik gekommen, um die Ursache ihres Harnverhalts, ihrer Abwehrhaltung während der Pflege und ihrer Inappetenz abzuklären. In der Klinik wurde gemeinsam mit der Familie besprochen, dass eine Dialyse und die Anlage einer PEG das Leiden von Frau M. nur verschlimmern würden. Ihre Familie sah eine weitere Versorgung im häuslichen Bereich mit vielen Ängsten. So kam es noch im Krankenhaus zu einem beratenden Gespräch zwischen Frau M., ihren Angehörigen und der Palliativfachkraft, die einige Ängste vor Schmerzen oder dem Verdursten nehmen konnte.

So und ähnlich verlaufen mittlerweile sehr viele Aufnahmen in das Altenheim. Es geht um die Gestaltung des Lebensendes mit Palliativversorgung.

In diesem Altenheim leben 170 Bewohner. Davon sind 50–60 % demenziell erkrankt. Sie leiden häufig zusätzlich an einer onkologischen, respiratorischen, kardiologischen und/oder neurologischen Erkrankung. Die Pflegeeinrichtung ist der letzte Lebensraum der alten Menschen und meist auch ihr Sterbeort.

Wer sterbende Demenzkranke pflegt, darf nicht aus unbewussten Motiven heraus handeln, sondern benötigt außer exzellenten Kenntnissen auch ein starkes Einfühlungsvermögen bei gleichzeitiger Übersicht und Selbstdistanz. Die Demenz ist ein fortschreitender Verlust von Persönlichkeit. Sie bedeutet einen Verlust von Entscheidungsfähigkeit. Es gehen die sprachliche Kommunikation und das Verstehen verloren. Der Erkrankte hat in seinem Sterbeprozess häufig Angst. Der Umgang mit der Demenz und dann noch mit lebensbedrohlichen Zuständen konfrontiert die Pflegenden mit komplexen Themen und der Eigenart jedes Einzelnen.

In der Begleitung schwerstkranker und sterbender Bewohner mit einer Demenz wurden die vielseitigen komplementären Pflegemaßnahmen aus der Palliativpflege genutzt. Es ist selbstverständlich geworden, die Mundpflege mit individuellen Mitteln durchzuführen. Das können Sektwürfel oder Kaffee aus der Sprühflasche zur Munderfrischung sein, oder Auflagen mit Gurkenmus und Waschungen mit Stiefmütterchen-Tee bei Juckreiz. Die vielfältigen Angebote machen uns in der Versorgung Demenzkranker handlungsfähiger. Dies kommt auch in besonderem Maße den Angehörigen zugute, die oft ohnmächtig dem Sterben zusehen müssen. Die nonverbalen Äußerungen der Demenzkranken, ob es sich um Schmerzen, Stuhlverhalt oder um eine unbequeme Lage im Bett handelt, sind verständlicher geworden. Im Team wird mit Schmerzerfassungsbögen für Demenzkranke gearbeitet, es werden aber auch Besonderheiten im Verhalten dokumentiert. Häufig kommt es vor, dass sich Bewohner nicht in ihr Bett legen möchten, trotz Schmerzen und Schwäche. Dann wird der Schaukelstuhl benutzt, oder eine Liegemöglichkeit wird im Gemeinschaftsraum geschaffen.

Um in den Dialog mit dem Bewohner zu gehen, verwenden wir meist rhythmische Einreibungen. Sie können Wärmeprozesse im Körper anregen und haben sowohl emotionale, psychische und physische Auswirkungen. Diese können schmerzlindernd sein und lassen uns spüren, ob der Demenzkranke sich wohlfühlt.

Rhythmische Einreibungen können eine Wohltat für die behandelnde Person sein. Sie bedürfen aber der „Einwilligung" des Bewohners. Werden z. B. Berührungen als unangenehm empfunden, weil sie in der Kindheit nicht erlebt wurden oder weil sie negativ belastet sind, bleiben Wohltat und Schmerzreduktion aus. Durch Fortbildungen mit Selbsterfahrung hat das Pflegeteam wohltuende Berührungen zu schätzen gelernt.

Ein zweites Fallbeispiel: Frau S. (79 Jahre) kam zu uns ins Pflegeheim. Bis zu diesem Tag wurde sie liebevoll von ihrem 80-jährigen Ehemann und der Enkeltochter im eigenen Haushalt gepflegt. Ihre Diagnosen waren: Demenz im fortgeschrittenen Stadium, Brustkrebs mit Knochenmetastasen, Osteoporose und starke Unruhezustände. Durch die Unruhe und heftige Abwehrreaktionen, vor allem in der Nacht, wurde die Belastung für die Angehörigen zu groß. Der Ehemann war durch die jahrelange Pflege seiner Frau längst körperlich und psychisch so angegriffen, dass er selbst bereits gesundheitlichen Schaden genommen hatte. Die Haltung der Bewohnerin, ihre Mimik und Gestik ließen starke Schmerzen vermuten. Während des Waschens – besonders im Rücken- und Hüftbereich – schrie sie laut. Die Bewegungen bei den Lagerungen waren für sie besonders belastend. Hinzu kam, dass die Bewohnerin keine Nahrung mehr zu sich nahm. Selbst durch den Ehemann, der sie in allen Zeiten durch Streicheln des Rückens beruhigen konnte, wurde die Situation nicht verbessert. Mit dem Hausarzt wurde die Schmerztherapie verändert. Ihre bisherige Bedarfsmedikation wurde als feste Medikamentengabe angesetzt und ein starkes Schmerzmedikament (WHO-Stufe III) wurde anstelle eines nebenwirkungsreichen, aber nicht effizienten Medikaments (WHO-Stufe II) eingesetzt. In einer Fallbesprechung, an der auch die Enkeltochter und der Ehemann teilnahmen, wurde eine Pflegeplanung erstellt. Die Ressource, dass Frau S. in der Vergangenheit positiv auf Berührungen reagierte, sollte genutzt werden. Wir begannen mit rhythmischen Einreibungen mit einem Schmerzöl. Die veränderte Medikation und die Einreibungen wirkten sich positiv aus. Um der Bewohnerin eine Orientierung zu geben, wurden die rhythmischen Einreibungen nach einem festen Zeitplan durchgeführt. Die Einreibedauer belief sich auf 10 Minuten. Nach drei Tagen machte Frau S. bei den Einreibungen wohlige Schmatzgeräusche, der Muskeltonus reduzierte sich sichtbar. Sie begann, flüssige Nahrung zu sich zu nehmen. Positiv wirkte sich die Pflegemaßnahme auch auf den Ehemann aus. Die Vertrautheit des Augenblicks war auch für ihn spürbar. Durch die Therapie schlief die Bewohnerin 5–6 Stunden in der Nacht. Als sich ihr Zustand nach vier Wochen verschlechterte, schlief der Ehemann in ihrem Zimmer. Sie starb in seinem Beisein.

Die Einreibungen werden im Pflegeheim als eine Möglichkeit des „Haltens" gesehen. Sie können ein Stück Geborgenheit für den Demenzkranken, aber auch für seine Angehörigen geben. Es kommt dabei zu einem „Dialog ohne Worte", ohne dass es zu einer expliziten und fortschreitenden Verständigung kommt.

Eine weitere Herausforderung für die Palliativpflege im Altenheim ist die Begleitung demenzkranker Trauernder. Immer häufiger kommen in die Heime Ehepaare, von denen ein Partner terminal erkrankt ist, während der andere an einer fortgeschrittenen Demenz leidet. Die schwerkranken Ehepartner suchen die Einrichtung aus, weil sie hier eine Palliativversorgung bekommen, die sie bis zum Tode professionell begleitet. Sie haben ihren demenziell erkrankten Partner in ihrer Nähe und wissen, dass dieser nach dem Versterben im Heim weiter versorgt wird. So kam das Ehepaar R. vor einem Jahr in die Duisburger Einrichtung. Sie waren 55 Jahre verheiratet und kinderlos. Herr R. hatte Bauchspeicheldrüsenkrebs, er hatte große Schmerzen und litt unter Übelkeit. Frau R. litt an einer Demenz im mittleren Stadium. Bis zur Heimaufnahme versorgte Herr R. seine Frau in der eigenen Wohnung. Sie wurde von ihm gewaschen, angezogen und zur Toilette gebracht. Frau R. war vollständig von ihrem Mann abhängig. Da sie in einem Ehepartnerzimmer wohnten und Herr R. auch dort die kleinen Verrichtungen an seiner Frau weiter durchführte, wurde ihr der Umzug ins Altenheim nicht sonderlich bewusst. Sie gingen gemeinsam Hand in Hand zu den Mahlzeiten in den Speiseraum, Herr R. machte seiner Frau weiterhin die Mahlzeiten zurecht, und Frau R. fühlte sich geborgen. Nachts schliefen sie in ihrem mitgebrachten Ehebett. Als sich der Zustand von Herrn R. verschlechterte, wurde auch der Zustand seiner Partnerin problematischer. Immer seltener konnte er ihre Gewohnheiten unterstützen, Frau R. spürte die Veränderung an ihrem Mann. In der letzten Lebenswoche mussten wir Frau R. in ein anderes Zimmer verlegen, ihr Mann hatte starke Durchbruchschmerzen, Erbrechen und war sehr schwach. Sie versuchte ständig, ihn aus dem Bett zu ziehen. Herr R. bat uns, sie nicht mehr in sein Zimmer zu lassen. Frau R. wurde heftig in ihren Reaktionen und wollte auch nicht mehr essen. Sie spielte mit ihren Ausscheidungen und lief die ganze Nacht auf dem Flur herum. In der Sterbephase setzten wir uns abwechselnd mit Frau R. an das Bett ihres Mannes. Sie spürte die Veränderungen an ihrem Mann, saß da und weinte. Nach dem Tod begann

135

die Suche. Täglich lief Frau R. suchend über den Abteilungsflur, alle Ablenkungen lehnte sie ab. Sie verlor stark an Gewicht, denn die gemeinsamen Mahlzeiten mit ihrem Mann vermisste sie plötzlich. Häufig suchte sie die Nähe anderer männlicher Heimbewohner, die sie dann beschimpften. Das Stationsteam hat für Frau R. eine individuelle Trauerbegleitung erarbeitet. Jegliche Gespräche zur Trauerbegleitung sind bei Demenzkranken ab dem zweiten Stadium nicht anwendbar. Es wurde eine Möglichkeit gefunden, die Frau R. für einige Momente am Tag wieder Sicherheit vermittelte. Es wurde ein Zeitplan eingerichtet, der die Kontinuität wahrte. Zusätzlich wurde mit Berührungen gearbeitet, allerdings nur mit Handmassagen. Diese fanden in ihrem Zimmer statt, während der Massage wurden zwei ihr vertraute Kirchenlieder gesungen. So stabilisierte sich ihr Zustand. Sie isst wieder und schläft einige Stunden in der Nacht in ihrem Bett. Ihre Gesichtszüge sind nicht mehr so verängstigt.

Auch der Demenzkranke braucht seine Zeit für die Trauer, allerdings helfen hier nicht Gespräche, Psychopharmaka oder Ablenkung. Das palliative Pflegeteam orientiert sich an der Biografie, soweit diese bekannt ist. Die Trauer von Demenzkranken ist individuell. Es ist wichtig, individuelle Rituale und Signale zu finden und einzusetzen. Der trauernde Demenzkranke hat noch einen Teil seines Lebens vor sich.
Der notwendige Perspektivenwechsel, der mit der Implementierung der Palliativversorgung in unserem Altenpflegeheim verbunden ist, bedeutet keine schlagartige Veränderung, sondern einen längeren Lernprozess, der auch in dem hier beispielhaft angeführten Heim noch lange nicht abgeschlossen ist. Aber schon jetzt lässt sich sagen, dass der Aufbau einer „palliativen Kultur" besonders bei der Pflege schwerkranker Demenzkranker zu deutlichen Verbesserungen geführt hat.

3.11 „Ich bin zwar dusselig im Kopf – aber nur manchmal!" – Erfahrungen einer Angehörigen und Fachfrau

Margit Schröer

Meine Mutter zeigte mit 74 Jahren erste Anzeichen von Vergessen und Verwirrtheit und starb hochdement mit 84 Jahren. Den Ausspruch aus der Überschrift machte sie mehrmals im ersten Jahr ihrer demenziellen Erkrankung.
Sie lebte in dieser Zeit zunächst mit ihrem Mann, meinem Vater, in dem von ihnen erbauten Siedlungshäuschen, erst in den letzten drei Lebensjahren in dem Alten- und Pflegeheim unserer Pfarrgemeinde, in dem sie auch starb.
Der Beginn ihrer Demenz war schleichend und auch für mich als Psychologin erst später klar erkennbar. Vielleicht wollte ich diese Diagnose auch zu dem frühen Zeitpunkt nicht wahr haben, erklärte mir Vergesslichkeit, Verwechslungen und örtliche Desorientiertheit usw. mit ihrem Alter – sie selbst lachte, wenn sie darauf angesprochen wurde, und tat alles mit einem Scherz ab oder gab dann sogar adäquate Antworten. Zu diesem Zeitpunkt erkrankten und starben damals einige ihrer Freundinnen und Nachbarinnen, mit denen sie stets einen engen Austausch pflegte. Sie vermisste die täglichen Gespräche und Anregungen mit diesen Frauen sehr, zog sich – unserer Meinung nach – aus Trauer darüber etwas in sich zurück. Erst als sie Fotos von ihren Eltern „füttern" wollte und Kekse vor die Bilder legte, da „ihre Eltern ja auch mal Hunger hätten", wurden alle Familienmitglieder hellhörig. Ihre Desorientiertheit zeigte sich zunehmend mehr, so dass allen klar

wurde, dass ihr gesamtes Verhalten nur mit der Entwicklung einer Demenz zu erklären war. Die von mir durchgeführten psychometrischen Tests mit ihr als auch ärztliche Untersuchungen brachten uns schließlich die schreckliche Gewissheit. Der Prozess der Anerkennung dieser Diagnose mit all ihren möglichen Folgen war schmerzlich für alle Familienmitglieder und immer wieder mit viel Trauer verbunden. Wir mussten „Abschied nehmen" nehmen von der Frau, Mutter und Oma, die wir bis jetzt gekannt hatten, und uns auf eine gemeinsame, unbekannte Zukunft mit ihr einlassen. In Familiengesprächen, in denen wir die Realität sahen sowie uns auch das auf uns Zukommende vorzubereiten versuchten, kristallisierte sich heraus, dass wir meiner Mutter so lange wie möglich ein Leben in ihrer gewohnten Umgebung mit ihrem Mann ermöglichen wollten, da wir sie liebten. Wir wollten für sie da sein und ihr damit unsere Wertschätzung zeigen. Immer wieder wurden wir mit der Frage nach dem Sinn des Lebens konfrontiert. Unser Glaube war uns – insbesondere meinem Vater – in all der Zeit ein großer Halt.

Um gut für sie zu sorgen, holten wir uns – neben dem Einsatz aller Familienmitglieder, besonders dem großen Engagement meines Vaters – nach und nach Hilfen ins Haus. Das waren Frauen aus unserer Pfarrgemeinde (Mitarbeiterinnen des Ökumenischen Hilfsdienstes e. V.), die meine Mutter u. a. bei der Pflege unterstützten und sie auch betreuten, wenn sie alleine im Haus war. Ab einem bestimmten Zeitpunkt konnten wir sie nicht mehr alleine lassen, da sie den Herd oder sonstige elektrische Haushaltgeräte, aber auch Kerzen anmachte und dann vergaß. Diese Frauen waren eine erhebliche Entlastung, v. a. für meinen Vater, und nahmen großen Anteil an ihrem Schicksal, sie zeigten ein besonderes Engagement. Am Wochenende sorgte die Familie für sie, v. a. mein erwachsener Sohn und ich.

Im Laufe ihrer Erkrankung konnten wir (im Nachhinein) verschiedene Phasen unterscheiden. In einer Phase war sie sehr unruhig, lief stundenlang in kleinen Schritten durchs Haus, Zahlen oder Geldbeträge vor sich hin murmelnd. Wenn sie jemand dabei störte und unterbrach, wurde sie leicht ärgerlich und verbat sich diese Unterbrechung, da sie noch alle Ein- und Ausgaben der Firma berechnen müsse (sie war Bilanzbuchhalterin und Prokuristin gewesen). In einer anderen Phase war sie eher lethargisch, saß in ihrem Sessel und war „weit weg" mit ihren Gedanken. Sie war dann nur schwer zu irgendeiner Aktivität zu bewegen. Meine Mutter verwandelte sich zusehends: Sie verlor mehr und mehr ihre Fertigkeiten wie Orientierung in Zeit und Orten, im Erkennen von Personen, sie verlor Gegenwart und Zukunft, lebte in ihrer Vergangenheit, verlor schließlich auch ihre Sprache. Für mich war es schwer, Abschied von meiner Mutter als warmherzige, kontaktfreudige, hilfsbereite, sprachgewandte Frau zu nehmen. Die Familie, aber auch Verwandte, Freundinnen und Nachbarn registrierten traurig jeden Rückschritt, sahen aber auch eine Aufgabe darin, ihr zu helfen und sie zu begleiten.

So war es für uns eine Selbstverständlichkeit, sie zu allen Familienfesten mitzunehmen – sie war immer integriert, irgendeine ihrer Schwestern, Nichten usw. war immer bei ihr, kümmerte sich um sie, denn sie hatte ihre Fähigkeit, offen auf Menschen zu reagieren, nie verloren. Meine Mutter lächelte oft, war nie aggressiv im Laufe ihrer Erkrankung. Deshalb konnte mein Vater sie auch mehrmals in der Woche in den Gottesdienst mitnehmen, obwohl sie häufiger Gemeinde und Pfarrer mit lautem „Lalala…" sicher störte. Aber die meisten Gottesdienstbesucher kannten meine Eltern seit Jahren und tolerierten dieses Verhalten wohlwollend. Da mein Vater in unserer Pfarrgemeinde in verschiedenen Gremien engagiert war, nahm er meine Mutter selbstverständlich zu allen Sitzungen, Ausflügen usw. mit. Obwohl dies mit dem Verlauf ihrer Demenz schwieriger wurde, gab es nie ein unüberwindbares Problem damit. Er betonte, dass sie 50 Jahre verheiratet seien und in guten und insbesondere in schlechten Zeiten schließlich zusammengehörten! Das machte oft großen Eindruck in unserer Umgebung. Natürlich gab es bei uns allen auch Zeiten der Hilflosigkeit, Ohnmacht, Verzweiflung – wir stützten uns dann gegenseitig. Zudem „machte" meine Mutter es allen leicht, die mit ihr zu tun hatten, denn sie blieb in ihrem gesamten Verhalten immer freundlich, liebenswürdig, wurde nie feindselig oder gar aggressiv, wirkte zufrieden, vertraute ihrer Mitwelt.

Als ihre Demenz schon weit fortgeschritten war, wurde sie körperlich schwächer, zeigte Störungen in Bewegungsabläufen, fiel häufiger hin. Aus diesen und anderen Gründen sowie um einer Überforderung aller Beteiligten vorzubauen, mussten wir sie nach siebenjähriger Pflege zu Hause schweren Herzens in ein nahe gelegenes Pflegeheim geben. Bedingt durch einen Oberschenkelhalsbruch wurde sie bald bettlägerig. Mein Vater besuchte sie jeden Tag, z. T. auch mehrmals, hatte sein Keybord in ihrem Zimmer stehen, spielte ihr ihre Lieblingslieder vor, betete mit ihr. Alle Pflegenden und wir glauben, dass sie ihn bis zum Tod erkannt hat. Ich ging nach meiner Arbeit in der Klinik abends und natürlich am Wochenende zu ihr, erzählte ihr langsam, mit vielen Pausen von den Menschen, die sie kannte, und sonstigen Erlebnissen. Dabei war ich mir nicht sicher, ob sie mich in den letzten Jahren immer erkannt hat. Durch gleich bleibende Rituale zur Begrüßung und bei der Verabschiedung versuchte ich, ihr das Wiedererkennen zu erleichtern und eine gewisse Stabilität zu ermöglichen. Ich hatte den Eindruck, dass sie mein Gesicht und meine Mimik sowie Stimmhöhe, Sprechtempo, Lautstärke etc. genau beobachtete und somit Stimmungen erfasste. Körperberührungen von Familienangehörigen sowie von Pflegenden, zunächst vorsichtig, dann mit etwas Druck, wurden wichtig für den Kontakt mit ihr. Sie wurde ruhig bei dieser Art der Zuwendung. Je nachdem, in welcher Verfassung ich war, war ich mal kürzer, mal länger bei ihr, immer so lange, wie ich es jeweils ertragen, aushalten konnte. Die Besuche bei meiner Mutter führten mir immer wieder meine eigene Vergänglichkeit und Sterblichkeit hart vor Augen, lösten damals in der Konfrontation mit ihr Angst bei mir aus – werde ich auch einmal dement werden, werde ich so leben müssen wie sie, werde ich so sterben...? Ich habe zu dieser Zeit häufig von ihr geträumt und mich mit meiner damaligen Lehranalytikerin darüber ausgetauscht. Sie riet mir, gut auf meine eigenen Grenzen zu achten und mich nicht zu überfordern. Das half mir sehr in dieser Situation.

Meine Mutter wurde zusehends schwächer, hielt sich lange Zeit auf einem niedrigen Ernährungsniveau relativ stabil. Die Pflegenden des Heims waren meiner Mutter stets sehr zugetan und gingen, sicher aufgrund ihres freundlichen Wesens, aber auch, weil sie meinen Vater für seine unermüdlich liebevolle Betreuung bewunderten, immer respektvoll und wertschätzend mit ihr um. Das zeigte sich an der Anrede, vielen kleinen Gesten, dem Essen reichen usw. Sie bemühten sich aufrichtig um sie, schenkten ihr Geborgenheit und Wärme, besonders in den letzten Tagen ihres Lebens. So nahmen sie an einem Morgen einfühlsam wahr, dass meine Mutter in den nächsten Stunden sterben würde, und ermöglichten unserer Familie, sie im Sterben zu begleiten, ihr nahe zu sein sowie in Ruhe von ihr Abschied zu nehmen. Meine Mutter ist in Frieden und Würde gestorben.

Ihre Wachheit verblasst
Ihre Sinne verhüllt
Welt wird fremd
das Jetzt verschwindet
im Nebel des Vergessens
Zunehmende Entfernung
Rückzug
in die Tiefen
ihres Ich
auf dem Weg
in die Freiheit

4 Besondere Versorgungssituationen

4.1 Geistig behindert und dement

Christina Ding-Greiner

Der demografische Wandel betrifft Menschen mit geistiger Behinderung in gleicher Weise wie die Gesamtbevölkerung, denn die Betreuung, die Wohnverhältnisse, die Ernährung und die medizinische Versorgung haben sich für die wenigen Überlebenden des Dritten Reichs und die nach dem Krieg geborenen geistig behinderten Menschen deutlich gewandelt. Erfahrungen mit Alternsprozessen sind in der Bundesrepublik nur in geringem Ausmaß vorhanden.

Die durchschnittliche Lebenserwartung von Menschen mit geistiger Behinderung gleicht sich allmählich der Lebenserwartung der Gesamtbevölkerung an, ohne diese jedoch zu erreichen; sie ist umso geringer, je schwerer die Ausprägung der geistigen Behinderung ist (Patja et al. 2000). Aufgrund der längeren Lebenszeit erhöhen sich die Risiken, an Erkrankungen des Herzkreislaufsystems, der Atmungsorgane, an Malignomen oder aber an einer Demenz zu erkranken.

Die häufigste Ursache einer geistigen Behinderung ist das Down-Syndrom, das durch ein überzähliges Chromosom 21 entsteht. Menschen mit Down-Syndrom haben eine verkürzte Lebenserwartung aufgrund von angeborenen Fehlbildungen, die eine erhöhte Sterblichkeit in jüngeren Altersgruppen zur Folge haben, zudem treten demenzielle Erkrankungen häufig schon im Alter von 40–50 Jahren auf. Die Prävalenz demenzieller Erkrankungen bei dieser Personengruppe verdoppelt sich alle 5 Jahre: Etwa ein Drittel der 60-Jährigen und älteren sind an einer Demenz erkrankt (Coppus et al. 2006).

Die Symptomatik einer demenziellen Entwicklung wird häufig nicht erkannt und dem Altern oder der geistigen Behinderung zugeschrieben. Genauso wie in der Gesamtbevölkerung können bei Menschen mit geistiger Behinderung primäre gefäßbedingte oder degenerative (Demenz vom Alzheimer-Typ) sowie sekundäre Demenzen auftreten. Eine differenzierte Untersuchung der Risikofaktoren und ein Ausschluss jener Erkrankungen, die zu psychischen Veränderungen führen und das Bild einer Demenz entstehen lassen können, ist notwendig, bevor die Diagnose einer Demenz gestellt wird (Ding-Greiner 2008).

Der Krankheitsverlauf demenzieller Erkrankungen bei geistiger Behinderung entspricht jenem der Gesamtbevölkerung, allerdings trifft der demenzielle Abbau bei geistig behinderten Menschen auf andere Voraussetzungen: Die kognitive Leistungsfähigkeit, das Erinnerungsvermögen und die Lernfähigkeit sind reduziert, psychische Erkrankungen und körperliche Einschränkungen beschleunigen den Verlauf. Während in der Gesamtbevölkerung im Durchschnitt mit einer Krankheitsdauer von 6–12 Jahren gerechnet werden kann, ist dieses Zeitfenster bei Menschen mit geistiger Behinderung häufig auf

2–4 Jahre reduziert. Eine demenzielle Erkrankung führt auch bei geistig behinderten Menschen zu Veränderungen der Persönlichkeit, zum Verlust von Gedächtnis, Orientierung und Selbstständigkeit im Bereich der Aktivitäten des täglichen Lebens (Holland et al. 2000, Deb et al. 2007).

In einer ausführlichen Befragung von Mitarbeitern in stationären Einrichtungen der Eingliederungshilfe konnten Merkmale ermittelt werden, die Alternsprozesse bei Menschen mit geistiger Behinderung im Alter charakterisieren und Hinweise auf das Vorliegen einer demenziellen Erkrankung geben können (Kruse/Ding-Greiner 2005).

Eine Zunahme von Aggression und Zwängen findet sich häufig bei älteren geistig behinderten Menschen. Häufig wird die eigene Person vernachlässigt, die Fähigkeiten zur Ausführung der Aktivitäten des täglichen Lebens gehen zunehmend verloren; der Verlust der Selbstständigkeit kann im Zusammenhang mit einer Zunahme von Antriebslosigkeit, Ungeduld und Eigenwilligkeit stehen; Wortfindungsstörungen und der Verlust der Sprache führen zu einer erschwerten Kommunikation und zum sozialen Rückzug. Durch die Verluste im kognitiven Bereich – Vergesslichkeit, Konzentrationsschwäche, Desorientiertheit – wird der Umgang mit täglichen Anforderungen und Belastungen erschwert.

Auf der Grundlage eines zunehmenden Bedarfs an Unterstützung und Pflege entstehen Bedürfnisse, in deren Mittelpunkt Sicherheit und Kontinuität in Pflege und Betreuung stehen. Der rasche Personalwechsel, wie er in stationären Einrichtungen häufig zu beobachten ist, überfordert die Bewohnerinnen und Bewohner, da sie sich immer wieder kurzfristig auf neue Bezugspersonen einstellen müssen. Weitere Bedürfnisse, die genannt wurden, sind Kommunikation und Teilhabe, zugleich aber auch die Möglichkeit, sich zurückzuziehen, Anerkennung und Wertschätzung der Person, individuelle Zuwendung, Hilfe und Orientierung bei auftretenden Belastungen und Verlusten.

Menschen mit geistiger Behinderung, die ein höheres Alter erreicht haben, zeigen häufig Gemeinsamkeiten in ihrem Lebenslauf. Die Angehörigen haben oft ihre Existenz aus Scham verleugnet, den Kontakt zu ihnen abgebrochen, sodass familiäre Bindungen verloren gehen. Eine eigene Familie konnten sie nicht gründen. Sie haben in ihrer Jugend sehr oft schwere körperliche Arbeit leisten müssen, haben Gewalt erfahren, sind missbraucht worden. Einen großen Teil ihres Lebens haben sie in stationären Einrichtungen verbracht, die Mitarbeiter und Bewohner der Wohngruppe sind ihre Familie geworden. Die Pflege der eigenen Biografie im Lebenslauf, das Wachhalten von Erinnerungen dient der Identitätsbildung und hat daher eine zentrale Bedeutung für demenziell erkrankte geistig behinderte Menschen.

Menschen mit geistiger Behinderung nehmen die Veränderungen, die durch die demenzielle Erkrankung verursacht werden, als Verlust wahr. Als Folge kann sich ein erschwerter und langwieriger Prozess der Akzeptanz zusätzlicher Einschränkungen, eine wachsende Unzufriedenheit mit sich selbst entwickeln; die Betroffenen suchen eine festere Bindung an Bezugspersonen, die einen Halt geben können. Die verminderte kognitive Leistungsfähigkeit führt zunehmend zu problematischem Verhalten als eine mögliche Reaktion auf die eigene Hilflosigkeit, auf Fehldeutung der Situation, auf Überforderung; Hunger, Durst, Schmerzen können nicht mehr adäquat ausgedrückt werden. Die Patienten reagieren mit Angst oder Unsicherheit, mit Unruhe und Aggression oder mit Apathie. Fachliche Kompetenz, Erfahrung im Umgang mit geistig behinderten Menschen, fundierte Kenntnisse zu Ursachen und Verlauf demenzieller Erkrankungen und zur Biografie des betroffenen geistig behinderten und dementen Menschen führen zu einem besseren Verständnis der Situation, in der sich die betroffenen Menschen befinden, und ermöglichen einen adäquaten Umgang mit Verhaltenauffälligkeiten.

An einem Beispiel soll der schwierige Prozess der Annahme der eigenen Endlichkeit aufgezeigt werden. Es handelt sich um einen älteren geistig behinderten Mann, der seit Jahrzehnten in einer stationären Einrichtung lebte und regelmäßig die Kunstwerkstatt besuchte. Als eine schwere unheilbare Krankheit bei ihm festgestellt wurde, konnte er den Befund nicht akzeptieren und wehrte sich vehement dagegen. Er malte in jenen Monaten nur noch dunkle, fast schwarze Bilder, die schemenhaft Blumen zeigten, welche fest am unteren Bildrand verwurzelt waren. Die Mitarbeiter führten intensive Gespräche mit ihm über Krankheit und Tod und bezogen die Bewohner der Wohngruppe in diesen Prozess der Begleitung ein. Er erfuhr viel Unterstützung und Zuwendung in seiner Wohngruppe. Nach mehreren Wochen gelang es dem schwer kranken Bewohner, sein Schicksal anzunehmen. Er begann hellere Bilder zu malen, die Blumen wurden bunt, lösten sich aus ihrer irdischen Gebundenheit und schwebten scheinbar schwerelos in einem fast weißen Licht. Er sprach gelassen vom Tod und vom Leben danach, von dem er konkrete Vorstellungen hatte. Später entwickelte er eine sekundäre Demenz und schwere epileptische Anfälle; er wurde bis zum Tod von jenen Menschen besucht und begleitet, mit denen er seinen Alltag über Jahre geteilt hatte, und starb ruhig, da er wusste, wohin sein Weg ihn führt.

Der englische Sozialpsychologe Tom Kitwood (2008, S. 121) nennt **sechs Bedürfnisse**, die bei Menschen mit einer Demenz besonders ausgeprägt sind, und die auch für Menschen mit einer geistigen Behinderung Gültigkeit haben:

- Das zentrale Bedürfnis ist die **Liebe** als bedingungslose Annahme, ein Geben, ohne Belohnung zu erwarten.
- **Trost** spenden heißt, Schmerz und Leid lindern, Sicherheit geben in Situationen der Unsicherheit, Zärtlichkeit und Nähe.
- Das Bedürfnis nach Sicherheit und persönlicher **Bindung** wächst bei Menschen mit Demenz, die sich immer wieder und immer häufiger in Situationen befinden, die sie nicht bewältigen können.
- **Teilhabe**, Einbeziehung in die Gemeinschaft, ist ein Grundbedürfnis des Menschen, das sich beim geistig behinderten und dementen Menschen in sehr unterschiedlicher Form äußern kann: als Anklammern, Umhergehen, als Protest, und es führt zu Zerrissenheit und Rückzug in die Isolation, wenn es nicht befriedigt wird.
- **Beschäftigung** in einer der Leistungsminderung angemessenen Weise ist für jeden Menschen bedeutsam, er kann in einer sinnvollen Tätigkeit seine Fähigkeiten und Fertigkeiten einbringen und sich als Teil der Gemeinschaft erfahren.
- Als letztes Bedürfnis wird **Identität** genannt. Identität zu haben bedeutet zu wissen, wer man ist und die Erfahrungen und Kontexte der Vergangenheit zu kennen, die im Lebenslauf die eigene Individualität und Einzigartigkeit geformt haben.

Die Befriedigung dieser Grundbedürfnisse führt dazu, dass der demenziell erkrankte geistig behinderte Mensch sich sicherer fühlt; er wird in einem geringeren Ausmaß seiner Angst und Unsicherheit ausgeliefert sein, er wird sich als ein von anderen geschätzter und wertvoller Menschen erleben.

Literatur

Coppus, A./Evenhuis, H./Verberne, G.-J./Visser, F./van Gool, P./Eikelenboom, P./van Duijin, C. (2006): Dementia and mortality in persons with Down's syndrome. In: J of Intellectual Disability Research, 50 (10), S. 768–777

Holland, A. J./Hon, J./Huppert, F. A./Stevens, F. (2000): Incidence And Course Of Dementia In People With Down's Syndrome: Findings From A Population-Based Study. In: Journal of Intellectual Disability Research, 44 (2), S. 138–146

Deb, S./Hare, M./Prior, L. (2007): Symptoms of dementia among adults with Down's syndrome: a qualitative study. In: J of Intellectual Disability Research, 51 (9), S. 726–739

Ding-Greiner, C. (2008): Geistige Behinderung und Demenz. In: Orientierung, 4/08, S. 26–29

Kitwood, T. (2008): Demenz. Der person-zentrierte Ansatz im Umgang mit verwirrten Menschen. 5. Aufl. Bern: Hans Huber

Kruse, A./Ding-Greiner, C. (2005): Vergleich von stationären Einrichtungen der Altenhilfe mit Einrichtungen der Behindertenhilfe hinsichtlich der Betreuungs- und Pflegekonzepte für ältere Menschen mit geistiger Behinderung und psychischer Erkrankung. Abschlussbericht für die Robert Bosch Stiftung.

Patja, K./Iivanainen, M./Vesala, H./Oksanen, H./Ruoppila, I. (2000): Life expectancy of people with intellectual disability. A 35-year follow-up study. In: J of Intellectual Disability Research, 44 (5), S. 591–599

4.2 Blind und dement

Konrad Widmann, Renate Hrdina

4.2.1 Verluste: fürchten – verleugnen – verdrängen

Der Zusammenbruch der Finanzmärkte im Jahr 2008 hat die Welt erschüttert. War in den Jahrzehnten davor schon das Wort „Nullwachstum" der Inbegriff des Untergangs, so führte die Kumulierung der Verluste in einem von der Realwirtschaft abgelösten Bereich zu kaum überbietbaren Rettungsaktionen seitens der öffentlichen Hand. Verluste passen in eine wachstumsfixierte Gesellschaft nicht hinein. Hinweise darauf werden ausgeblendet: Betteln wird mancherorts verboten, Wirtschaftsflüchtlinge werden zurückgeschickt. Die Wirtschaft braucht den reichen, aktiven Konsumenten und hat die „Generation 50+" erfunden. Teure Aktivitäten und Behandlungen sollen das wettmachen, was jeder spätestens mit 40 Jahren spüren kann: Der Zenit meines Lebens ist überschritten, die Kräfte beginnen langsam abzunehmen. Und nurmehr wenige erleben das Jahrzehnt vom 50. bis zum 60. Lebensjahr als Zeit der Weisen, in der sie als erfahrene Menschen gesucht und geachtet sind. Stattdessen gelten immer mehr von ihnen als teuer und überholt, sind am Arbeitsmarkt schwer vermittelbar und erleben den massiven Verlust ihres Selbstwertgefühls. Wenn dann im eigentlichen Alter die Reihe der Verluste weitergeht, wenn Partner und Freunde sterben, wenn beim Übersiedeln auf einen Heimplatz die mit Erinnerungen gefüllte Wohnung und viele lieb gewordene Gegenstände zurückgelassen werden, wenn die Gebrechen des Alters zu spüren sind, dann bringt das viele Menschen an die Grenze dessen, was sie zu tragen vermögen.

Kommt es in dieser Zeit auch noch zu beginnenden neurodegenerativen Symptomen, der sogenannten Mild Cognitive Impairmance (MCI), so ist die von Naomi Feil gewählte Bezeichnung für diese Lebensphase als „unglücklich orientiert" die wohl treffendste Beschreibung.

4.2.2 Blindheit und Sehbehinderung im Alter

Die Entwicklungen auf den Gebieten der Medizin, Sicherheitstechnik und Hygiene haben in unseren Breiten dazu beigetragen, dass die Anzahl der Geburtsblinden sowie der in den ersten fünf Lebensjahrzehnten erblindenden Menschen massiv zurückgegangen ist. Allerdings handelt es sich bei dieser Gruppe um jene Menschen, die es gelernt haben, mit ihrer Behinderung zu leben, und die entsprechende Techniken und Hilfsmittel einsetzen können. Wenn sie sich in vertrauter Umgebung bewegen, ist ihre Behinderung oft kaum wahrzunehmen.

Dem gegenüber wächst die Gruppe der spät erblindenden Menschen stetig. Augenerkrankungen, die in jüngeren Jahren mit einem verwertbaren Restsehvermögen verbunden sind, schreiten voran und führen bis zur Erblindung. Dazu kommen jene Augenleiden, die als Folge des normalen Alterungsprozesses jeden treffen, der alt genug wird: die Alterssichtigkeit, bei der die Linse nicht mehr in der Lage ist, Gegenstände im Nahbereich zu fokussieren, und der Katarakt oder graue Star, bei dem sich die Linse eintrübt. Beide sind inzwischen korrigierbar, doch können sie in Verbindung mit einer anderen Erkrankung das Restsehvermögen, das eigentlich bliebe, unbrauchbar machen.

Die häufigsten Krankheiten, die zur Erblindung im Alter führen, sind die altersbedingte Makuladegeneration, diabetische Retinopathie, Glaukom („grüner Star") und Retinitis pigmentosa. All diese beginnen mit kleineren Einschränkungen des Sehvermögens, die sukzessive zunehmen, sind durch medizinische Eingriffe mit wechselndem Erfolg stabilisierbar und führen jedenfalls so weit, dass kein verwertbares Restsehvermögen verbleibt.

Bei dieser Gruppe kommt also zusätzlich zu den sowieso nur schwer tragbaren Verlusten des Alterns auch der Verlust der optischen Wahrnehmung hinzu. Dies stellt eine oft untragbare psychische Belastung dar, die in vielen Fällen auch bei guter Begleitung nur durch entsprechende psychiatrische Versorgung erträglich gemacht werden kann.

Ein weiteres Problem ergibt sich aus der Tatsache, dass die Erblindung in einer Lebensphase eintritt, in der die meisten Menschen nicht mehr in der Lage sind, den Umgang mit den möglichen Hilfsmitteln zu erlernen. Das erhöht den Leidensdruck, weil die Selbstständigkeit noch schneller abnimmt, und erhöht die depressiven Tendenzen.

Zusammenfassend ist festzustellen, dass alternde blinde Menschen, die gelernt haben, ohne optische Wahrnehmung zu leben, diese Lebensphase ähnlich wie sehende meistern. Ein intensiveres Problemfeld stellt die Erblindung im Alter dar. Diese führt in vielen Fällen zu depressiven Zuständen. Missdeutete optische Resteindrücke erzeugen oft Angst und gipfeln in Halluzinationen und wahnhaften Vorstellungen.

4.2.3 Zusatzdiagnose Demenz und Begleitung

Auch wenn ein blinder oder hochgradig sehbehinderter Mensch an einer Demenz erkrankt, ist die Genese des optischen Defizits und dessen Ausmaß zu beachten.

4.2.3.1 Demente vollblinde Menschen begleiten

Anforderungen an den Lebensraum
Analog zum Fortschreiten der Demenzerkrankung ist der Lebensraum sukzessive barrierefrei zu gestalten. Stolperstellen wie Teppiche sind zu entfernen, ebenso alle anderen Hindernisse. Gegenstände, die dem Betroffenen wichtig sind, müssen am vertrauten Platz bleiben, solange er in der Lage ist, diese zu finden. Ebenso müssen die vertrauten Orien-

tierungspunkte dort belassen werden, wo sie der Betroffene vorzufinden gewohnt ist. Auch die Einrichtung des vertrauten Raumes soll nach Möglichkeit nicht verändert werden: Jede Änderung wirkt sich zumindest auf die Akustik aus und lässt auch den vertrautesten Raum als neu und unbekannt erleben.

In stationären Einrichtungen sind die Gänge von Hindernissen freizuhalten, Pflege-, Servier- und andere Wagen haben – genauso wie bereitstehende Infusionsständer oder Patientenlifter – im Gehbereich der Bewohner oder Patienten nichts verloren. Ebenso sind die für Sehende so angenehmen Blumeninseln und andere von Feng Shui inspirierte Raumteilungen zu entfernen. Ein Handlaufsystem erleichtert die Orientierung, Stiegenabgänge sind durch Sicherheitsbügel, wie man sie auch in Supermärkten findet, oder durch Türen mit nach unten versetztem Drücker (ca. 70 cm über dem Fußboden) zu sichern. Diese Maßnahme stellt jedoch zumindest in Österreich eine Freiheitsbeschränkung im Sinne des Heimaufenthaltsgesetzes dar und wird beim einzigen Ausgang nicht akzeptiert.

Anforderung an die Betreuenden
Wer blinde Menschen mit einer Demenzerkrankung betreut, muss vorerst jene Fähigkeiten mitbringen, die generell in der Betreuung Demenzkranker von entscheidender Bedeutung sind. Die Auseinandersetzung mit der Welt, in der sich mein dementes Gegenüber gerade befindet, durch Kennenlernen der Biografie und des historischen Umfelds, welches diese Biografie geprägt hat, ist unabdingbare Voraussetzung für eine gelungene Arbeit mit Menschen mit Demenz. Einschlägige Ausbildungen, wie beispielsweise die zum Validationsanwender nach Naomi Feil, sind von eminentem Vorteil. Die dort geforderte Fähigkeit der Empathie muss auch das Wahrnehmungspotenzial des blinden Gegenübers umfassen. In diesem Zusammenhang ist größtes Augenmerk auf die Sprache zu legen. Dies betrifft zuerst die Fähigkeit, deutlich und klar zu artikulieren, weiters die Fähigkeit, den ursprünglichen Wortschatz des Bewohners bzw. Patienten zu benützen. Dies betrifft sowohl den lokalen Dialekt als auch das Ablegen der politisch korrekten euphemistischen Kunstsprache und die Rückkehr zu verpönten Ausdrücken wie „füttern“, „Windel“ oder „Tragbahre“. Bei Personen mit fremdsprachigen Wurzeln kann es vorkommen, dass diese trotz jahrzehntelanger Absenz in ihrer ursprünglichen Sprache antworten und z. B. plötzlich eine tschechisch sprechende Kollegin gebraucht wird.

Mehr als bei sehenden dementen Menschen ist das Prinzip der Bezugspflege von Bedeutung: Ein überschaubarer Kreis von Betreuenden sorgt für jeden Bewohner/Patienten, doch muss das Team so flexibel sein, dass immer derjenige betreut, bei dem die erforderliche Beziehungsbasis gerade jetzt passt.

Umgang
Diese Brücke zwischen Betreutem und Betreuendem ist Voraussetzung für einen adäquaten Umgang mit blinden demenzkranken Menschen. Damit die Begegnung gut beginnt, spricht der Betreuende den Betreuten von vorne an und nennt ihn beim Namen. Stimmen aus anderer Richtung könnten für jemand anderen bestimmt sein und verwirren. Danach stellt man sich mit seinem eigenen Namen vor, damit der blinde demenzkranke Mensch weiß, wer sein Gegenüber ist, und sagt mit wenigen, prägnanten Worten in einfachen Aussagesätzen, worum es geht. Eine behutsame Berührung, z. B. am Unterarm oder an der Schulter, lässt den Demenzkranken spüren, dass er gemeint ist, auch wenn er mit seinem eigenen Namen nichts mehr anfangen kann. Der so begonnene taktile Kontakt wird fortgesetzt, damit der Betroffene spürt, was auf ihn zukommt; er sieht es ja nicht, da er blind ist: das Trinkgefäß, die Nahrung, den angenehm-warmen feuchten Waschlappen, die Creme etc. Auch Geruch und Geschmack sind hier einzubeziehen. Im Fol-

genden wird jeder Handlungsschritt unmittelbar zuvor erklärt und bei Bedarf solange wiederholt, bis klar ist, dass der demente Mensch meine Handlung zuordnen kann.

4.2.3.2 Demente Menschen mit hochgradiger Sehbehinderung bzw. minimalem, nicht verwertbaren Restsehvermögen begleiten

Anforderungen an den Lebensraum

Menschen, deren Sehvermögen abnimmt, brauchen primär gutes, helles Licht. Lichtfarbe und Helligkeit hängen vom subjektiven Empfinden ab und sind individuell anzupassen. Wer sich selbst nicht gut auskennt, sollte eine Low-Vision-Beratung in Anspruch nehmen. Jedenfalls müssen Blendungen und Spiegelungen vermieden werden, da erstere meist unangenehm empfunden werden und letztere Halluzinationen auslösen können. Generell werden helle Räume von hochgradig sehbehinderten Menschen angenehmer empfunden als dunkle.

Bei der Ausgestaltung des Raumes ist auf Hell-Dunkel-Kontraste zu achten, da diese auch bei fortgeschrittener Sehbehinderung am längsten wahrgenommen werden können. Heller Boden – dunkle Sockelleisten – helle Wände – dunkle Türstöcke etc. Auch das Hervorheben von Lichtschalter, Türdrücker oder Klobrille durch dunkle Kontrastfarbe hat sich bewährt: Der Betroffene sieht den dunklen Punkt bzw. Ring und kann ihn relativ lange deuten.

Zu vermeiden sind deutlich gemusterte oder Fototapeten sowie Möbelaufbauten, die wiederum Halluzinationen und damit Angst hervorrufen können.

In stationären Einrichtung ist dafür zu sorgen, dass die Gehwege der Bewohner bzw. Patienten nicht durch Hindernisse verstellt sind (s. o.). Die kontrastreiche Orientierung ist auch in den öffentlichen Bereichen erforderlich, die Flächen sollten durch einheitliche Farbe erkennbar sein. Auch hochgradig sehbehinderten Menschen hilft ein Handlauf bei der Orientierung; er sollte durch Kontrastfarbe gut erkennbar sein. Bewährt hat sich die Kombination weiße Wand – dunkle Handlaufblende (20 cm hoch, dunkelgrün) – gelber Handlauf. Türen, die von den Bewohnern bzw. Patienten nicht benützt werden sollen, sind samt Türstock farblich an die umgebende Wand angeglichen, der Kontraststreifen, den sonst die Sockelleiste bildet, setzt sich über die Breite der Türe im Fußboden fort.

Anforderung an die Betreuenden

Zusätzlich zu den oben angeführten Anforderungen, die genauso Gültigkeit haben, da sich auch hochgradig sehbehinderte Menschen oftmals ohne optische Unterstützung zurechtfinden müssen, ist darauf zu achten, dass die ankommenden optischen Signale zum einen die erforderliche Klarheit aufweisen und zum anderen den Menschen nicht irritieren oder schmerzen. Ein solches klares Signal ist in stationären Einrichtungen die helle Dienstkleidung. Medizinberufe tragen weiß, das war schon immer so, und daher weiß der hochgradig sehbehinderte Mensch, dass er sich von einem hell bekleideten Gegenüber Hilfe erwarten kann. Die genaue Farbe ist irrelevant, ebenso kontrastarme Stoffmuster, weil diese nicht wahrgenommen werden.

Günstig ist auch ein Grundwissen um die Augenerkrankung des Bewohners/Patienten. Nur so kann man auf ein Restsehvermögen (peripher oder zentral, Hell-Dunkel-Kontraste etc.) eingehen und dies für die Kontaktaufnahme nützen.

Umgang

Dementsprechend ist beim Kontakt Gegenlicht zu vermeiden, d. h. die Betreuungsperson darf die Lichtquelle (z. B. Fenster) nicht im Rücken haben, da die Blendung den sehbehinderten Menschen zumindest irritiert.

Ansonsten sind die oben angeführten Aspekte zu berücksichtigen, wobei nur die konkrete Erfahrung mit dem speziellen Bewohner/Patienten eine eventuelle Nutzung des individuellen Sehrests möglich macht; ansonsten führt jedes Herumprobieren zu Irritationen mit allen nur möglichen Konsequenzen wie Fehlwahrnehmungen und daraus resultierenden Handlungen, die für andere irrational und möglicherweise aggressiv wirken.

4.2.4 Die letzten Meter bis zum Tod

Abgesehen von der Berücksichtigung der angeführten Aspekte unterscheidet sich die Begleitung sehender, hochgradig sehbehinderter und blinder demenzkranker Menschen in den letzten Schritten des Da-Seins nicht wesentlich. Wenn der Mensch in seiner Wirklichkeit ernst genommen wird, und dazu gehören seine Biografie, seine Religiosität, sein zerebraler Zustand und die damit verbundene subjektive Realität sowie seine verfügbaren Kommunikationsmittel (wenn die optische Wahrnehmung nicht vorhanden ist, kann man sie eben nicht benützen), dann wird der Sterbende diese Schritte so gut wie möglich gehen. Und gehen muss er sie allein.

Dass die Gegenwart vertrauter Menschen gerade in dieser Lebensphase gut tut, gilt auch für die Anwesenheit von jenen Pflegepersonen, zu denen ein positiver Bezug aufgebaut wurde. Auch das ist ein Aspekt von Bezugspflege.

Dass Veränderungen im Zimmer oder Gegenlicht irritieren, ist auch in der Sterbephase zu bedenken. Der Platz der Anwesenden und die Anordnung des Bettes in Bezug zu Lichtquellen ist schon im Vorfeld zu überprüfen.

Dass unvermittelt auftretende Überraschungen irritieren, gilt auch in den letzten Stunden eines demenzkranken blinden oder hochgradig sehbehinderten Menschen. Auch wenn keine Reaktion mehr erkennbar ist, sind sämtliche Handlungen vorher verbal anzukündigen und über die vorhandenen Sinne laufend zu erklären.

Die letzten Schritte sind für viele die schwersten, und daher sollte jede zusätzliche Belastung vermieden werden.

4.2.5 Zusammenfassung

Ungefähr die Hälfte des menschlichen Lebens ist von Verlusten bestimmt, und diese treten mit fortschreitendem Alter immer häufiger auf. Wenngleich der neurodegenerative Prozess blinde und sehende Menschen ähnlich trifft, stellt das Zusammentreffen der Verluste der kognitiven und der optischen Orientierung eine extreme Belastung dar. Jedenfalls gilt es, durch adäquate Betreuung und Begleitung diese Verluste mitzutragen und somit erträglicher werden zu lassen.

Um einen blinden oder hochgradig sehbehinderten Menschen ernst zu nehmen, muss man die optisch dominierte Wahrnehmungswelt beiseite schieben und die verbleibenden Sinnesbrücken nützen. Dies gilt auch bei Menschen mit Demenzerkrankung, wobei nur durch das gekonnte Zusammenwirken von Sterbebegleitung, Dementenbegleitung und Blindenbetreuung der optimale Rahmen in der letzten Phase menschlichen Da-Seins geschaffen werden kann.

4.3   Die Begleitung von gehörlosen Menschen mit Demenz

Anke Stilgenbauer, Andrea Huckemeier

Wenn das Leben eines Menschen zu Ende geht, verlieren sich die Sinne, die Fähigkeiten und das Körperliche eines Menschen. Aber ein Sinn, ein Gedächtnis, das zu Lebzeiten fehlt?
Gehörlose Menschen vollbringen ein Leben lang Höchstleistungen – ihre Kommunikationsform ist komplex und einzigartig. Sie verbindet Gesten, Mimik und Lippenlesen, erfordert eine hohe Konzentrations- und Gedächtnisleistung, ebenso ein hohes Maß an Kombinationsgabe.
Mit zunehmendem Alter sind diese Fähigkeiten naturgemäß eingeschränkter abrufbar. Zum einen sind es körperliche Voraussetzungen oder Erkrankungen, welche die Hände und den Körper unbeweglicher werden lassen. Das Sehen wird schwächer, ebenso vielleicht auch das Gedächtnis, das auf natürliche Art und Weise nicht mehr eine volle Leistung wie in jungen Jahren liefern kann.
In der Kommunikation mit gehörlosen Menschen ist grundsätzlich ein anderes Zeitfenster einzuplanen. Der Blickkontakt und das gleichzeitige direkte Ansehen des Gegenübers sind zwingend für das Austauschen von Informationen. Gehörlose sind darauf angewiesen, von den Lippen abzulesen, um in Verbindung mit Gebärden den Inhalt des Gesagten zu verstehen. Folglich können nicht gleichzeitig andere Aktivitäten im Raum oder außerhalb des Sichtfelds des Gehörlosen getätigt werden. Beispielsweise kann während einer pflegerischen Tätigkeit keine oder nur eine sehr eingeschränkte Kommunikation mit Gebärden erfolgen. Der Zeitaufwand wächst entsprechend, je mehr Pflege der Gehörlose bedarf. Ein Mensch, der gehörlos **und** dement ist, braucht demzufolge noch viel mehr „seine" Zeit, um in Kontakt mit anderen Menschen zu treten.

Eine Demenzerkrankung ist ein besonderer Einschnitt in die Lebenswelt jedes betroffenen Menschen – hörgeschädigt oder nicht. Auch das Umfeld erfährt häufig eine extreme Belastung, wenn sich das Verhalten, die Sprache, der Betroffene selbst und gewohnte Abläufe in der Familie verändern.
Das Wissen um Ursachen und typische Merkmale der Demenz, aber auch um eigene Verhaltensmöglichkeiten helfen, den aus der Krankheit resultierenden Wirrungen im Alltag zu begegnen – aber auch die Chancen wahrzunehmen, die darin liegen können.
Die zahlreichen Informationsbroschüren und Bücher über die Erkrankung sind für gehörlose Menschen nur begrenzt zugänglich. Dies hängt zum einen mit den verschiedenen Sprachsystemen zusammen: Die Gebärdensprache verfügt über eine eigene, zugleich andere Grammatik als die der Lautsprache. Dementsprechend ist das Verständnis wie auch das Benutzen der Schriftsprache für Gehörlose nicht selbstverständlich.
Zusätzlich sind weniger Kommunikationskanäle verfügbar als für Hörende. Damit sind nicht nur Radiosender oder die 90 % der Fernsehsendungen, die nicht untertitelt sind, gemeint. V. a. macht sich bemerkbar, dass der Austausch mit fachkompetenten Institutionen (Demenz-Beratungsstellen etc.) wie auch mit anderen Betroffenen nicht ohne Weiteres erfolgen kann, sondern nur über einen Gebärdensprachdolmetscher oder eine andere Person, die gebärdet (gehörlose Menschen haben einen gesetzlichen Anspruch auf einen Gebärdensprachdolmetscher, siehe SGB I, § 17 Abs. 2). Aber es wird Situationen geben, in denen Angehörige aufgrund persönlicher und emotionaler Betroffenheit nicht unbedingt eine dritte und u. U. fremde Person involvieren möchten. Dieser Umstand ist eine große Hemmschwelle, sich überhaupt an entsprechende Stellen zu wenden.

Entlastende Angebote von Pflege- und Hospizdiensten oder Alzheimerselbsthilfegruppen können eine schwierige häusliche Situation entschärfen – und nicht nur den Angehörigen wieder Kraft und Mut verleihen, sondern vor allem auch den Demenzerkrankten in der verbleibenden Zeit so gut wie möglich unterstützen. Doch nur in vereinzelten ambulanten Hilfsdiensten gibt es gebärdensprachkompetente Mitarbeiter oder solche, die Erfahrung im Umgang mit Gehörlosen allgemein haben, aber keine, die im Speziellen über Kenntnisse im Umgang mit dementen Gehörlosen verfügen.

Häufig hat der Betroffene keine Angehörigen bzw. Kinder an seiner Seite. Die Kinderlosigkeit alter gehörloser Menschen ist oft bedingt durch eine Zwangssterilisation während der Zeit des Nationalsozialismus, Geschwister sind mitunter selbst alt, gehörlose Angehörige haben meist ähnliche Schwierigkeiten wie der Betroffene, Hilfen zu organisieren. Die Angehörigen, die es dann gibt, oder aber auch andere nahestehende Personen, leisten nicht selten einen „Löwendienst" in der Betreuung des demenzkranken Gehörlosen.

Einen Teil dieser Lücke füllen Gehörlosenvereine und Gehörlosenseelsorger, welche „ihre" Gehörlosen meist gut kennen. Die Gehörlosenvereinsstruktur, die von den Seelsorgern begleitet wird, ist noch relativ dicht. Es fällt auf, wenn ein Mitglied immer seltener zu Vereinstreffen oder anderen Veranstaltungen kommt. Die Gehörlosenseelsorger können Betroffene sowie ihre Familien begleiten und Besuchsdienste einschalten. Da aber nicht jeder Gehörlose einem Verein zugehörig ist, gibt es eine hohe Dunkelziffer an älteren gehörlosen Menschen, die einen mehr oder weniger erheblichen Hilfebedarf haben.

Zu bedenken ist außerdem, dass der Besuchsdienst von ehrenamtlichen Mitarbeitern übernommen wird, die nur unter bestimmten Voraussetzungen eine für beide Seiten zufrieden stellende Betreuung leisten können. Nicht nur grundlegendes, besser noch qualifiziertes Wissen über die Demenz, ebenso die Möglichkeit, sich auf gleicher sprachlicher Ebene zu begegnen, sind elementar. Besuchsdienste werden aber, wenn es einen gibt, zum großen Teil von selbst Gehörlosen übernommen, die ihrerseits wenig bis überhaupt nicht mit dem Thema Demenz vertraut sind. Diese gilt es also weiterzubilden und zu begleiten.

Wie aber sieht letztlich die Begegnung mit gehörlosen Menschen in der letzten Phase der Demenz aus?

Die Demenz lässt Menschen feinfühliger, emotionaler werden und extrem sensibel auf Atmosphäre und Stimmungen ihres Gegenübers reagieren. Nun sind Gehörlose viel mehr als Hörende auf ihre visuelle Wahrnehmung angewiesen und gewohnt, besonders auf die Körpersprache und das Nonverbale, das darin steckt, zu achten. Sie lesen in ihrem Gegenüber wie in einem Buch – und entdecken sofort Unausgesprochenes oder aktuelle Befindlichkeiten. Diese Fähigkeit bleibt auch im Verlauf einer Demenzerkrankung noch lange erhalten. Im Kontakt mit demenzkranken gehörlosen Menschen ist diesem Aspekt besonders Rechnung zu tragen. Denn eine z. B. negativ gefärbte Atmosphäre spiegelt sich verstärkt wider und wirkt sich umgehend auf den Betroffenen aus. Umgekehrt kann ein einziges Lächeln die Welt bedeuten – und dafür muss man nicht einmal die Gebärdensprache können.

Verunsichernd ist für gehörlose Demenzerkrankte v. a., wenn das direkte Umfeld keinen kommunikativen Zugang findet. Schon an sich ist die Welt der Gehörlosen eine andere als die der „Hörenden". In der eigenen Welt, in der sich Betroffene zuletzt bewegen, ist es für Außenstehende schwer zu beurteilen, was das Aufeinandertreffen derselben in den Betroffenen auslöst.

Zu Beginn der letzten Phase der Demenz werden noch einzelne Gebärden erkannt und selbst verwendet. Um zu kommunizieren, geäußerte Emotionen und Bedürfnisse erkennen zu können, müssen die betreuenden Personen die Kommunikationsform des Betroffenen kennen, interpretieren und darauf reagieren können.

In diesem Kontext ist wichtig zu erwähnen, dass die jetzige ältere Generation eher weniger die Deutsche Gebärdensprache (DGS), wie sie heute gelehrt wird, verwendet. Zu ihrer Schulzeit war das Gebärden verboten, der häufig seltene Kontakt zur Familie, bedingt durch die Unterbringung in Internaten oder Pflegefamilien, erschwerte das Erlernen der mit dem Hochdeutschen vergleichbaren DGS. Durch Flucht und Vertreibung war u. U. ein Schulbesuch nur begrenzt oder ganz unmöglich. Demzufolge haben die Gehörlosen, die heute alt sind, nicht selten einen eigenen Sprachstil mit sog. „Hausgebärden" (eigene, erfundene Gebärden, mit denen sich die Familie oder nahestehende Personen untereinander verständigen) oder benutzen die Lautsprachbegleitenden Gebärden (bei den LBG wird jedes Wort mit einer Gebärde ausgedrückt. Sie stellen eine vereinfachte Form der Verständigung in Gebärdensprache dar im Gegensatz zur DGS, die als „Hochdeutsch" der Gebärdensprache bezeichnet wird). Einige sind Analphabeten.

Vorsichtig ist mit vermeintlichen „Auffälligkeiten" im Verhalten und in der Kommunikation von Gehörlosen umzugehen. Gehörlosenspezifische Verhaltensweisen oder Eigenheiten (wie z. B. Nicht- oder Andersreagieren auf Ansprache, weil es nicht gehört oder verstanden wird; „seltsame", verwaschene Laute, die Gehörlose oft begleitend beim Gebärden oder in der Kommunikation mit Hörenden verwenden) werden häufig falsch gedeutet und einer demenziellen Erkrankung zugeschrieben.

Wenn das Leben sich dem Ende zuneigt, mehr und mehr die Worte fehlen, gehen auch der Fluss der Gebärdensprache sowie die Gebärden an sich verloren.

Dies beginnt mit dem Gedanken, der nicht oder anders zu Ende gedacht, unvollständig weitergegeben wird. Die Hände können diese Gedanken nicht mehr in bekannte Bilder übersetzen. Und wenn dann auch die Bewegungen nicht mehr kontrolliert vollzogen werden, ist von der Gebärde nur noch eine unwesenhafte Geste geblieben.

Die (Gebärden-)Sprache anderer Menschen kann im Gegenzug auch immer weniger erfasst werden. Dennoch ist eine Verständigung wahrscheinlich noch am längsten möglich, wenn das Gegenüber die Gebärdensprache verwendet. Die Bewegungen werden u. U. noch als Gebärde erkannt und mit dem entsprechenden (oder auch nur ungefähren) Inhalt verstanden, auch wenn das Lippenlesen nicht mehr funktioniert und mit der Gebärde verknüpft werden kann. Ist der Kommunikationspartner nicht oder nur sehr eingeschränkt gebärdenkompetent, müsste sich der demenzkranke Gehörlose sehr konzentrieren und mehr auf den Erfolg beim Lippenablesen verlassen. Das Abgelesene mit bekannten Mustern zu verbinden, die es dann zu Wörtern und Inhalten werden lassen, ist im Verlauf einer Demenz immer weniger möglich. In der letzten Demenzphase sind natürliche Gesten oder Gebärden sowie das Nonverbale die Basis für eine gelingende Kommunikation. Dies sind jedoch reine Erfahrungswerte, Untersuchungen dazu gibt es bisher noch nicht.

Zusätzlicher Erschwernisfaktor kann eine stark eingeschränkte Sehfähigkeit sein, wie z. B. beim Usher-Syndrom, an dem v. a. gehörlose oder schwerhörige Menschen erkranken. Diese Erkrankung ist erblich und ist charakterisiert durch die Kombination einer Höreinschränkung mit einer Sehstörung (in Form einer Retinopathia Pigmentosa). Die Folge sind Nachtblindheit, Empfindlichkeit bei Lichtveränderungen und ein stark eingeschränktes Gesichtsfeld (sog. „Tunnelblick").

Um schwer demenziell erkrankte gehörlose Menschen zu erreichen, müssen andere Wege genutzt werden. Es ist Aufgabe der betreuenden Personen, die (für den Betroffenen)

Richtigen zu erschließen. Der Verlust von Eigenständigkeit in allen Lebensbereichen, die hohe Emotionalität und das Sich-bewegen in einer ganz eigenen Welt trifft Menschen ohne Gehör ganz besonders.

Die Betreuenden müssen ein hohes Maß an Empathie, Geduld und Beobachtungsgabe mitbringen und sich auf eine Dialektvielfalt oder kaum vorhandene Gebärden bis hin zur nonverbalen Kommunikation einstellen.

Eine stationäre Versorgung ist in speziellen Einrichtungen für gehörlose Senioren möglich. In einigen Heimen haben sich die Mitarbeiter auf die Betreuung demenzerkrankter gehörloser Menschen eingestellt. Eine Liste mit ambulanten und stationären Einrichtungen für gehörlose ältere Menschen ist über die Beratungsstelle für gehörlose Senioren oder die Dt. Arbeitsgemeinschaft Ev. Gehörlosenseelsorge (DAFEG) erhältlich. Dabei ist von einer grundlegenden Gebärdenkompetenz des Personals auszugehen, die für die Kommunikation mit gehörlosen Demenzerkrankten ausreicht. Wichtig ist hier nicht nur das Wissen um gehörlosenspezifische Verhaltens- und Kommunikationsweisen sowie der Gehörlosenkultur. Vor allem sollten die betreuenden Personen den Betroffenen als Mensch mit seinen individuellen Fähigkeiten und Bedürfnissen kennen.

Durch biografieorientiertes Arbeiten sowie primär visuell, olfaktorisch und taktil orientierte Angebote (z. B. Aromatherapie, Massagen, Einreibungen) können Mitarbeiter wie Angehörige noch einen recht guten Zugang zu den Senioren finden. Das konkrete Zeigen von gemeinten Gegenständen oder das Benutzen von einfachen Bildern sind eine gute Orientierung für Betroffene. Die Einbindung von Angehörigen und Bezugspersonen (wenn vorhanden) in das soziale und pflegerische Geschehen versteht sich von selbst. Zusätzlich können ehrenamtliche Mitarbeiter und die Gehörlosenseelsorge die Bewohner im Heim begleiten.

Da schon vermeintlich harmlose Situationen den demenzerkrankten Gehörlosen ängstigen können, sind vor allem „besondere" Situationen wie der Besuch eines Arztes oder Amtsrichters durch eine Bezugs(-pflege-)person zu begleiten – im häuslichen Bereich wie auch im Heim. Gerade auch, wenn keine gebärdensprachliche Kommunikation mehr möglich ist, ist die Anwesenheit einer Person, die ein sicheres Gefühl vermittelt, grundlegend.

Im häuslichen Umfeld können demenzerkrankte gehörlose Menschen bis zu einem gewissen Grad bzw. abhängig von der Schwere der Demenzerkrankung begleitet werden. Hierzu ist aber unbedingt eine Sensibilisierung von Pflege- und Hospizdiensten für die Umstände der Hörschädigung erforderlich. Eine starke und gute Vernetzung aller Beteiligten (Angehörige, Bezugspersonen, ambulante Dienste, Seelsorge) ist eine Voraussetzung für eine gelingende Betreuung zuhause. Beratungsstellen und Gehörlosenseelsorger vor Ort können hier unterstützen. Für spezielle Anfragen und Informationen können sich Interessierte an die Beratungsstelle für gehörlose Senioren wenden.

Eine Verbesserung der sozialen und pflegerischen Versorgung gehörloser Senioren ist unbedingt notwendig. Vorhandene Strukturen müssen sich dringend auf die spezielle Betreuungssituation gehörloser und demenziell erkrankter gehörloser Senioren einstellen – denn für Betroffene und ihr Umfeld gibt es so gut wie keine Anlaufstellen oder unterstützende Angebote, die sie entlasten können.

Die wenigen vorhandenen ambulanten Dienste und stationären Einrichtungen für gehörlose Senioren leisten einen wertvollen Beitrag, und es bleibt v. a. für die Betroffenen selbst zu wünschen, dass es noch mehr werden, die sich auf den Weg machen.

Literatur

Engel, S. (2006): Alzheimer und Demenzen – Unterstützung für Angehörige. Stuttgart: TRIAS

Held, A. (2005): Die letzten Dinge. Frankfurt: Eichborn

Kuratorium Deutsche Altershilfe (KDA) (2008): dazugeHÖREN – Türen öffnen zu hörgeschädigten Menschen mit Demenz. Ratgeber-Broschüre des KDA

Kuratorium Deutsche Altershilfe (KDA): Gehör verschaffen! Hilfen für Menschen mit Hörschädigungen. Zeitschrift Pro Alter, Ausgabe 3/08, S. 6 ff., S. 30 ff.

Uhlmann, P. u. M. (2007): Was bleibt...Menschen mit Demenz. Portraits und Geschichten von Betroffenen. Frankfurt: Mabuse

www.dafeg.de
www.gl-seniorenberatung.de
www.martineum-essen.de
www.kda.de
www.taubenschlag.de

4.4 Gewalt in der Pflege von Menschen mit Demenz

Andrea Berzlanovich, Jutta Schöpfer, Agnes Maria Mühlgassner

4.4.1 Phänomen „Gewalt in der Pflege"

Im Mittelpunkt einer menschenwürdigen Pflege muss der demenzkranke Mensch mit seinen persönlichen Bedürfnissen, Gewohnheiten, Erfahrungen, Vorlieben und Abneigungen sowie seiner Würde stehen. Da diese Anforderungen bzw. Voraussetzungen in vertrauter Umgebung leichter zu verwirklichen sind, ist es auch der überwiegende Wunsch von Betroffenen, im häuslichen Umfeld zu bleiben und gepflegt zu werden. Eine qualitativ hinreichende Pflege und optimale Betreuung zu gewährleisten stellt eine herausfordernde, nicht selten überfordernde Aufgabe der Pflegenden sowohl innerhalb der Familie, in Privathaushalten als auch in stationären Einrichtungen dar. Damit verbunden treten Aggression und Gewalt in Pflegesituationen immer wieder auf, wobei in der professionellen Pflege Gewalttätigkeiten noch eher als grundlegendes Problem erkannt werden als im Bereich der Angehörigenpflege.

Von den zu Pflegenden, deren Umgebung und sogar von den Gewaltausübenden selbst wird dieses Verhalten häufig nicht als solches wahrgenommen, und gewaltsame Übergriffe werden oft nicht aktenkundig. Es ist daher von einer großen Dunkelziffer auszugehen. Diese Situation kann sich künftig angesichts der steigenden Zahl von pflegebedürftigen, unter Demenz leidenden Menschen noch verschärfen.

Oft vermögen Menschen mit Demenz krankheitsbedingt, aus sozialen, kulturellen oder individuellen Gründen erlittene Gewalt nicht als solche zu artikulieren. Gelegentlich verschweigen sie aus Angst, Hilflosigkeit, Abhängigkeit, Schuldgefühlen sowie Scham erfolgte Übergriffe. Solange die Betroffenen keinen Ausweg sehen, entwickeln sie Strategien, wie sie Demütigungen und Verletzungen erdulden, die sie psychisch gefährden und auch krank machen.

Gewalt gegen demenzkranke Menschen umfasst alle Handlungen bzw. Unterlassungen, die gravierende negative Auswirkungen auf ihre Befindlichkeit und die Lebenssituation haben. Somit hat Gewalt unterschiedliche Gesichter. Neben dem Zufügen von körperlichen Verletzungen und physischen Schmerzen zählen dazu auch Taten, die emotionales Leid und/oder psychischen Schaden bei den Betroffenen hervorrufen, die ihre Rechte einschränken oder ihre persönliche Integrität verletzen.

Oft kommt Gewalt gerade dort vor, wo eine vertrauensvolle Beziehung erwartet wird und eine durch die Hilfsbedürftigkeit entstandene Abhängigkeit gegeben ist. Gewalt tritt als absichtliche aktive Maßnahme oder im Sinne der Vernachlässigung als bewusste Vorenthaltung von bestimmten pflegerischen Tätigkeiten in Erscheinung. Gewalt kann aber Demenzkranken, insbesondere im Pflegekontext, auch aufgrund von mangelndem Wissen und Nichterkennen eines Bedarfs zugefügt werden. Gewalthandlungen entstehen nicht selten aufgrund einer Überbeanspruchung der Pflegenden sowie wegen der extremen Belastung durch die vielfältigen Anforderungen der Pflege und Betreuung.

Gewaltkategorien

Im Umgang zwischen Pflegenden und Gepflegten unterscheidet man drei Kategorien von Gewalt:
*   Die **personelle Gewalt** erfolgt durch die unmittelbar ausführende Person; sie zeigt sich in Form von Beschimpfungen, Vernachlässigung, körperlicher Misshandlung, etc. der Gepflegten.
*   Die **strukturelle Gewalt** entwickelt sich im direkten Pflegeumfeld, wenn beispielsweise zu wenig Personal zur Verfügung steht, bei mangelnder Qualifikation der Pflegenden, dürftiger räumlicher und technischer Ausstattung, Übertretung von gesetzlichen Regelungen, unzureichenden Kontrollen durch zuständige Aufsichtsorgane bzw. -behörden. Meist herrschen rationell dominierte Arbeitsvorgänge und institutionelle Bedingungen vor. Darüber hinaus stehen die rigiden Zeitabläufe der Autonomie von Pflegeheimbewohnern entgegen, die oft ihre Wünsche aus Angst vor Konsequenzen nicht äußern. Nicht immer wird Pflege so erbracht, dass sie an der Wiedergewinnung der Selbstständigkeit der Betroffenen orientiert ist. Häufig unterbleiben einfache Versorgungshandlungen, z. B. die Begleitung beim Gang zur Toilette.
*   Unter dem Begriff der **kulturellen Gewalt** fasst man gesamtgesellschaftliche Aspekte zusammen wie Pflege nach dem Prinzip „Sicherheit vor Lebensqualität", Vorurteile gegen das Alter, generelle Gewaltakzeptanz, zu geringe finanzielle Aufwendungen für die Pflege von Seiten der Gesellschaft.

Formen von Gewalt in der Pflege von Menschen mit Demenz

*   Die **körperliche Gewalt** schließt den tätlichen Angriff (Körperverletzung, Totschlag/ Mord), die Freiheitseinschränkung und den Medikamentenmissbrauch der Betroffenen ein.
    Darunter fallen einerseits Handlungen wie Schlagen, Treten, Kneifen, heftiges Zupacken sowie Verbrühen, Würgen, Drosseln, die nicht nur schwere Körperverletzungen nach sich ziehen, sondern auch zum Tod der Betroffenen führen können. Andererseits sind sowohl die Verweigerung von notwendigen Medikamenten oder Medikamentenüberdosierungen als auch die Durchführung von freiheitsentziehenden Maßnahmen gleichfalls Varianten von körperlicher Gewalt. Insbesondere die Anwendung von mechanischen Fixierungen (Bettgitter, Gurtsysteme, Vorsatztische) gegen den Willen des Patienten bzw. Bewohners stellt einen schwerwiegenden Eingriff in die Grundrechte der zu Pflegenden dar.

- Der **sexuelle Missbrauch** umfasst jegliche nicht einvernehmliche sexuelle Betätigung. Sind Patienten bzw. Bewohner, die aufgrund ihrer demenziellen Erkrankung nicht mehr in der Lage sind, ihr Einverständnis zu geben, involviert, ist jeglicher sexueller Kontakt als sexueller Missbrauch zu werten.
- Unter **psychischer Gewalt** versteht man alle Arten von Gewalt, die den Betroffenen seelischen Schaden zufügen. Dazu gehören zum einen das Vorenthalten von Zuwendung und Vertrauen, seelisches Quälen und emotionales Erpressen, zum anderen Beleidigungen, Erniedrigungen und Entwürdigungen.
- **Finanzielle Ausbeutung** liegt vor, wenn Geld und Gut von hilfebedürftigen Menschen gegen ihren Willen verwendet werden oder ihnen die Verfügungsmacht über ihr Vermögen verweigert wird. Z. B. Angehörige nehmen die Pension oder das Pflegegeld für sich allein in Anspruch, Drängen auf Änderung des Testaments zum Vorteil der Angehörigen, Missbrauch der Sachwalterschaft.
- Die **Einschränkung des freien Willens** ist u. a. in der Unterbindung der freien Wahl des Wohnortes und in der Beeinflussung bei der Abfassung des Testaments bemerkbar. Der freie Wille wird aber auch beschnitten, wenn Bewohner zu bestimmten Verhaltensweisen gezwungen werden (z. B. Strukturierung des Tagesablaufs, Auswahl der Kleidung).
- Bei **Vernachlässigung** geht es um unterlassene Handlungen, die vielfältig sein können. Von aktiver Vernachlässigung ist auszugehen, wenn bestimmte Pflegetätigkeiten nicht erbracht werden. Hierzu zählen Unterlassung von hinreichender Körperpflege oder ausreichender Versorgung mit Flüssigkeit, Nahrung, Medikamenten sowie ein ungepflegtes Wohnumfeld, das Alleinlassen über einen unangemessenen Zeitraum, die Isolierung, die Verweigerung von Zuwendung oder Kommunikation mit zu Pflegenden. Hingegen werden bei der passiven Form der Vernachlässigung Bedarfssituationen aufgrund von Nichtwissen oder Unsensibilität als solche nicht erkannt – wie Dehydrierung, Mangel- und Fehlernährung, nicht ausreichende Inkontinenzversorgung, fehlende Dekubitusprophylaxe bzw. -therapie.

Durch diese gravierenden Pflegemängel kommt es nicht selten zum rapiden Verlust jeglicher Selbstständigkeit, erhöhtem psychischen und körperlichen Verfall bis zum vorzeitigen Tod.

Physische, psychische sowie auch sexuelle Gewalt kann sehr unterschiedlich ausgeübt werden. In den wenigsten Fällen handelt es sich um einmalige Ereignisse, manchmal um sich wiederholende „leichte" Formen der Gewalt, die sich nicht grundlegend steigern und nicht zu sichtbaren Blessuren führen, nicht selten aber auch um zunehmende Gewaltsequenzen, die immer kontextunabhängiger werden und in steigendem Maße mit nachweisbaren Verletzungen einhergehen.

Die einzelnen Gewaltformen lassen sich in der Praxis nicht immer strikt voneinander trennen, sie gehen oft ineinander über. Die häufigste Form der Gewalt gegen demente, pflegebedürftige Personen ist die bewusste oder unbewusste Demonstration dessen, dass sie abhängig sind, z. B. durch Wartenlassen bei der Versorgung oder beim Esseneingeben, härteres Zufassen bei Pflegetätigkeiten, Fixierung, Nichtbeachtung, Reduktion der Kommunikation auf das Nötigste, Distanzlosigkeit durch unangemessene Ansprache oder Wortwahl, aber auch Sedierung durch entsprechende Medikamente.

4.4.2 Ursachen von Gewalt in der Pflege

Ursachen von Aggressionen und Gewalt beim Pflegepersonal

In vielen Bereichen des Pflegedienstes beherrscht der „Notbetrieb" die alltägliche Arbeitssituation. Die Pflegekräfte stoßen permanent an die Grenzen ihrer Belastbarkeit, sie sind sehr häufig mit dem Gefühl der Unzulänglichkeit konfrontiert. Folgende Gründe können zur Überforderung führen:
* Enttäuschung und Desillusionierung durch die Pflegebeziehung: Anstelle von Dankbarkeit für das pflegerische Engagement werden Pflegekräfte mit oft nicht erfüllbaren Ansprüchen und Nörgeleien konfrontiert;
* Konflikte mit Angehörigen;
* geringe Anerkennung des Berufes und von Seiten der Vorgesetzten; wenig Unterstützung; Personalmangel und -fluktuation;
* ein autoritärer Führungsstil schafft ein Klima von Gewaltbereitschaft: Gehorsam in der Aufgabenerfüllung wird mehr geschätzt als ethisch und moralisch begründbares Handeln in Eigenverantwortung;
* Haftungsängste;
* karitative Berufsethik: entlastende Abgrenzung und „Nein"-sagen fallen schwer.

Auswirkungen von Aggression und Gewalt bei Demenzkranken

Pflegebedürftige können in der jeweiligen Pflegesituation Aggressionen provozieren. Gegen das Pflegepersonal kann sich Gewalt in Verhaltensweisen wie Beschimpfen, Kneifen, Umsichschlagen, Treten, Spucken, sexueller Belästigung, Verweigerung der Mithilfe, absichtlichem Einkoten und Diffamieren von Pflegenden bei der Kollegenschaft und Dritten äußern.

Aggression ist weniger krankmachend als Depression; sie ist als Widerstand gegen die völlige Hilflosigkeit anzusehen. Nicht alle Pflegebedürftigen sind mit ihrer Situation zufrieden. Folgende Kriterien können dabei eine Rolle spielen:
* Unfreiwillige Heimaufnahme.
* Die Tagesstruktur im Heim widerspricht dem individuellen Lebensrhythmus; dadurch werden die Selbstbestimmung und der individuelle Handlungsspielraum eingeschränkt.
* Fehlen von Aufgaben und einer damit verbundenen sozialen Anerkennung.
* Aggression dient der Abgrenzung und Identitätssicherung.
* Gewalt fungiert als Instrument zur Erlangung der Aufmerksamkeit.
* Bewohner werden oft wie Kinder umsorgt, was als Abwehrreaktion der Pflegenden interpretiert werden muss, da diese durch die ständige Nähe von Verwirrtheit, Depression und Sterben in der eigenen psychischen Stabilität gefährdet sind.

Die Gründe für Gewalt durch Pflegende liegen oft in der physischen, psychischen und fachlichen Überforderung in Pflegesituationen. Dazu kommt die Beziehungsdynamik zwischen gepflegter und pflegender Person, die Täter-Opfer-Rolle kann dabei fallweise wechseln.

Ursachen von Aggressionen und Gewalt bei pflegenden Angehörigen

Gewalt innerhalb der Familie entwickelt und verstärkt sich unter bestimmten Bedingungen und wird von verschiedenen Gegebenheiten beeinflusst.

- **Familienanamnese**
  Gewalttätiges Verhalten kann eine lange Tradition als mehr oder weniger bewusste Strategie für das „Lösen" von Konflikten innerhalb der Familie haben, die dann auch im Umgang mit älteren Familienmitgliedern fortgesetzt wird. Gewalt zwischen Ehepartnern im Alter kann die Weiterführung einer bereits lange bestehenden, von Gewalt geprägten Beziehung sein.
- **Wechselseitige Abhängigkeiten innerhalb der Familie**
  Die Notwendigkeit, gepflegt werden zu müssen, verändert die sozialen Rollen innerhalb des Familienverbands. Neue, oft wechselseitige emotionale sowie auch praktisch-alltägliche Abhängigkeiten können die Folge sein.
- **Gemeinsame Nutzung des Lebensraums**
  Die Pflege und/oder Betreuung eines älteren Familienmitglieds in einem gemeinsamen Haushalt bedeutet oft eine Einschränkung des eigenen Lebensraums und der eigenen Privatsphäre sowohl für die Pflegebedürftigen als auch für die pflegenden Angehörigen. Fehlende Distanzierungsmöglichkeiten bringen Spannungen und Konflikte mit sich und können das Risiko für gewalttätiges Verhalten erhöhen.
- **Physische und psychische Belastung von Pflegepersonen**
  Durch die hohen körperlichen und seelischen Anstrengungen kann die Versorgung von demenzkranken Familienmitgliedern für die Pflegenden sehr belastend werden. Häufig wird die Pflege von nicht examinierten Angehörigen übernommen. Aber sie wird auch durch Pflegefachkräfte in stationären Heimen und ambulanten Pflegediensten durchgeführt. Diese beiden Gruppen sehen sich unterschiedlichen Herausforderungen ausgesetzt. Es ist schwer, die Pflege mit anderen familiären oder beruflichen Verpflichtungen zu koordinieren. Eigene Bedürfnisse müssen über einen langen Zeitraum zurückgestellt werden, und oft ist es nicht absehbar, was die Zukunft bringen wird. Demenzielle Erkrankungen sind besonders belastend, weil sie die Persönlichkeit der Pflegebedürftigen erheblich verändern können. Länger andauernde Pflege bzw. die alleinige Pflegeverantwortung kann bei den Pflegenden zu Überforderung und Erschöpfungszuständen führen. Eine derartige Überbelastung erhöht das Risiko dafür, dass Gewalt entsteht.
- **Soziale Isolation**
  Soziale Isolation vergrößert die Abhängigkeit innerhalb der Familie und damit auch das Risiko für häusliche Gewalt. Soziale Kontakte und ein unterstützendes soziales Netz sind für ältere hilfsbedürftige Menschen wie auch für die pflegenden Angehörigen gleich wichtig. Soziale Isolation kann aber auch eine Folge von Gewalt innerhalb der Familie sein. Familien könnten Kontakte nach außen vermeiden, um ihr Fehlverhalten zu verbergen. Die von Gewalt betroffenen älteren Menschen haben dadurch kaum eine Möglichkeit, auf ihre Situation aufmerksam zu machen und um Hilfe zu bitten.
- **Suchtproblematik**
  Gewalttätiges Verhalten gegen demenzkranke Menschen kann durch Alkohol- oder Drogenmissbrauch sowie auch durch andere Abhängigkeiten ausgelöst oder verstärkt werden. Alkohol bewirkt nicht per se Gewalttätigkeit, dient aber häufig der Legitimierung und Entschuldigung. Oft kommt es im Zusammenhang mit Suchtverhalten auch zur finanziellen Ausbeutung von älteren Menschen.
- **Weitere belastende Faktoren**
  Schlechte Wohnverhältnisse, angespannte finanzielle Lagen oder auch belastende Lebenssituationen – z. B. Arbeitslosigkeit – können das Entstehen von Gewalt begünstigen. Fehlende Unterstützungsmöglichkeiten bzw. nicht ausreichende Informationen über bestehende Hilfsangebote belasten die Situation zusätzlich. Auch der Wegfall

von psychisch stärkenden, sozialen Beziehungen oder Netzwerken kann das emotionale Gleichgewicht innerhalb einer Familie wesentlich beeinflussen und stellt somit eine Gefahr dar.

Diese Risikofaktoren frühzeitig wahrzunehmen bietet die Chance, das Auftreten von Gewalt zu verhindern.

Gewalt gegen Demenzkranke, die im häuslichen Umfeld gepflegt werden, tritt in allen Gesellschaftskreisen auf, häufiger in Situationen ökonomischer Anspannung; allerdings ist Gewalt in höheren Schichten auch weniger sichtbar.

Sowohl in der institutionellen als auch der häuslichen Pflege von dementen Menschen basiert Gewalt auf einer Machtungleichheit zwischen der zu pflegenden und der gewaltausübenden Person. Sie beruht einerseits auf physischen Kraftunterschieden, andererseits auf sozialisationsbedingten Rollenzuweisungen und Rollenübernahmen. Gewalthandlungen entstehen oft aus Überforderung durch die vielfältigen Aufgaben in der Pflege und Betreuung dementer Menschen.

4.4.3 Gewaltfreie Betreuung und Pflege von Menschen mit Demenz

Lebens- und Pflegequalität

Grundvoraussetzung für eine gewaltfreie Atmosphäre ist eine zufriedenstellende Lebensqualität sowohl für die pflegebedürftigen als auch für die zu pflegenden Personen. Nach dem Gesundheitsbegriff der WHO wird Lebensqualität als „Wohlbefinden in physischen, psychischen und sozialen Belangen" definiert. Sie umfasst daher auch Pflegequalität und angemessene Arbeitsbedingungen für das Personal.

Lebens/Pflegequalität wird erreicht durch:
- **Gesetzliche Mindeststandards**
  - Lage, bauliche Vorgabe, Ausstattung des Alten-/Pflegeheimes: Die Lage der Pflegeeinrichtung sollte möglichst zentral und ohne große Anfahrtswege für die Angehörigen schnell erreichbar sein. In kleineren Einrichtungen ist die Pflege häufig individueller gestaltet als in sehr großen. Auch demenzkranke Pflegebedürftige haben das Recht auf ihre Privat- und Intimsphäre. Diese kann am besten in Einbettzimmern gewahrt werden. Das Heim sollte über Aufenthalts- und Therapieräume, Cafe etc. verfügen.
  - Personelle Anforderungen: Die Anzahl und Qualifikation des Personals muss den gesetzlichen Vorgaben entsprechen. Es sollen klare und übersichtliche Organisationsformen bei der Zuteilung der Arbeitsaufgaben an die einzelnen Mitarbeiter/innen bestehen.
- **Fortbildung und Betreuung des Pflegepersonals**
  Von Seiten der Heim- und Pflegedienstleitung, aber auch der Pflegekräfte ist es wichtig, Gewalt als solche zu erkennen, sie zu benennen und richtig darauf zu reagieren. Dazu bedarf es unbedingt der Teilnahme an regelmäßigen Fort- und Weiterbildungen, ausreichenden Möglichkeiten eines fachlichen Austauschs und eines Supervisionsangebots für das Pflegepersonal.
- **Verbesserung der Schutzmöglichkeiten**
  Die beste Gewaltprävention in Nahbeziehungen ist die Befähigung der betroffenen Personen zum Selbstschutz. Das kann durch den Abbau von systematischen und persönlichen Abhängigkeiten sowie durch umfassende Beratung und institutionellen

Rechtsschutz erreicht werden. Die Aufgabe der Sozialpolitik ist es hier, die entsprechenden Rahmenbedingungen – Beratungseinrichtungen und Vertretungsorganisationen – zu schaffen.

Schlussbemerkungen

Obwohl in den Grundwerten unserer Gesellschaft das Recht jedes Menschen auf Würde und Integrität verankert ist, wird diese breite Palette von Gewaltformen gegen demente, meist ältere Menschen in der Öffentlichkeit bislang kaum wahrgenommen. Gewalt passiert oft im Verborgenen; die Betroffenen leben häufig in familiären Abhängigkeitssituationen und bekommen daher wenig Unterstützung und Aufmerksamkeit von außen. Viele der Maßnahmen, die Gewaltopfer unterstützen, sind nicht auf die Bedürfnisse von Demenzkranken ausgerichtet. Hier liegt noch Bedarf an weiteren verbesserten Handlungsstrategien und Maßnahmen, um Gewalt zu erkennen und die Hilfebedürftigen zu schützen.

Literatur

Ahlf, E.-H. (2003): Alte Menschen als Opfer von Gewaltkriminalität. Berliner Forum Gewaltprävention; 12, S. 32–47

Berzlanovich, A./Schöpfer, J./Keil, W. (2007): Anwendung von freiheitsentziehenden Maßnahmen bei Pflegebedürftigen. Bayerisches Ärzteblatt; 9, S. 515

Brunner, T. (Hrsg.) (1999): Gewalt im Alter. Formen und Ursachen lebenslagenspezifischer Gewaltpotentiale. Marburg: Vektor-Verlag, Vol. 5, S. 7–15

Bundesministerium für Soziales und Konsumentenschutz (2007): Höhe des Pflegegeldes 08.08. 2008 (http://www.bmsk.gv.at/cms/site/liste.html?channel=CH0044); Zugriff am 01.07.2009

Cooney, C./Wrigley, M. (1996): Abuse of the elderly with dementia. Irish J. Psychol. Med, 13/3, S. 94–96

Carell, A. (1999): Gewalt gegen ältere Menschen. Ein Überblick über den derzeitigen Diskussionsstand. In Brunner, T. (Hrsg.): Gewalt im Alter. Formen und Ursachen lebenslagenspezifischer Gewaltpotentiale. Marburg: Vektor-Verlag, Vol. 5, S. 15–36

Dieck, M. (1987): Gewalt gegen ältere Menschen im familiären Kontext. Zeitschrift für Gerontologie, 20, S. 305–313

Görgen, T./Kreuzer, A./Nägele, B./Krause, S. (2002): Gewalt gegen ältere Menschen im persönlichen Nahraum. Wissenschaftliche Begleitung und Evaluation eines Modellprojektes. (Vol. Band 217 der Schriftenreihe des BMFSFJ). Stuttgart: Kohlhammer

Hörl, J. (2006): Alter und Gewalt. In Rosenmayr, L./Böhmer, F.(Hrsg.): Hoffnung Alter. Forschung, Theorie, Praxis, Wien: Facultas, S. 273–300

Logar, R. (2005): The Austrian model of intervention in cases of domestic violence. Paper presented at the UN Division for the Advancement of Women. Expert Group Meeting „Violence against women: Good practice in combating and eliminating violence against women" 17.–20. May 2005. Conference Proceeding, Vienna

Pot, A. M./van Dyck, R./Jonker C./Deeg, D. J. H. (1996): Verbal and physical aggression against demented elderly by informal caregivers in the Netherlands. Soc. Psychiatry Psychiatr. Epidemiol, 31, S. 156–162

Seubert, H. (1993): Zu Lasten der Frauen. Benachteiligung von Frauen durch die Pflege alter Eltern. Pfaffenweiler: Centaurus

Simsa, R. (2004): Arbeitszufriedenheit und Motivation in mobilen Diensten sowie Alten- und Pflegeheimen. Forschungsergebnisse und Ansatzpunkte für Personalmanagement und Politik. WISO, 27(2), S. 57–77

World Health Organisation (WHO) (2002): World report on violence and health – Summary. Geneva: World Health Organisation

5 Ehrenamtliche in der Begleitung von Menschen mit Demenz in der letzten Lebensphase

5.1 Ehrenamt in der Versorgung von sterbenden Menschen mit Demenz

Ida Lamp

Ehrenamt ist aus der Versorgung von Sterbenden heute nicht mehr wegzudenken. Die Hospizbewegung hat gezeigt, welch großes Potenzial darin liegt – ein Schatz, der für die Versorgung sterbender alter und an Demenz erkrankter Menschen noch gehoben werden muss. Das gilt für den ambulanten wie auch für die verschiedenen stationären Kontexte der Versorgung von Menschen mit fortgeschrittener Demenz.

Wenn man mit jemandem noch reden, spazieren gehen oder spielen kann, dann ist der Kontakt schnell geknüpft. Wenn aber das sprachliche, non-verbale und kommunikative Vermögen (damit ist gemeint: die Möglichkeit, aktiv, aus eigenem Antrieb Kontakt aufzunehmen, „adäquat" zu interagieren), stark eingeschränkt sind, wenn jemand immer dasselbe sagt, sich überhaupt nicht alters- und situationsgemäß verhält, in der Koordination gestört und zeitlich und räumlich desorientiert ist – dann stellt das besondere Anforderungen an Begleitende. Solche Erfahrungen machen nicht nur die Freiwilligenzentralen, die Helferinnen in private Haushalte oder an eine Altenhilfeeinrichtung vermitteln wollen, sondern ebenso Hospizinitiativen, die auch demenzerkrankte Sterbende begleiten wollen, und Pflegeeinrichtungen, in denen schon lange Ehrenamtliche engagiert sind. „Mit dem kann man ja nicht reden", sagen am Ehrenamt Interessierte. Und selbst wenn sie sich auf ein paar Besuche einlassen, merken sie meist schnell, dass sie dem Umgang mit einem Menschen mit fortgeschrittener Demenz oft nicht gewachsen sind.

5.1.1 Was benötigt Ehrenamtsarbeit an Klärungen?

Auf den ersten Blick könnte man meinen: Der Einsatz von Ehrenamtlichen brauche nichts als zum Engagement bereite Menschen und die offenen Türen des Hauses oder der Institution Altenheim. Die Frage, was sonst noch nötig ist, scheint unangemessen, liegt es doch scheinbar auf der Hand: Ehrenamtliche brauchen Nächstenliebe, die Bereitschaft, sich auf andere einzulassen, Zeit, die sie regelmäßig zur Verfügung stellen. Das ist es schon. Aber ganz so verhält es sich nicht. Schon bei der „regelmäßigen" Zeit, also bei der Frage nach Verbindlichkeit treten erste Probleme auf. Ehrenamtliche in der Begleitung von Menschen mit fortgeschrittener Demenz und Sterbenden brauchen mehr als die verbindliche Zusage von zeitlichen Ressourcen. Sie brauchen eine eigene Auseinandersetzung mit den Themen Demenz, Sterben, Würde etc.. Mitzubringen sind psychische Stabilität, hohe Belastbarkeit und Abgrenzungsvermögen. Sie brauchen die Fähigkeit zu Teamwork, Reflexions- und Kommunikationsvermögen, eine gute Beobachtungsgabe und Wahrnehmungsfähigkeit, selbstverständlichen Umgang mit nicht-sprachlichen, taktilen und sensorischen Zugängen zum dementen Menschen und Geduld ... Das gilt für den ambulanten wie für den stationären Sektor.

Ehrenamtlich engagierte Menschen sind keine Nachbarn und Freunde, sondern Teil eines institutionell gewobenen Versorgungsnetzes für Menschen mit fortgeschrittener Demenz. Das gilt es zu beachten, setzt Klärungsprozesse bezogen auf die jeweiligen institutionellen Rahmen voraus. Dazu gehört es im Grunde auch, die Übergänge von ambulanter und stationärer Versorgung, die Verzahnungen von Zuhause, Betreutem Wohnen oder Wohngruppen, Kurzzeitpflege, Akutkrankenhaus, gerontopsychiatrischer Einrichtung und Pflegeeinrichtung in den Blick zu nehmen. Dort, wo wir uns im institutionellen Bereich bewegen, sind die Rahmenbedingungen anders als in der Nachbarschaft oder im Freundeskreis.

In einem Altenheim gibt es institutionelle Notwendigkeiten, die mit der Fürsorgepflicht der Einrichtungen für ihre Bewohner verbunden sind. Als Hospizverein, als ambulanter Pflegedienst oder als stationäre Einrichtung der Altenhilfe gilt es zu reflektieren:

- Was sind unsere Rahmenbedingungen?
- Haben wir jemanden, der sich um freiwillig Tätige kümmern kann und der als Ansprechpartner zur Verfügung steht?
- Sind unsere Pflegekräfte auf den Einsatz Ehrenamtlicher eingestellt und vorbereitet? Gehen wir aktiv mit ihren Ängsten und Befürchtungen um? Stärken wir ihre Kompetenz, andere in die Begleitung einzubeziehen?
- Zu welchem Zeitpunkt beziehen wir Ehrenamtliche in die Begleitung von Demenzerkrankten, von Sterbenden ein?
- Wie sorgen wir dafür, dass sich Ehrenamtliche für ihre Begleitung ein solides Wissen über Demenzerkrankungen und Sterben aneignen?
- Wie bereiten wir sie vor, dass sie mit den Einschränkungen des demenzerkrankten Menschen und insbesondere mit der letzten Lebensphase fortgeschrittener Demenz (und das heißt elementar reduzierter Kommunikationsmöglichkeit) gut zurecht kommen?
- Wie prüfen wir, ob „die Chemie stimmt" zwischen Bewohner und ehrenamtlichem Begleiter?
- Wie beziehen wir Angehörige in den Prozess mit ein, wann und ob eine ehrenamtliche Begleitung stattfindet?

Aus der Perspektive der Ehrenamtlichen betrachtet gibt es noch andere Aspekte, die eine Einrichtung in den Blick nehmen muss: Wenn man ins Altenheim geht, um jemanden zu besuchen, dann trifft man vielleicht nicht nur auf eine Person, sondern es sitzen gleich mehrere im Wohnzimmer oder in der Cafeteria oder auf dem Flur, die auch etwas von einem wollen. Vielleicht ist gerade die Pflegekraft auf dem Zimmer, wenn man zu Besuch kommt, oder die hauswirtschaftlichen Kräfte sind zur Zimmerreinigung unterwegs. Das Altenheim hat seine Routinen und Abläufe, die anders sind als daheim. Als Ehrenamtliche muss ich mich in diesen Zusammenhängen zurechtfinden und damit umgehen lernen. Das Altenheim selbst muss Ehrenamtliche auf diesen anderen Kontext der Zuwendung vorbereiten – unabhängig von der Motivation des Einzelnen für sein Engagement.

Ehrenamtliche sind keine Angehörigen. Daraus resultieren Fragen wie: Was dürfen Pflegende über einen Bewohner und seine Befindlichkeit sagen, was nicht? Das Altenheim muss das für alle transparent regeln und in seinem Leitbild, seinen Vereinbarungen mit Bewohnern bzw. deren Angehörigen oder Betreuern sichtbar machen. Dabei ist es sicher ganz wichtig, deutlich zu machen, dass ehrenamtlich Tätige die für ihren Dienst notwendigen Informationen erhalten, jedoch zur Verschwiegenheit verpflichtet sind.

Ehrenamtliche kommen nicht einfach als Nachbarin, Gemeindemitglied, Chorschwester, sondern sind Teil des Hauses oder der Institution, die sie entsendet: Wer hat den Ehrenamtlichen im Kontext des Pflegeheims, des Krankenhauses oder Zuhauses des Erkrankten etwas zu sagen? Und wissen Betroffene (Pflegende, Ärztinnen, Angehörige usw.) etwas vom Auftraggeber des Ehrenamts, von Auftrag und Ziel der Begleitung?

Es sind Vereinbarungen zwischen den Pflegenden, dem Sozialen Dienst und ehrenamtlich Tätigen (oder zusätzlich auch zwischen dem Hospizdienst und der Pflegeeinrichtung/ dem Pflegedienst) nötig. Es muss Klarheit darüber herrschen, wer der Ehrenamtlichen welche Informationen gibt, wem sie ihrerseits Rückmeldung schuldig ist; wie und wo Einsätze dokumentiert werden. Es bedarf der Absprache über den Auftrag: Was darf und soll ein Ehrenamtlicher tun? Darf er beispielsweise zum Toilettengang begleiten oder nicht? Darf er Essen reichen oder nicht? Wird deutlich, warum jemand etwas darf bzw. unterlassen soll? Gibt es Ansprechpartner bei schwierigen Situationen und persönlichen Belastungen? Auch in der Zusammenarbeit in zunehmend komplexer werdenden Versorgungsstrukturen bei der Pflege im häuslichen Bereich sind ähnliche Fragen zu stellen!

Wichtig wäre es zudem, innerhalb Ehrenamt entsendender Einrichtungen zu reflektieren, wie sich Auftrag und Ziele verändern, wenn es primär um Unterstützung und Entlastung der Angehörigen geht und nicht um den an Demenz erkrankten sterbenden Menschen.

Im häuslichen Bereich kann es Aufgabe des ambulanten Pflegedienstes sein, die Hemmschwelle anzusprechen, die es bedeutet, sich „fremde Menschen ins Haus zu holen". (Beispiel für ein Angehörigengespräch: „Ich war ja auch fremd für Sie, als ich meinen Dienst begonnen habe… Das ist kein Mensch, den Sie unterhalten oder für den Sie aufräumen müssen. Der kommt, damit Sie mal ein bisschen Zeit für sich haben. Sie können es ja vielleicht mal ausprobieren, ob es für Sie eine Entlastung ist, wenn ab und an jemand kommt… usw."). Bei den Hospizdiensten übernehmen gewöhnlich Koordinationskräfte die Gestaltung des Erstkontakts, damit es eine „neutrale Stelle" gibt, an die man sich wenden kann, wenn der Kontakt zwischen Ehrenamtlichem und Betroffenem bzw. Angehörigen nicht gut ist. Es hat sich bewährt, dass – ambulant wie stationär – jemand dafür zuständig ist, nach einer gewissen Zeit nachzuhören, ob der Ehrenamtseinsatz für die Betroffenen gut läuft. Die Steuerung dieses Prozesses ehrenamtlicher Einsätze wird also – mit anderen Worten – sinnvollerweise „extern" vorgenommen.

5.1.2 Verschwiegenheit der Ehrenamtlichen

Alle, die als ehrenamtlich Engagierte in die Begleitung von Menschen einbezogen sind, müssen eine Verschwiegenheits- oder Schweigepflichterklärung unterzeichnen. Es sollte in einem Gespräch deutlich werden, was diese Unterschrift bedeutet. Aus der Praxis ist anzumerken, dass es sich bislang eher nur um ein Stück Papier handelt, die Zusage aber inhaltlich kaum gefüllt wird. Dabei geht es am allerwenigsten um juristische Fragen. Ganz konkret muss für alle Beteiligten klar werden, wie mit dem, was über einen anderen Menschen im Kontext eines Engagements erfahren wird, umzugehen ist.

5.1.3 Informationspflicht/Dokumentation

Zu nennen ist in diesem Zusammenhang auch die Dokumentations- bzw. Informations-pflicht, die wechselseitig besteht. Eine gute Versorgung von Menschen mit fortgeschrittener Demenz – bezogen etwa auf die Wahrnehmung von Schmerzen – ist nur im Austausch aller an der Pflege und Begleitung beteiligter Menschen zu gewährleisten. Wohlbefinden zu ermitteln geht nur, wenn alle Beobachtungen ausgetauscht und reflektiert werden.

5.1.4 Begleitgruppen bzw. Supervision

Es hat sich bewährt, dass Ehrenamtliche, die Sterbende oder deren Angehörige begleiten, ihrerseits gut begleitet werden. Solche die Praxis begleitende Gruppen werden von den Koordinatorinnen der Ehrenamtsarbeit oder auch von externen in Kommunikationprozessen erfahrenen Beratern (Psychosoziale Berater oder Supervisorinnen) begleitet. Dies sind nicht in erster Linie Lerngruppen (im Sinne von Vermittlungsprozessen in einem Lehrer-Schüler-Verhältnis), sondern Reflexionsgruppen. Gegenstand solcher Gruppen für ehrenamtliche Helfer/-innen sind Szenen, Probleme und Konflikte aus der ehrenamtlichen Arbeit. Hier stehen die Erfahrungen in der Begleitung im Vordergrund, die erlebten Belastungen oder z. B. Konflikte, wenn Ehrenamtliche zwischen Sterbenden und deren Angehörigen „zwischen die Stühle" geraten, oder Konflikte in der eigenen Familie, die das Engagement für zu belastend hält.

„Dabei kann es zum Beispiel darum gehen,
- die Beziehungsgestaltung zwischen dem ehrenamtlichen Helfer und dem Sterbenden mit den ihm Nahestehenden zu reflektieren: Wie kann am Anfang ein fruchtbarer Kontakt zustande kommen? Wie können beide Seiten sich annähern? Welche Nähe ist in dieser konkreten Beziehung für eine Begleitung notwendig und möglich? Wieviel Distanz sollte dennoch bleiben?
- Hilfen zu entwickeln für den Umgang mit einem schwierigen Kranken oder einer zerstrittenen Familie;
- Fragen nach der Rollengestaltung in der Begleitung zu klären: Welche Rolle nimmt der Helfende gegenüber dem Sterbenden ein? Was ist sein Platz im Familien-, Nachbarschafts- und Freundeskreissystem des Kranken? Welche Aufgaben sollte er übernehmen? Welche besser nicht? Wieviel Zeit will und kann der Helfende investieren? Wie können Grenzen des Engagements ausdrücklich gemacht werden gegenüber den Hilfesuchenden? Welche ist die Rolle des Ehrenamtlichen im Zusammenspiel mit anderen beteiligten Hauptamtlichen (Pflegedienst, Familienhilfe, Seelsorger etc.)? Wie können Ehrenamtliche reagieren, wenn es da Konflikte gibt?
- eigene Gefühle – etwa die Traurigkeit über das Dahinschwinden des Kranken, den Ekel vor den Exkrementen, die Wut über die Kinder eines Sterbenden, die nur auf das Erbe warten (einige extreme Beispiele) – einmal ‚rauszulassen' und ins Fließen zu bringen; Gefühle, die aus der Begleitung schon lange im Bauch des Helfers rumoren. Dazu gehört auch, die Dankbarkeit für eine gelungene Begegnung, die den Helfenden sehr bereichert hat, anderen mitzuteilen. Gerade dafür ist eine Supervisionsgruppe ein geeigneter und geschützter Raum;
- zu erkunden, wie sehr eigene Gefühle die Reaktionen des Begleitenden bestimmen; die Angst vor der eigenen Sterblichkeit zu bearbeiten, an die Begleitende angesichts von Sterben, Tod und Trauer immer wieder neu geführt werden: die Angst wahrzunehmen, sie wiederzuerkennen und neue kreative Formen des Umgangs mit ihr zu suchen (Student 1998);

- die Zusammenarbeit in der Hospizgruppe, zwischen ehrenamtlichen Helfern und Hauptamtlichen, zwischen Hospiz und Pflegedienst und Ärzten zu reflektieren und zu verbessern sowie Konflikte zu bearbeiten." (Drolshagen 2001, S. 111 f.).

Ergebnis einer qualifizierten Begleitung der Begleitenden und von regelmäßiger Supervision ist, dass Ängste gemindert und Kräfte freigesetzt werden.

5.1.5 Resümee

Ehrenamt ist also – so wünschenswert es ist – keine kostenlose Auffüllung von Versorgungslücken. Vielmehr sind eine umfassende Organisationsentwicklung, Kooperationsvereinbarungen, Werbung und Schulung, Etats für Koordination, Aufwandsentschädigung und vieles andere nötig, das nicht zum Nulltarif zu erhalten ist.

Zielabfrage zur Reflexion des eigenen Standorts „Ehrenamtliche sind in die Strukturen integriert"
- Mitarbeitende wissen um die Zusammenarbeit mit Ehrenamtlichen und sind dazu befähigt.
- Es bestehen (innerhalb der Einrichtung oder mit Kooperationspartnern) Standards, was die Ausbildung und Begleitung von Ehrenamtlichen angeht (transparent für alle).
- Die Rahmenbedingungen ehrenamtlichen Engagements sind schriftlich fixiert und von allen ehrenamtlich Tätigen akzeptiert.
- Die Rahmenbedingungen ehrenamtlichen Engagements sind nach außen kommuniziert.
- Die Zusammenarbeit mit Ehrenamt ist veröffentlicht (im Leitbild, Internet, Flyern etc.).
- Ansprechpartner und Abläufe sind für alle an Pflege und Begleitung Beteiligten geklärt.
- Ehrenamtliche werden in besonderen Situationen informiert – die Wege stehen fest,
  - wenn der Bewohner/die Patientin ins Krankenhaus kommt,
  - wenn sich sein bzw. ihr Zustand verschlechtert,
  - wenn sie oder er stirbt oder
  - wenn sie oder er verstorben ist.

5.1.6 Checkliste zum Einsatz Ehrenamtlicher

Ehrenamtliche Begleitung wird von einer verantwortlichen Koordinatorin (Pflegende oder Sozialarbeit oder andere Berufsgruppe!) ins Gespräch gebracht,
- wenn eine entsprechende Verfügung/Willensbekundung des Sterbenden vorhanden ist (mündlich oder als Teil einer Patientenverfügung festgehalten),
- wenn das Team/wenn Angehörige das wünschen, z. B. weil sie den Erkrankten als sehr unruhig und ängstlich wahrnehmen oder weil sie erkennen, dass die Lebenszeit deutlich begrenzt ist,
- wenn Angehörige vom Team als „überfordert" wahrgenommen werden und das Team Entlastung braucht,
- wenn es keine unmittelbaren Angehörigen, sondern nur einen Betreuer gibt,
- zur Entlastung der Pflege, damit der Betroffene nicht so viel Zeit allein ist.

Über den Einsatz ehrenamtlich engagierter Mitarbeiter/innen wird (von der „entsenden-den" Institution) schriftlich wie mündlich informiert.

Es wird ins Gespräch gebracht,

- dass der Einsatz kostenlos erfolgt (und die Ausbildung spenden- oder eigenfinanziert ist),
- dass ggf. Aufwandsentschädigungen gezahlt werden oder dass von den Begleitenden keine Geschenke angenommen werden dürfen,
- dass und von wem ein ehrenamtlicher Mitarbeiter begleitet wird,
- dass Schweigepflicht für die Ehrenamtlichen schriftlich vereinbart wurde,
- dass die Ehrenamtlichen ausgebildete und lebens-erfahrene Frauen und Männer sind.

Literatur

BAG Hospiz (2005): Qualitätsanforderung zur Vorbereitung Ehrenamtlicher in der Hospizarbeit

Beckers, D. (2006): Dasein, wenn es still wird. Die Nachhaltigkeit der implementierten Palliativ-betreuung in der stationären Altenhilfe. Eine Studie, hrsg. von der Bayr. Hospizstiftung (http://www.bayerische-stiftung-hospiz.de/pdf/heft7daseinwennesstillwird.pdf Zugriff am 22.06.2009)

Berghöfer, J./Hanusch, R. (2002): Ehrenamtliche/Freiwillige in Palliative Care – Störfall oder Brücke? In: Metz, C./Wild, M./Heller, A. (Hrsg.): Balsam für Leib und Seele. Freiburg: Lambertus

Drolshagen, C. (2001): Supervision. In: Lamp, I. (Hrsg.): Hospizarbeit konkret. Gütersloh

Feldhammer, B./Ross, R./Müller, M. (2008): Wenn Daheim ein Heim ist. Hospizliche Begleitung in Einrichtungen der Altenhilfepflege. Ein Leitfaden für Ambulante Hospizdienste. Bonn: Verlag Betreuung und Begleitung von Schwerstkranken und Tumorpatienten

Raischl, J. (2002): Bis zum letzten Tag – Volunteers in der Hospizarbeit. In: Rosenkranz, D./Weber, A.: Freiwilligenarbeit. Weinheim, S. 189–198

Schaefer, I. L. (2006): Ehrenamtliche Hospizhelfer in der Betreuung von Demenzkranken. Referat am 4. Thüringer Pflegetag, 23.09.2006 (www.conventus.de/nmtemp/media/1681/schaefer_5c.pdf); Zugriff am 22.06.2009)

Student, J. C. (1998): Fünf Thesen zur Fortbildung von Sterbebegleiterinnen. http://christoph-student.homepage.t-online.de/Downloads/Fortbildung_von_SterbebegleiterInnen.pdf?foo=0.9219504890099077 (Zugriff am 22.06.2009)

5.2 Ehrenamt in der stationären Altenhilfe – Erfahrungen mit dem Prozess der Implementierung

Jutta Voß

Im St. Franziskus Seniorenhaus, eine Einrichtung in Trägerschaft des Caritasverbandes Olpe, leben 95 Bewohner und vier Kurzzeitpflegegäste in vier Wohnbereichen. Die Wohn-bereiche Lenne und Hormecke sind Menschen mit einer Demenzerkrankung und Men-schen mit einem erhöhten Bedarf nach Tagesstrukturierung vorbehalten.

Zum Team des Sozialen Dienstes gehören zwei Sozialarbeiterinnen, eine Ergotherapeu-tin, fünf Honorarkräfte und 100 ehrenamtliche Mitarbeiter.

5.2.1 Strukturen der Zusammenarbeit

Im Leitbild des Caritasverbandes für den Kreis Olpe ist formuliert: „Unsere Stärke ist das gemeinsam von ehren- und hauptamtlichen Mitarbeitern gestaltete Netzwerk" (www. caritas-olpe.de). Folgerichtig wurden in der Einrichtung Strukturen für eine effiziente Zusammenarbeit geschaffen. Sie werden kontinuierlich überprüft und angepasst. Die Führungsleitlinien des Verbandes gelten sowohl für Hauptamt als auch für Ehrenamt. Ergänzend zum Auftrag der hauptamtlichen Mitarbeiter haben die ehrenamtlichen Mitarbeiter Aufgaben entsprechend ihrer Wünsche, Fähigkeiten und zeitlichen Ressourcen. Sie kennen die Eckpunkte des Konzepts und verpflichten sich zu verbindlichen Arbeitsabsprachen. Vierteljährlich treffen sich Personen mit ähnlichen Aufgaben zu einem Teamgespräch unter der Leitungsverantwortung einer Sozialarbeiterin. Daneben bilden Kurzkontakte, Projekte, gemeinsame Fortbildungen und Feiern weitere Strukturen der Zusammenarbeit von haupt- und ehrenamtlichen Mitarbeitern.

Die hauptamtlichen Mitarbeiter kennen den Auftrag, die Inhalte und Grenzen der ehrenamtlichen Tätigkeiten. Sie erleben den Wert ehrenamtlichen Handelns in Form von persönlicher Entlastung und Verbesserung der Qualität in der Bewohnerversorgung. Ihnen ist bewusst, dass die Fülle an Freizeitangeboten, Festen, Ausflügen, religiösen Angeboten und individuellen Begleitungen nur gemeinsam mit dem Ehrenamt aufrecht zu halten ist. Sie wissen, dass ein Wegfall zu Unzufriedenheit bei den Bewohnern führt und ein Imageverlust der Einrichtung die Folge wäre. Sie haben die Sicherheit, dass ehrenamtliche Arbeit keinen Abbau von Arbeitsplätzen mit sich bringt.
Der Soziale Dienst gestaltet die Schnittstelle zwischen Hauptamt und Ehrenamt. Die Sozialarbeiterinnen sind Ansprechpartner für die ehrenamtlichen Mitarbeiter und übernehmen Steuerungs- und Leitungsaufgaben. Die hauptamtlichen Mitarbeiter formulieren den Bedarf für ehrenamtliches Handeln. Die Sozialarbeiterin prüft die Machbarkeit und koordiniert die konkrete Zusammenarbeit. Eine weitere Aufgabe des Sozialen Dienstes ist das Schaffen von Transparenz in der Zusammenarbeit und die Unterstützung einer wertschätzenden Kommunikation.

5.2.2 Ehrenamt im Wohnbereich für Menschen mit Demenzerkrankungen

Nur wenige ehrenamtliche Mitarbeiter haben den Wunsch, in einem Wohnbereich für Menschen mit Demenzerkrankungen tätig zu sein. Noch weniger ehrenamtliche Mitarbeiter sind bereit, hier in der Sterbebegleitung mitzuarbeiten. Die in unserer Gesellschaft oft präsente Angst vor Beeinträchtigungen im kognitiven Bereich und im Leistungsvermögen fördert ein Bemühen um Abstand und trägt zu einer Abwehrhaltung bei. Sterben und Tod ist gesellschaftlich betrachtet ein Tabuthema und ebenfalls mit negativen Emotionen besetzt. Welche Bedingungen müssen nun geschaffen werden, um trotz dieser Hürden ehrenamtliche Mitarbeiter für eine solche Aufgabe zu gewinnen? Wie kann es zu einer positiven Zusammenarbeit von haupt- und ehrenamtlichen Mitarbeitern in der Sterbebegleitung von Menschen mit Demenzerkrankungen kommen?

Zuerst gilt es, bei potenziellen ehrenamtlichen Mitarbeitern die Liebe zu den Menschen mit Demenzerkrankungen zu wecken. Alle hauptamtlichen Mitarbeiter eines Teams müssen sich bewusst sein, dass die Art und Weise, wie sie über ihre beruflichen Erlebnisse berichten, Lust auf Mitarbeit macht oder aber vorhandene Ängste verstärkt.

Unser Leben und Erleben ist im Alltag oft durch planvolles, zukunftsorientiertes Sorgen und Handeln gekennzeichnet. Menschen mit Demenzerkrankungen öffnen uns immer wieder neu den Blick für den Wert spontaner zwischenmenschlicher Begegnungen. Die Möglichkeit, eigene Werte zu überprüfen, müssen wir den ehrenamtlichen Mitarbeitern als persönlichen Gewinn vermitteln.

Das oftmals zunächst diffus „Bedrohliche" sollte dem Gefühl, etwas Bereicherndes zu erleben, langsam Raum schaffen. Der ehrenamtliche Mitarbeiter darf nicht mit seinen verwirrenden Eindrücken und offenen Fragen allein bleiben, sondern ihm muss ein hauptamtlicher Ansprechpartner im Wohnbereich an die Seite gestellt werden. Dieser kann (und sollte) durch sein Handeln Vorbild sein und den Freiwilligen behutsam in die Welt eines Demenzkranken hinein führen. Er kann konkretes Erleben mit seinem Fachwissen so erklären, dass es für den neuen Ehrenamtlichen verständlich wird.

Von ehrenamtlichen Mitarbeitern in einem Demenzbereich wird die Teilnahme an einer Grundschulung Demenz erwartet. Ebenso erhalten sie das Angebot, kostenfrei an einer Integrativen Validation-Schulung zur Gesprächsführung mit Menschen mit Demenzerkrankungen teilzunehmen. Ziel ist es, jedem Ehrenamtlichen die Qualifikationen zu vermitteln, die er für seine konkrete Tätigkeit benötigt. Er lernt Verhaltensmuster und Lebensmuster von Menschen mit Demenzerkrankungen in Fortbildungen und Reflexionsgesprächen kennen.

Das gemeinsame Lachen und mit Humor auch belastenden Situationen eine Leichtigkeit zu geben, hat im Alltag der Demenzbereiche besondere Bedeutung. Dies sind für ehrenamtliche Mitarbeiter oft neue bereichernde Erfahrungen.

Wir haben im St. Franziskus Seniorenhaus die Beobachtung gemacht, dass es wichtig ist, von Beginn an die Aufgaben und Zuständigkeiten für den ehrenamtlichen Mitarbeiter klar einzugrenzen und diese Absprachen mit dem Team zu kommunizieren. So können Missverständnisse, Irritationen und Überforderungen vermieden werden. Getroffene Vereinbarungen werden schriftlich dokumentiert. Der ehrenamtliche Mitarbeiter im Demenzbereich ist Mitglied des Wohnbereichsteams und untersteht der Wohnbereichsleitung als Führungskraft. Sie wird durch die Bereichsleitung des Sozialen Dienstes auf Anfrage unterstützt.

Nicht jeder ehrenamtliche Mitarbeiter ist für die Tätigkeit in einem Demenzbereich geeignet. Nach einer Hospitation erfolgt eine Einschätzung seiner Kommunikationsfähigkeit und Beziehungsfähigkeit. Wohnbereichsleitung und die Bereichsleitung des Sozialen Dienstes arbeiten hier eng zusammen. Der ehrenamtliche Mitarbeiter im Demenzbereich verpflichtet sich, wöchentlich mindestens zwei Stunden zu einer vereinbarten Zeit im Demenzbereich tätig zu sein. Er pflegt regelmäßige Kontakte mit bestimmten Bewohnern und erhält darüber hinaus tagesaktuelle Aufträge durch die Wohnbereichs- oder Schichtleitung.

Der Alltag im Wohnbereich ist stets auch von den Themen Abschied und Tod geprägt. Ehrenamtliche und hauptamtliche Mitarbeiter erleben gemeinsam und hautnah die Grenzen ihrer Unterstützungsbemühungen und werden immer wieder mit der Endlichkeit des Lebens konfrontiert.

5.2.3 Sterbebegleitung des vertrauten Bewohners wird persönliches Anliegen

Grundlage des Handelns in der Sterbebegleitung ist ein Konzept, das gemeinsam mit hauptamtlichen und ehrenamtlichen Mitarbeitern entwickelt wurde und wird.

Wenn ein gelungener Beziehungsaufbau zwischen einem Bewohner und einem ehrenamtlichen Mitarbeiter erreicht wurde, dann ist es in der Regel auch eine Herzensangelegenheit des Ehrenamtlichen, den letzten Weg mit dem Bewohner gemeinsam zu gehen. Manchmal werden hier zeitliche Ressourcen möglich, die vorher nicht absehbar waren. Ehrenamtliche trauen sich an Situationen, die sie zuvor abgelehnt haben. Gerade in der Sterbebegleitung braucht der Ehrenamtliche einen Ansprechpartner, der ihn stützt und ein offenes Ohr für Fragen und Stimmungen hat. Eindeutige Aufträge, aber auch das Benennen von Grenzen schafft Sicherheit und schützt vor Überforderung. Die Federführung in der Sterbebegleitung ist eindeutig Aufgabe des Hauptamtes, der ehrenamtliche Mitarbeiter arbeitet wie gewohnt, gemäß Auftrag durch Wohnbereichsleitung oder Schichtleitung.

Höfliche Umgangsformen, bequeme Sitzgelegenheiten, Anbieten von Getränken und Speisen und ein „Danke" motivieren zur Zusammenarbeit. Gespräche über gemeinsame Erlebnisse mit dem Bewohner, Austausch über den Verlauf des konkreten Sterbeprozesses und gemeinsame Überlegungen zur Entlastung des Bewohners schaffen Bindungen und Verbindlichkeiten. Die Teilnahme an Fallbesprechungen oder aber Reflexionsgespräche zwischen Tür und Angel signalisieren dem ehrenamtlichen Mitarbeiter den Wert seiner Arbeit. Er braucht die Sicherheit, dass seine laienhaften Beobachtungen bei den hauptamtlichen Kollegen fachlich kompetent bewertet und notwendige Maßnahmen initiiert werden.

Hauptamtliche und ehrenamtliche Mitarbeiter sind gleichermaßen in der Situation, sich von einem vertrauten, nahestehenden Menschen zu verabschieden. In einer gelungenen Zusammenarbeit findet auch ein Austausch über das persönliche emotionale Erleben statt. Da dies auf Grund der Nähe zu den Bewohnern oft sehr ähnlich ist, liegt hier eine Chance, die gemeinsame Basis für die weitere Zusammenarbeit zu stärken.

Der Zeitraum, in dem Sterbebegleitung stattfindet, ist im Konzept klar definiert. Die in der Einrichtung genutzten Symbole, Rituale, Haltungen und Vorgehensweisen sind beschrieben. So wird beispielsweise den Angehörigen angeboten, für das Totengebet die Hauskapelle zu nutzen. Zur Vorbereitung und Durchführung der Gedenkandacht steht eine Gruppe von neun Ehrenamtlichen zur Verfügung. In der Kapelle wird ein Erinnerungsbuch der verstorbenen Bewohner von einer ehrenamtlichen Mitarbeiterin gepflegt. Im November jeden Jahres wird in einem Erinnerungsgottesdienst den Verstorbenen des vergangenen Jahres gedacht. Viele Hauptamtliche und ehrenamtliche Mitarbeiter nutzen diese gemeinsame Möglichkeit des Totengedenkens.

Die Führungskräfte im St. Franziskus Seniorenhaus sind erstaunt über die Dynamik, die in dieser frühen Konzeptphase spürbar wird. Es konnte schon jetzt eine deutliche Sensibilisierung für die Bedürfnisse von Sterbenden bei hauptamtlichen und ehrenamtlichen Mitarbeitern erreicht werden. Austausch, gemeinsame Fortbildungen, klare Aufgabenbeschreibungen für Hauptamt und Ehrenamt, Trauerrituale und eine Einrichtungskultur, in der der Bewohner im Mittelpunkt der Bemühungen steht, werden auch für die weiteren Schritte der Implementierung des Konzeptes handlungsleitend sein.

5.2.4 Eine Einrichtung braucht ein „Konzept Ehrenamt"

Wir sind der Meinung, dass die Zusammenarbeit zwischen Hauptamt- und Ehrenamt auf vielen Säulen stehen muss und immer wieder neue Impulse benötigt. Die Sterbebegleitung bei Menschen mit Demenzerkrankungen ist ein Tätigkeitsfeld, in dem mit viel Einfühlungsvermögen gehandelt werden muss. Gute Arbeitsergebnisse können nur erreicht werden, wenn die notwendigen Ressourcen durch die Organisation bereitgestellt werden. Dazu zählen zeitliche Ressourcen der hauptamtlichen Mitarbeiter ebenso wie die Kostenübernahme von Fortbildungen, Material, Versicherungen, Fahrtkosten und Anerkennungen in Form von Präsenten oder Feiern.

Die Einbindung in geregelte Teamstrukturen schafft die erforderliche Sicherheit für alle Mitwirkenden.

Ehrenamtliche Mitarbeiter bleiben einer Einrichtung nur dann langfristig erhalten, wenn eine sorgfältige Auswahl erfolgt und sie einen passenden Arbeitsauftrag erhalten. Die für den Einzelnen erforderliche Begleitung muss sichergestellt sein. Ihr Status in der Organisation darf nicht immer wieder neu zur Diskussion gestellt werden.

Zufriedene ehrenamtliche Mitarbeiter eines Aufgabenbereichs sind folgerichtig die wichtigsten Werbeträger bei der Gewinnung von neuen ehrenamtlichen Mitarbeitern für diese konkrete Aufgabe. Sie können von ihrer Liebe zu den Menschen mit Demenzerkrankung am besten berichten.

5.3 „Ihre Augen waren auf mich gerichtet" – Ein Erfahrungsbericht

Renate Puspas

Aufgrund gesundheitlicher Probleme war ich vor einigen Jahren gezwungen, mein bis dahin recht erfolgreiches Berufsleben aufzugeben. Nach einiger Zeit entschloss ich mich, die mir nun zur Verfügung stehende Zeit in irgendeiner Form nutzbringend einzusetzen. Seit zwei Jahren bin ich nun im St. Franziskus Seniorenhaus als ehrenamtliche Mitarbeiterin in einem Wohnbereich für Menschen mit Demenzerkrankungen tätig. Vielseitige und vielschichtige Erfahrungen mit dem Thema „Abschied" habe ich in dieser Zeit erlebt.

Seit Beginn meiner Tätigkeit besuche ich eine Bewohnerin mindestens einmal in der Woche. Frau B., 82 Jahre, ist seit längerer Zeit an Demenz erkrankt, was im täglichen Leben ein ständiges Abschiednehmen bedeutet, da mehr und mehr Fähigkeiten unwiederbringlich verloren gehen. Bei jedem Besuch stelle ich mich neu auf sie ein, versuche herauszufinden, was ihr gerade heute Freude bereiten könnte. Am Anfang meiner Besuche war sie glücklich, wenn ich mit ihr draußen im Rollstuhl spazieren fuhr. Sie bemerkte jede Blume, jeden Strauch und machte mich darauf aufmerksam. Heute habe ich das Gefühl, dass die Geräusche draußen sie erschrecken und verunsichern. Auch das gemeinsame Kaffeetrinken nach unserer Entspannungsstunde im Snoezelenraum verwirrt sie momentan eher, als dass es ihr Freude bereitet. Lackieren der Fingernägel bereitet ihr allerdings auch heute noch großen Genuss. Als ich Frau B. kennengelernt habe, konnte sie noch selbstständig essen und trinken. Mittlerweile bekommt sie ihre Mahlzeiten angereicht.

Vor einiger Zeit erlitt Frau B. einen sehr heftigen Krampfanfall. Sie kam ins Krankenhaus, lag auf der Intensivstation und wurde künstlich beatmet. Wie sie so dalag, die Augen geschlossen, verkabelt, eingefallen, blass und leblos, dachte ich, das ist jetzt das Ende; sie stirbt. Ich hielt ihre Hand, streichelte sie und verabschiedete mich still von ihr. Einerseits war ich traurig, andererseits wünschte ich ihr die Erlösung.

Am nächsten Tag fuhr ich wieder ins Krankenhaus, um ihr ein paar vertraute Dinge zu bringen. Ich war sehr überrascht, sie in einem normalen Krankenzimmer anzutreffen. Als ich die Zimmertür öffnete, strahlte sie mich an und freute sich, dass ich sie besuchte. Bereits einen Tag später wurde sie aus dem Krankenhaus entlassen. Einmal mehr wurde mir bewusst, dass im Umgang mit Menschen, die von Demenz betroffen sind, nichts so ist, wie es auf den ersten Blick erscheint. Sie zu erleben ist immer wieder neu und spannend.

Eine weitere ganz intensive Erfahrung habe ich in der Begleitung von Frau S. erlebt. Kennengelernt habe ich sie zu einer Zeit, wo Frau S. ihre Wünsche schon nicht mehr benennen konnte. Nun litt sie an heftigen Schmerzen und stöhnte ununterbrochen. Trotz vieler Telefonate kam zeitnah kein Arzt herbei, um ihr ein Schmerzmittel zu verordnen. Als ich das Zimmer betrat, lief leise Entspannungsmusik und eine Kerze war angezündet. Auf dem Nachtschränkchen stand eine Rose, und die Atmosphäre im Raum war ruhig und würdevoll. Ich saß an ihrem Bett, hielt ihre Hand und sprach immer wieder beruhigend auf sie ein. Ihre Augen waren die meiste Zeit auf mich gerichtet. In ihrem Blick las ich immer wieder die Bitte um Hilfe und Erlösung von den Schmerzen.
Es war sehr schlimm und belastend, das Leiden von Frau S. zu sehen und nicht helfen zu können. Auch aufgrund persönlicher Erfahrungen wurde mir in diesen Stunden bewusst, wie schmerzvoll es für alle Beteiligten ist, bei Schmerzen hilflos zusehen zu müssen. Ich wünsche mir von ganzem Herzen, dass kein Mensch unter Schmerzen sterben muss.

Ganz anders verlief der Abschied bei Frau H.: Sie hatte, nachdem die Kräfte immer mehr nachließen, beschlossen, nicht mehr zu essen und zu trinken. Ich fand es sehr beeindruckend zu erleben, wie dieser Entschluss von allen Beteiligten, also Familie, Arzt und Wohnbereichsteam, akzeptiert wurde. Liebevoll sorgten alle sie umgebenden und pflegenden Personen sich darum, ihr die letzte Lebensphase so angenehm wie möglich zu gestalten. Der Abschied dauerte einige Wochen. In dieser Zeit erhielt Frau H. Besuch von vielen wichtigen Bezugspersonen. Am Bett dieser sehr gläubigen Frau saßen oft Menschen, die mit ihr oder für sie beteten.

Immer wieder bin ich tief beeindruckt davon, was sterbende Menschen ausdrücken können. Ich habe eine ganz besondere Würde erlebt, heitere Gelassenheit, Stille, Ruhe, aber auch vehementen Kampf gegen den Tod, Schmerzen und Zorn. Für mich ist es immer wieder eine neue Herausforderung, Menschen auf ihrem Weg zu begleiten. Es ist schwer, neben dem Sterbenden zu gehen, den Verfall sehen und annehmen zu müssen. Es ist aber auch ein Geschenk, diesen wichtigen und letzten Abschnitt des Lebensweges mit einem Menschen gemeinsam gehen zu dürfen. In solchen Situationen merke ich, wie wichtig mir der Austausch mit den hauptamtlichen Mitarbeitern und die Treffen mit den anderen Ehrenamtlichen sind.

5.4   Hospizbegleitung und Demenz

Marina Weidner

„Hospizliche Begleitung demenziell erkrankter Menschen" lautete der Titel einer kürzlich angebotenen Fortbildung für unsere Hospizgruppe. Bereits in der Vorstellungsrunde wurde klar, wie stark viele ehrenamtliche Mitarbeiterinnen von diesem Thema persönlich betroffen sind. So lebt der demenzkranke Ehemann von Frau B. in einem Pflegeheim, Frau R. muss sich mit der beginnenden Alzheimer-Erkrankung ihrer Mutter auseinandersetzen. Frau L. beschäftigt ihr eigener Umgang mit vermeintlich gemachten Fehlern in der Betreuung ihrer vor Jahren verstorbenen dementen Mutter bis heute sehr. Frau K. hat selbst große Angst, eines Tages an Demenz zu erkranken. Dies erfordert einen besonders sensiblen Umgang mit diesem Thema, der den persönlichen Erfahrungen der Hospizmitarbeiterinnen einen angemessenen Raum lässt.

Die Begleitung von Bewohnern der drei örtlichen Pflegeheime war unserem Dienst von Anfang an ein großes Anliegen. Seit Jahren findet etwa die Hälfte unserer Begleitungen in den Heimen statt. Bisher haben wir hier keine Kooperationsverträge abgeschlossen, können aber auf eine über die Jahre gewachsene Zusammenarbeit aufbauen. So treffen wir uns regelmäßig mit den Leitungen der Heime und der ambulanten Dienste in einem Pflegearbeitskreis und bieten Fortbildungen für die Pflegekräfte an.

Ein wiederkehrendes Thema im Kontakt mit den Heimen ist die Frage: Wann soll der Hospizdienst gerufen werden? Wenn wir erst in der Endphase des Lebens begleiten, dann kann gerade zu Demenzkranken kaum noch eine Beziehung aufgebaut werden, bleibt es manchmal eher bei einer Sitzwache. Erfüllender für beide Seiten ist es, wenn die Begleitung über einen längeren Zeitraum erfolgt. Die Hospizmitarbeiterin kann nach und nach herausfinden, wie die Begegnung gestaltet werden kann, welche Art des Kontakts der begleitete Mensch mag und zulässt und womit sie selbst sich wohlfühlt. Es ist dann auch genügend Zeit, Kontakt zu den Angehörigen aufzunehmen, Absprachen zu treffen und vielleicht noch wichtige Anhaltspunkte für die Begleitung zu erfahren.

Die Anfrage für eine Begleitung wird von den Heimen unterschiedlich gehandhabt. So gibt es in einer Einrichtung eine Mitarbeiterin, die neben ihrer Aufgabe als Wohnbereichsleiterin mit der Implementierung der Hospizarbeit beauftragt ist. Mit ihr arbeite ich als Koordinatorin sehr eng zusammen. Auch die Ehrenamtlichen können sie vor Ort ebenfalls (fast) jederzeit ansprechen und empfinden dies als hilfreich und unterstützend. In den anderen Häusern wird der Kontakt über die Heimleitung bzw. die Wohnbereichsleitung oder deren Vertretung hergestellt. Wie bei jeder anderen Begleitung mache ich anschließend auch hier zeitnah einen Erstbesuch, frage die Mitarbeiter nach den relevanten Informationen, insbesondere nach dem biografischen Hintergrund und den Vorlieben des Bewohners. Auch ist die Frage zu klären, in welchem Kontakt Angehörige bzw. Betreuer zu dem Betroffenen stehen. Bei der Auswahl einer ehrenamtlichen Mitarbeiterin ist natürlich zu bedenken, wer für diese Begleitungssituation „passen" könnte, z. B. ob jemand gebraucht werden könnte, der besonders viel Erfahrung und Einfühlungsvermögen im Umgang mit Angehörigen hat.

Der Wohnbereich bekommt von mir eine Notiz mit Namen und Telefonnummer der Ehrenamtlichen und den vereinbarten Zeiten für die Begleitung. Darauf ist auch die Bitte vermerkt, uns Bescheid zu geben, wenn sich die Situation verändert, der Bewohner ins Krankenhaus verlegt wird oder verstorben ist. Meist klappt der Informationsfluss gut, dennoch kommt es in Einzelfällen vor, dass eine Hospizmitarbeiterin zu einer Begleitung kommt und der Bewohner bereits verstorben ist. Wenn der Tod eingetreten ist, kann sich unsere Mitarbeiterin je nach Situation noch im Zimmer von dem Bewohner verabschieden und wird über die Beisetzung informiert.

Insgesamt ist die Zusammenarbeit mit den Heimen recht gut, und die Ehrenamtlichen fühlen sich in den Wohnbereichen willkommen („Schön, dass Sie jetzt da sind"). Manchmal ist es allerdings für die Hospizmitarbeiterinnen schwierig, bei ihrer Ankunft bzw.

dem Weggehen einen Ansprechpartner zu finden, besonders in Zeiten knapper Besetzung. Auch können wir als Hospizgruppe nicht allen Wünschen der Heime nachkommen, so ist z. B. eine Begleitung in der Nacht nur in Ausnahmefällen von uns leistbar.

Bei unseren Begleitungen haben wir es mit Menschen in den verschiedenen Stadien der Demenz zu tun, angefangen von der an Krebs erkrankten, zeitlich nicht orientierten alten Dame bis hin zu Menschen, die sich im letzten Stadium einer Demenzerkrankung befinden. Und obwohl wir das Thema „Sterbebegleitung von demenziell erkrankten Menschen" in unseren Befähigungsseminaren bisher nicht explizit aufgegriffen haben, sind viele der Seminarthemen für diese Begleitungen sehr hilfreich. Immer geht es um Würde, Respekt und um die aufmerksame Wahrnehmung dessen, was der Andere gerade braucht. Ohnehin ist die Befähigung zur Mitarbeit nicht mit dem Vorbereitungsseminar abgeschlossen, sondern wird im Laufe der Zeit durch weitere Fortbildungen, die Supervisionen und andere Angebote ergänzt.

In der Sterbebegleitung Demenzkranker ist es für uns besonders wichtig, etwas über die Biografie und die Vorlieben des Betroffenen zu wissen, gerade weil er selbst uns dieses ja oft nicht mehr mitteilen kann. Die Hospizbegleiterin von Frau Sch. wusste, dass diese früher in einer Spinnerei gearbeitet und in ihrer Freizeit die Familie mit zahlreichen Pullovern „bestrickt" hatte. Wenn die Ehrenamtliche kam, so befühlte Frau Sch., die nicht mehr sprach, manchmal deren Kleidung. Durch den bekannten Hintergrund konnte sie dies einordnen und brachte einmal verschiedene Stoffe zum Fühlen mit. Ist z. B. bekannt, dass ein Mensch gläubig ist, kann das Singen oder Summen eines bekannten Kirchenliedes angebracht sein oder auch das Sprechen eines Gebets. So wurde die Bewohnerin eines Pflegeheims während der Anwesenheit der Begleiterin einmal sehr unruhig, machte fahrige Bewegungen mit den Händen. Die Hospizmitarbeiterin führte, einem Impuls folgend, die Hände der Kranken behutsam zusammen und begann, ein Vaterunser zu sprechen. Sie spürte, das ist jetzt das Richtige. Die alte Dame wurde ganz ruhig, die Atmung wurde tiefer, als habe sie genau darauf gewartet. Am nächsten Tag kam der Anruf, dass die alte Dame verstorben ist.
Eine Mitarbeiterin begleitete die demente Frau R. Aus deren Biografie war ihre Liebe zu Musik bekannt. Eine Mitarbeiterin des Heims besorgte einen CD-Player und CDs. An der Reaktion auf die Musik war klar zu merken, dass es Walzermusik war, die die Kranke gerne hörte. Bei ihrem letzten Besuch vor dem Tod von Frau R. legte die Begleiterin eine CD mit Strauss-Walzern ein. Frau R. ergriff die Hände der Begleiterin und machte dirigierende Bewegungen. Die Begleiterin sprach über Musik und Tanz, Frau R. machte einen entspannten und zufriedenen Eindruck.

Letztendlich geht es uns hier wie bei jeder anderen Begleitung um das Vermitteln von menschlicher Nähe, darum, dem anderen das Gefühl zu geben, nicht allein gelassen zu sein. In der Begleitung von demenziell erkrankten Menschen ist es ganz besonders wichtig für uns, Signale wahrzunehmen, auf die Körperhaltung, die Atmung, den Gesichtsausdruck zu achten und aufmerksam zu sein auch für kleinste Bewegungen und Regungen. Eine ehrenamtliche Mitarbeiterin begleitete eine Bewohnerin, von der es hieß „sie spricht nicht mehr". Zum Erstaunen der Pflegekräfte und Angehörigen reagierte sie auf einfach formulierte, mit „ja" oder „nein" zu beantwortende Fragen der Hospizmitarbeiterin aber sehr wohl, wenn man ihr nur genug Zeit zum Antworten ließ. „Ich versuche immer zu vermitteln, dass ich die Welt des Kranken akzeptiere, so wie sie für ihn in dem Moment ist", so eine ehrenamtliche Mitarbeiterin. „Dazu ist es für mich sehr wichtig zu erfahren, wie hat dieser Mensch gelebt, was war und ist ihm wichtig."

Mein Eindruck als Koordinatorin ist, dass viele ehrenamtliche Mitarbeiterinnen durch ihre Sensibilität, gemachte Erfahrungen und nicht zuletzt Fortbildungen, die immer einen großen Anteil an Selbsterfahrung enthalten, zu einer einfühlsamen Begleitung in der Lage sind. Ein in den Fortbildungen immer wieder angesprochenes Thema sind „Berührungen", sind wir als „Hospizler" doch in dieser Hinsicht normalerweise vorsichtig und zurückhaltend, achten sehr auf Signale, ob und wie Berührungen erwünscht sind. In der Begleitung von fortgeschritten demenzkranken Menschen, die der Inhalt des Gesprochenen nicht mehr erreicht, bleibt manchmal nur die Berührung, um zu sagen: Ich bin da. In den Fortbildungen haben manche Referenten uns ermutigt, auch durch „Versuch und Irrtum" herauszufinden, was der demente Mensch mag, verschiedene Formen der Kontaktaufnahme behutsam auszuprobieren. Dabei ist zu berücksichtigen, dass gerade Menschen mit Demenz Berührungen oft sehr intensiv wahrnehmen. Eine Hospizmitarbeiterin fasste ihr Anliegen mit den Worten zusammen: „Ich möchte Geborgenheit vermitteln, möchte den anderen spüren lassen ‚ich bin gemeint und werde ernst genommen'". Eine andere ergänzt: „Und wir müssen dabei nicht perfekt sein."

6 Qualifizierung und Begleitung der Begleiter

6.1 Qualifizierung von Ehrenamtlichen – Ermächtigung bewegt

Ida Lamp

Die moderne Hospizbewegung konnte zeigen, dass sich Menschen nicht von Qualifizierungsmaßnahmen von einem Engagement abhalten lassen. Im Gegenteil: Die angebotene Auseinandersetzung mit Sterben, Tod und Trauer als Lebensprozessen, die uns alle betreffen, wird seit vielen Jahren von einer gleichbleibend hohen Zahl von Menschen als Chance wahrgenommen: zu persönlichem Wachstum, zur Vorbereitung auf eigene Lebenssituationen mit Angehörigen und Freunden und dann auch als Qualifizierung für die Begleitung Sterbender und ihrer Angehörigen. Die Kurse der Hospizbewegung dienen denn auch häufig von vorneherein nicht ausschließlich der Vorbereitung auf ehrenamtliches Engagement, sondern sie wollen eine Ermächtigung von Menschen sein, die existenzielle Grundsituation von Krankheit und Hinfälligkeit aus der Okkupation der Professionen heraus wieder in die eigenen Hände zu nehmen. Zusammenarbeit mit den Professionen ist gefragt, aber eben auch Veränderungen der Institutionen und v. a. solidarisches Miteinander. „Hospiz ist kein Ort, sondern eine Haltung" und „Sterben ist keine Krankheit" sind bis heute Slogan, die das Sterben aus den institutionellen Ghettos und der Medikalisierung und Technisierung wieder hinein ins mitmenschliche Miteinander holen wollen.

In der Hospizbewegung waren Menschen mit Demenz bislang nicht im Fokus. Sie widmete sich v. a. den Notwendigkeiten der medizinisch-pflegerischen Versorgung und der spirituellen wie sozialen Begleitung von Menschen mit Krebserkrankungen und speziellen Krankheitsbildern wie z. B. ALS. Erst jetzt kommen zunehmend alte Menschen und Menschen mit Demenz in den Blick, deren Lebenszeit deutlich begrenzt ist.

Für die Qualifizierungskurse bedeutet das, Fragen des Altwerdens und Alterserkrankungen aufzunehmen, sich mit Hirnabbauprozessen und ihren Folgen für die Begleitung zu befassen, stärker institutionelle Gegebenheiten zu reflektieren und anderes mehr. Auch die persönlichen Betroffenheiten und die Ängste der Kursteilnehmer sind anders als bei den bisherigen Kursen einzuschätzen.

Die klassischen Ehrenamtlichen in der Altenhilfe sind oftmals nicht offen für Qualifizierungsmaßnahmen und Sterbebegleitung. Es müssen neue Wege der Werbung fürs Ehrenamt beschritten werden. Zudem müssen vielfach erst einmal die Mitarbeiter auf das Engagement von Ehrenamtlichen vorbereitet werden.

Im Moment wird von vielen Menschen an vielen Orten und in unterschiedlichen Kontexten über Qualifizierung von Ehrenamtlichen in der Begleitung sterbender Menschen mit Demenz nachgedacht. Ein kleines Blitzlicht auf solche Bemühungen mag eine Anregung sein zum Weiterdenken und Ausprobieren.

Kompetent für Ehrenamt und Alter (KEA) – eine Basisqualifikation für Ehrenamtliche in stationären Einrichtungen

Das Altenheim Reginenhaus in Hamm-Rhynern ist getragen von der katholischen Kirchengemeinde und hat durch die Anbindung an die Kirchengemeinde schon von seinen Anfängen an mit Ehrenamtlichen gearbeitet. Die Frauen und Männer, die sich dort engagierten, haben den gesellschaftlichen Wandel wahrgenommen: Längst nicht mehr alle Bewohner gehören einer der großen christlichen Kirchen an. Immer häufiger sind sie an Demenz erkrankt. Und diejenigen, die im Reginenhaus einziehen, tun das immer später, sind entsprechend stärker pflegebedürftig und leben viel kürzere Zeitspannen im Altenheim. Das verändert die Bereitschaft, sich zu engagieren. Wenn die schon Tätigen andere aus der Gemeinde zur Mitarbeit gewinnen wollen, hören sie immer häufiger: „Das traue ich mir nicht zu. Mit dem kann man ja gar nicht reden. Was soll ich denn da?" Aus diesen und ähnlichen Erfahrungen heraus entstand sowohl im Hinblick auf das eigene Engagement als auch hinsichtlich der Gewinnung neuer Ehrenamtlicher bei den Ehrenamtlichen selbst und bei den hauptamtlich für die Ehrenamtsarbeit Zuständigen die Idee, sich um gezieltere Schulung und Begleitung der Ehrenamtlichen zu bemühen. Der Ehrenamtsvorstand im Reginenhaus – das ist die Selbstvertretung der Ehrenamtsbereiche – und die Heimleitung konnten gemeinsam mit dem Träger die Stiftung Wohlfahrtspflege NRW für ein Modellprojekt gewinnen, das der Strukturierung der Ehrenamtsarbeit und Gewinnung neuer Ehrenamtlicher einerseits und der gezielten Schulung aller Ehrenamtlichen sowie der Ausbildung von Ehrenamtskoordinatoren andererseits dienen sollte. Im Rahmen des Modellprojektes „Kompetent für Ehrenamt und Alter" wurden verschiedene Schulungen entwickelt. Eingeflossen ist die Erkenntnis, dass sich Menschen engagieren, um sich auf das eigene Altwerden vorzubereiten oder um Kompetenzen für den Umgang mit alten Eltern zu gewinnen. KEA ist eine Basisqualifikation für Ehrenamtliche (und pflegende Angehörige) in stationären Einrichtungen. Mit den Teilnehmenden werden die Rahmenbedingungen ihres Engagements in einer Einrichtung der Altenhilfe grundsätzlich reflektiert – unabhängig davon, ob der Prozess der Strukturierung, also die Schaffung von förderlichen Rahmenbedingungen in einer Einrichtung – bereits geleistet wurde. Die persönliche Auseinandersetzung mit eigenen Gefühlen und Gedanken zum Thema Altwerden bzw. Altenheim haben in der Schulung ihren Raum. Hinzu kommen informative Einheiten zur Demenzerkrankung und zum fördernden, würdevollen Umgang mit Erkrankten. Die Schulung umfasst etwas mehr als 30 Stunden und entspricht also den länderrechtlichen Anforderungen zur Etablierung niedrigschwelliger Angebote für Demenzerkrankte. Sie kann bedarfsgerecht an in einer Einrichtung vorhandene Verhältnisse angepasst werden, indem z. B. auf Themen wie Wanderungstendenzen von Menschen mit Demenz oder Verschwiegenheit als Selbstverpflichtung ehrenamtlich Engagierter eingegangen wird.

KEA soll auf die Dauer von fürs Ehrenamt Zuständigen in der eigenen Einrichtung durchgeführt werden. Dazu befähigt eine Schulung für Ehrenamtskoordinator/innen konTAKTil, die dem Aufbau von Ehrenamtsarbeit in der stationären Altenhilfe dient, wo noch keine Ehrenamtsarbeit etabliert ist.

Menschen, die sich für die Begleitung sterbender demenzkranker Menschen engagieren wollen, durchlaufen eine dreistufige Fortbildung. In Ergänzung der Basisschulung KEA beschäftigen sie sich mit folgenden Themen:

- Basiskurs Sterbebegleitung.
- Knotenpunkte meines eigenen Lebens, Erfahrungen mit Krankheit und Sterben in der eigenen Biografie.

- Zum Tod führende Alterserkrankungen.
- Der Sterbeprozess – was geschieht eigentlich, wenn jemand stirbt?
- Palliative Care: Schmerztherapie und Symptomkontrolle (fokussiert auf Schmerzerleben Demenzkranker; nonverbale Schmerzäußerung; Hilfsmittel der Schmerzermittlung).
- In Würde sterben – Sterbehilfe und Sterbebegleitung.
- Ehrenamtliche und Hauptamtliche im Gespräch: Wo brauchen wir uns? Was brauchen wir voneinander?
- Patientenverfügung und Vorsorgevollmacht.
- Umgang mit dem Leichnam, Bestattung, neues Bestattungsrecht.
- Basale Stimulation – Schnupperkurs.
- Integrative Validation – wertschätzender Umgang.

Grundkurs Sterbebegleitung
- Familiensysteme und ihre Dynamiken/Generationenproblematik.
- Mundpflege bei Sterbenden.
- Ernährung/PEG – Hunger und Durst im Sterbeprozess.
- Hospiz und Palliativstation (Tagesbesuch).
- Musik in der Begleitung Sterbender.
- Vertiefung von Aspekten der Basisschulung (Wahrnehmung).
- Freiheitsentziehende Maßnahmen.

Aufbaukurs Sterbebegleitung
- Basale Stimulation – Grundkurs.
- Ethische Fallbesprechung.
- Umgang mit Angehörigen.
- Psychohygiene der Helfenden.
- Trauer und Trauerbewältigung.
- Vertiefung von Aspekten der bisherigen Schulung.

Sterbebegleitung für Menschen mit Demenz

Neben den bewährten Hospizmodellen, die allesamt der Begleitung von Menschen mit Demenz keine besondere Aufmerksamkeit schenken (dargestellt z. B. in Lamp 2001), sind in den vergangenen Jahren zwei Schulungsmodelle veröffentlicht worden, die speziell Menschen mit Demenz in den Fokus rücken. Das ist zum einen „Mit-Gefühlt", herausgegeben von der Bundesarbeitsgemeinschaft Hospiz (BAG, heute: Deutscher Hospiz- und PalliativVerband e. V. – DHPV) zusammen mit der Deutschen Alzheimer Gesellschaft und dem Institut für Integrative Validation; zum anderen „AnSehen. Fortbildung zur Begleitung dementiell Erkrankter am Lebensende", das aus einem Gemeinschaftsprojekt des evangelischen Erwachsenenbildungswerk Nordrhein und dem Diakonischen Werk der Evangelischen Kirche im Rheinland (Projekt „AnSehen" ab 2004) hervorgegangen ist und 2006 veröffentlicht wurde.

Zielgruppe von „Mit-Gefühlt" sind Hospizhelferinnen und -helfer sowie ehrenamtlich und hauptamtlich in der Hospizarbeit Tätige. Die Schulung basiert auf den hospizlichen Befähigungskursen (120 Stunden) für Ehrenamtliche und umfasst zusätzliche 32 Lerneinheiten á 45 Minuten in 10 Modulen, die Demenztheorie und Umgang mit Demenzerkrankten behandeln. Spezifische Fragen des Sterbens von Menschen mit Demenz werden nicht eigens thematisiert.

„AnSehen" benennt als Zielgruppen pflegende und betreuende Angehörige, ehrenamtliche Mitarbeitende in niedrigschwelligen Betreuungsdiensten und Hospizgruppen sowie stationäre Einrichtungen der Altenhilfe. Es handelt sich um eine 45-Stunden-Schulung, die erlebnisorientiert und nicht kognitiv, edukativ ausgerichtet ist. „AnSehen" will das Thema ins Schwingen bringen und ein Beitrag zur Persönlichkeitsentwicklung der Begleitenden sein; dabei hat es einen deutlichen Fokus aufs Thema Sterben von Menschen mit Demenz.

Bei allen Qualifizierungsmaßnahmen muss es darum gehen, die dementen Bewohner oder Patienten in ihrem Handeln besser verstehen und als ehrenamtlich Engagierte dem Stand ihrer Erkrankung nach einfühlsam, sorgsam und hilfreich für sie da sein zu können. Dazu gehört neben einem Sich-Öffnen für das Thema Sterben fundiertes Wissen über Demenzerkrankungen und ihre Verläufe, über basale Zugänge zu Menschen, deren verbale Kommunikation sich reduziert und verloren geht und Kenntnisse über Sterben und Trauer. Dazu gehört aber auch eine Reflexion der Angehörigensituation, um ihnen hilfreich sein zu können. Im Mittelpunkt von Qualifizierungsmaßnahmen sollte daneben aber auch stehen, wie Engagierte ihre Erlebnisse besser verarbeiten und einordnen können. Und es braucht ein sicheres inneres Wissen darüber, wann ich als Ehrenamtliche auf jeden Fall Hilfe und Rat von Fachleuten (der zuständigen Koordinatorin oder auch der diensthabenden bzw. zuständigen Pflegekräfte) nutzen sollte und welche Ereignisse auf jeden Fall mit den Pflegenden kommuniziert und ausgetauscht werden müssen. Solche systemischen Zusammenhänge sind für Qualifizierungsmaßnahmen nicht wegzudenken, um der hochkomplexen Versorgungs- und Belastungssituation gerecht zu werden.

Auf jeden Fall kann qualifiziertes Ehrenamt die Versorgungssituation von Menschen mit Demenz – insbesondere in der letzten Lebensphase – entscheidend verbessern. Dazu gehört dann selbstverständlich auch, den ehrenamtlich Engagierten regelmäßig vertiefende und weiterführende Fortbildungsmaßnahmen anzubieten und die Praxis mit Entlastungs- und Reflexionsangeboten zu begleiten.

Literatur

AG KEA (2007): Ehrenamtsmappe Sterbebegleitung – Hamm-Rhynern: Selbstverlag
Altenheim Reginenhaus Rhynern (Hrsg.) (2007): Zufriedenheit und Ehrenamt – zwei, die sich brauchen. Hamm: Selbstverlag
Bundesarbeitsgemeinschaft Hospiz (Hg.) (2004): Mit-Gefühlt. Curriculum zur Begleitung Demenzkranker in ihrer letzten Lebensphase. Wuppertal: Der Hospiz-Verlag
Evangelisches Erwachsenenbildungswerk Nordrhein e. V. (2004): Die Begleitung von demenzerkrankten Menschen in ihrer letzten Lebensphase. Düsseldorf http://www.zentrum.evangelische-seniorenarbeit.de/pdf/broschuere.pdf (Zugriff am 22.06.2009)
Hartmann, C. (2006): AnSehen. Fortbildung für haupt- und ehrenamtliche Mitarbeiterinnen und Mitarbeiter zur Begleitung von demenzerkrankten Menschen in ihrer letzten Lebensphase. Düsseldorf. Bestellbar für 19,50 € bei: EEB Nordrhein, Graf-Recke-Str. 209, 40237 Düsseldorf; http://www.ekir.de/eeb-nordrhein/index_eeb_nordrhein.html (Zugriff am 23.06.2009)

Die Hospizkurse – das sogenannte Hochdahler und das Celler Modell – sind von Christoph Drolshagen kurzgefasst dargestellt in: Lamp, I. (Hrsg.) (2001): Hospizarbeit konkret. Gütersloh: Gütersloher Verlagshaus, S. 96–102.
Das Celler Modell liegt in einer eigenen Veröffentlichung vor: Ebert, A./Godzik, P. (2004): Verlass mich nicht, wenn ich schwach werde, EBV 1993. Es wurde neu aufgelegt:
Schölper, E. (Hrsg.) (2004): Sterbende begleiten lernen. Das Celler Modell zur Vorbereitung Ehrenamtlicher in der Sterbebegleitung, Gütersloh: Gütersloher Verlagshaus. (Kritisiert von Godzik: http://www.pkgodzik.de/Kritik%20am%20neuen%20Celler%20Modell.htm (Zugriff am 22.06.2009)

6.2 Palliative Praxis – Curriculum Palliative Praxis der Robert Bosch Stiftung

Hubert Jocham

In Deutschland hat Palliative Care in den vergangenen Jahren stärker Fuß gefasst, gehört aber noch nicht zum Standard-Handlungsrepertoire in der Alten- und Krankenpflege. Sowohl bei Ärzten wie auch im Pflegebereich herrscht nach wie vor Unsicherheit darüber, welche Vorgehensweisen sinnvoll, effektiv und erlaubt sind. In besonderem Maße gilt dies für Pflegekräfte und Hilfskräfte in der ambulanten und stationären Altenpflege. Wegen der eher geringen Kenntnisse kommt es häufig zu einem Ausweichen vor Verantwortung.

Bei der hier vorgestellten Qualifizierungsmaßnahme kommt es daher darauf an, nicht nur Kenntnisse und Fähigkeiten auf dem Gebiet der Palliativpflege zu vermitteln, sondern auch die Selbstständigkeit und Selbstverantwortung der Teilnehmerinnen und Teilnehmer (TN) zu erhöhen, sie aus der Opferrolle herauszuholen und zum aktiven Handeln zu ermutigen. Palliative Care ist in vielen europäischen Ländern noch hauptsächlich auf Menschen mit einer Tumorerkrankung konzentriert. Zunehmend öffnen sich Anbieter palliativer Kompetenz auch kranken Menschen am Ende des Lebens mit anderen Krankheitsbildern (ALS, MS, Demenz, COPD, Mukoviszidose etc.).

In Altenpflegeeinrichtungen, in der häuslichen Pflege und im Akutkrankenhaus kommt betroffenen Menschen kaum palliative Hilfe zugute. Noch verfügt erst ein kleiner Teil der Betreuenden in diesem Bereich über spezielle Kenntnisse der Palliativen Betreuung. Palliative Care ist noch allzu häufig auf die Anwendung durch Spezialisten angewiesen. Ganz besonders Demenzerkrankte stellen die Betreuer im ambulanten und stationären Bereich gerade in der letzten Phase des Lebens vor besondere Herausforderungen, da sie ihre Beschwerden und Bedürfnisse häufig nicht in einer Art äußern, die immer direkt verstanden wird. Speziell für diese wachsende Gruppe, die mittlerweile über die Hälfte der Bewohnerschaft von stationären Altenpflegeeinrichtungen ausmacht, hat die Robert Bosch Stiftung mit Unterstützung einer interdiziplinären und multiprofessionellen Expertengruppe von 2004 bis 2006 ein niederschwelliges, auf die palliative Praxis in der Begleitung alter Menschen ausgerichtetes Curriculum erarbeitet.

6.2.1 Ziele des Curriculums

- Aneignung von Basiskenntnissen bei möglichst vielen Mitarbeitern, auch bei jenen, die ohne Fachqualifizierung in der Pflege arbeiten,
- Schwerpunkt auf der Begleitung von demenziell erkrankten Menschen,
- offen für Pflegende, Ärzte und Interessierte anderer Berufsgruppen,
- Förderung des handlungs- und praxisorientierten Lernens anhand einer Fallgeschichte (Storyline-Methode),
- Berücksichtigung der begrenzten zeitlichen und finanziellen Ressourcen in der ambulanten und stationären Altenpflege durch einen Umfang von nur 40 Stunden,
- Unterstützung der Moderatoren durch ausgewählte Arbeitshilfen und Moderatorenschulung (train the trainer).

Ein Curriculum lebt von der methodischen Gestaltung und Umsetzung in die Praxis. Handlungsorientierte Methoden und ein Methodenmix wurden angestrebt, um den unterschiedlichen Zugangsweisen und Vorkenntnissen ebenso gerecht zu werden wie den individuell bevorzugten Wahrnehmungskanälen. Besonders geeignet erwies sich hierfür der Storyline-Ansatz, der ursprünglich für den schulischen Unterricht entwickelt wurde, mittlerweile aber zunehmend auch in der Erwachsenenbildung Anwendung findet.

Das Seminar folgt einer Geschichte, einer Story (siehe Abb. 9 u. 10). Sie liefert den roten Faden – eine durchgängige Linie für die gesamte 40-stündige Fortbildung. Jede Episode hat einen besonderen Schwerpunkt, und jeder Arbeitsschritt wird durch Schlüsselfragen eingeleitet und setzt somit die Aktivitäten der Teilnehmer in Gang. Das Auseinandersetzen mit diesen Fragen und das Suche nach Lösungsansätzen – begleitet und stimuliert durch den ausgebildeten Moderator – ist der eigentliche Lernerfolg. Die TN selbst gestalten Schritt für Schritt diese Geschichte einer Bewohnerin aus deren Pflegealltag.

6.2.2 Inhalte der Schulung

- Begriffsdefinitionen,
- Pflegeanamnese,
- Bedeutung der Biografie,
- Pflege- und Therapieplan in der Palliativbetreuung,
- Palliativbetreuung bei demenzieller Erkrankung,
- Schmerzerleben und Schmerzmanagement,
- interprofessionelle Zusammenarbeit,
- Kontrolle quälender Symptome,
- Patientenwille und Fürsorglichkeit,
- ethische Fallbesprechungen,
- Sterbewünsche,
- Therapie, Pflege und Begleitung in der Sterbephase,
- Krisenintervention,
- Tun und Lassen,
- Abschied und Trauer,
- Evaluation.

6.2.3 Methodische Prinzipien

Eigenaktivität

Da es nicht nur um Kenntnisse, sondern v. a. um Fähigkeiten, Einstellungen und Haltungen geht, muss besonders auf das Handeln der TN geachtet werden. Eine veränderte Haltung zieht oft ein verändertes Verhalten nach sich. Durch reines Verhaltenstraining dagegen werden die dem Verhalten zu Grunde liegenden Haltungen meistens nicht berührt, sodass solche Trainings schnell zu verpuffen drohen. Es kommt also darauf an, die TN immer wieder in Situationen zu bringen, in denen sie selbst handeln müssen oder Handlungen vorschlagen und begründen.

Verbindung von kognitiven und affektiven Lernzielen

Es geht nicht nur um den Erwerb von kognitivem Wissen, sondern auch um affektive Lernziele wie Werthaltungen (z. B. zu betrieblichen Anforderungen), zwischenmenschliche Fähigkeiten (z. B. Empathie) oder die Äußerung von Gefühlen (Spaß am Erfolg, Umgang mit Angst, Trauer, Ärger).

Lebenswelt- und Erfahrungsorientierung

Die TN müssen sich mit den Erfahrungen aus ihrer spezifischen Lebens- und Arbeitswelt einbringen können.

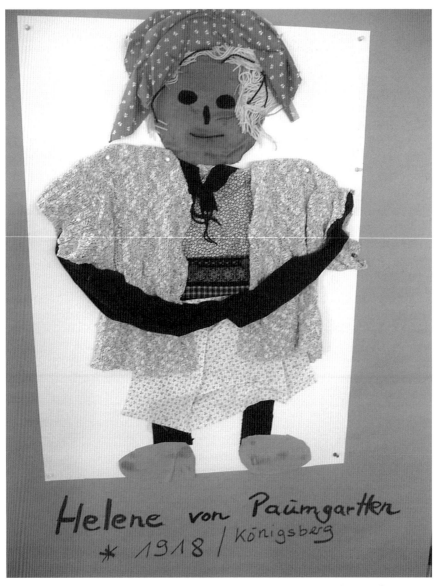

Abb. 9: Virtuelle Bewohnerin, um die sich das Seminar zur Story-Line-Methode aufbaut
(Foto: H. Jocham)

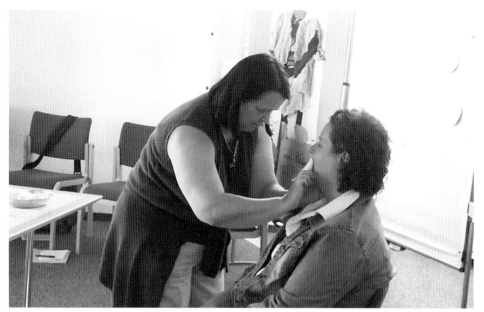

Abb. 10: Seminarteilnehmer führen aneinander praktische Übungen durch (Mundpflege)
(Foto: H. Jocham)

Methodenmix

Aus motivatorischen Gründen sollten die Methoden häufig abgewechselt werden, zum einen, um den unterschiedlichen Lerntypen entgegenzukommen, zum anderen, um Langeweile und Routine zu vermeiden. Auch die Sozialformen (Gruppenarbeit, Einzelarbeit, Plenum, Partnerarbeit) sollten häufig wechseln, damit die TN Kooperationsbereitschaft und Kommunikationsfähigkeit üben.

Berücksichtigung verschiedener Lernkanäle

Viele Menschen nehmen am besten über den visuellen Lernkanal auf, andere kinästhetisch über das Anfassen (nicht zufällig sprechen wir vom „Begreifen").
Einige wenige bevorzugen den auditiven Kanal. Ein Curriculum sollte nicht einzelne Lernkanäle bevorzugen, sondern sie möglichst häufig kombinieren, um das aktive Lernen zu erleichtern.

Visualisierung

Input der Lehrenden, aber auch Ergebnisse von Diskussionen und Lernresultate der TN sollten – wenn irgend möglich – für alle Beteiligten visualisiert werden. Es wird damit nicht nur ein weiterer Lernkanal neben dem Hören angesprochen, sondern es werden gleichzeitig Ergebnisse für alle sichtbar festgehalten, auf die wieder zurückgegriffen werden kann. Es sollten verschiedene Medien eingesetzt werden, beispielsweise:
- Flip-Chart,
- Moderationskarten,
- Zeichnungen,

- Statistiken,
- Folien,
- Videosequenzen usw.

Auch die soziografische Aufstellung der TN zu bestimmten Fragestellungen im Raum ist eine Form der Visualisierung. Das Visualisieren hat insbesondere den Vorteil, dass es objektiver ist als die gesprochene Sprache, die immer eine Vielzahl von Interpretationen zulässt. Die intersubjektive Verständigung über visualisierte Inhalte fällt dagegen leichter, weil man sich oft einfacher darauf einigen kann, was visuell dargestellt ist.

TN-Orientierung

Die TN müssen als „Problemeigner" und als Spezialisten für ihre berufliche Situation ernst genommen werden. Der Unterricht muss durch Offenheit, Respekt und eine Atmosphäre der Ermutigung gekennzeichnet sein.

Feedbackkultur

Die Lernziele des Curriculums stellen an die Lernenden hohe Anforderungen. Gelegentlich wird die Korrektur von Verhaltensweisen notwendig sein. Klarheit, Offenheit, aber auch Einfühlsamkeit der Rückmeldung – insbesondere über die „blinden Flecke" des Feedbacknehmers – sind daher förderliche Voraussetzungen für einen dauerhaften Lernerfolg.

Beurteilung

Alle Lernergebnisse sollen von den TN selbst und/oder den Moderatoren bewertet werden. Ggf. sind auch seitens der Moderatoren Gespräche über Motivation, Beteiligung oder Lernfortschritte zu führen. Im Sinne einer offenen Feedbackkultur sollten auch die TN den Moderatoren Feedback geben und die Qualifizierung bewerten, z. B. durch ein Abschlussblitzlicht oder eine strukturierte Punkteabfrage.

Narratives Unterrichtskonzept

Im Hinblick auf
- die begrenzte Zeit,
- die berufliche Situation der TN,
- die Notwendigkeit der Verbindung von Kenntnissen, Fertigkeiten und Haltungen,
- die Berücksichtigung physischer, psychischer, spiritueller und sozialer Aspekte
und die o. a. didaktisch-methodischen Prinzipien, hat die Expertengruppe sich für ein Kurskonzept entschieden, das einen konkreten Fall in den Mittelpunkt stellt. An diesem Beispiel sollen sich die TN die Inhalte und Lernziele erarbeiten. Es ist die Geschichte einer alten Frau, die ins Pflegeheim kommt und palliativer Betreuung bedarf.
Indem die TN diese Geschichte selbst weiter ausgestalten, machen sie sich den Fall zu eigen und sind kognitiv und affektiv stärker engagiert als bei wechselnden – von außen vorgegebenen – Fallstudien. Die Inhalte folgen also in gewisser Weise einer Geschichte (story). Dieses methodische Vorgehen hat in den letzten Jahren in Schule und Weiterbildung zunehmend an Bedeutung gewonnen. Auch Unternehmensberater arbeiten in jüngster Zeit häufiger mit narrativen Ansätzen. Einige Gründe dafür:

- Geschichten kommen unserem Auffassungsvermögen entgegen. Nicht zufällig waren sie die ersten Formen der Überlieferung von Wissen.
- Geschichten strukturieren Information unabhängig von Fächergrenzen, d. h. sie erleichtern den Zugang zu schwierigen Themen, die mehrere Wissensgebiete umfassen.
- Geschichten wecken und erhalten das Interesse an einem Thema. Sie sind sehr gut geeignet, die Emotionen von Menschen zu lenken. Computerspiele und Film machen sich diese Faszination zunutze.
- Geschichten prägen sich besser als nicht zusammenhängende Informationen ins Gedächtnis ein. Vor allem aber erkennen die TN im Inhalt eines Unterrichts, der einer Geschichte folgt, einen Sinn. Eine Geschichte braucht Personal. Wenn die Lernenden sich diese Personen konkret vorstellen können, entsteht eine emotionale Beteiligung. Am stärksten wird dieses Engagement, wenn die Personen nicht vorgegeben, sondern gemeinsam „zum Leben erweckt" werden. Was die TN im Unterricht tun oder unterlassen, hat Auswirkungen auf den Fortgang der Geschichte. Durch diese Einbeziehung der TN ist ein narrativer Ansatz in hohem Maße motivierend. Dies gilt besonders bei der ins Auge gefassten Zielgruppe, die eher nicht lerngewohnt ist, sodass nicht auf erfahrene Selbstlerner gebaut werden kann.

Der Unterricht nach diesem Paradigma läuft im Wesentlichen nach folgendem Schema ab: Zu Beginn wird den Teilnehmern der Anfang einer Geschichte vorgestellt.
Dann stellen die Moderatoren so genannte „Schlüsselfragen". Dies sind keine Wissensfragen, sondern Fragen, die Vorkenntnisse, Ideen oder Vermutungen der Teilnehmer aktivieren. Typische Frageformen sind etwa: „Was würde Ihrer Meinung nach passieren, wenn...?" „Was würden Sie in dieser Situation tun?" usw. Die TN sind also mit ihrer Expertise oder ihren Hypothesen gefordert. Häufig wird vorgeschlagen, zur Beantwortung der Schlüsselfragen Aktivitäten zu entwickeln, die über Zuhören und Diskutieren hinausgehen, z. B. das Erstellen einer Liste von Behandlungsmöglichkeiten, das Zeichnen eines Grundrisses, das Entwerfen eines Dienstplans, das Formulieren von Fragen zur Schmerzdiagnose, das Durchführen eines Rollenspiels usw. Die Antworten auf die Schlüsselfragen werden nicht daran gemessen, ob sie genau einen bestimmten Wissensstand wiedergeben, der zuvor referiert wurde. Die von den TN erarbeiteten Antworten werden vielmehr daraufhin beurteilt, ob sie in der narrativ beschriebenen Situation plausibel sind. Es geht nicht um richtig oder falsch, sondern um Angemessenheit, um das selbstständige Entwickeln von passenden Handlungsoptionen. Erst wenn die TN ihre Erfahrungen und Vorschläge eingebracht haben, werden von den Moderatoren jene Sachverhalte und Zusammenhänge benannt, die für das Erwerben der angestrebten Kompetenzen unverzichtbar sind. Die TN können also die für sie ggf. neuen Informationen in den von ihnen selbst konstruierten Sinnzusammenhang einfügen und entwickeln daher ein tieferes Verständnis, als wenn sie präsentierte Informationen auf Abfrage hin erneut abspulen.
Das Curriculum verzichtet also absichtlich auf die traditionellen Vermittlungsformen, sondern schafft eine Lernumgebung, die sich mit dem narrativen Vorgehen den Lernenden leicht erschließt und die Interaktion der Lernenden fordert:

- Es gibt Phasen, in denen projekthaft gearbeitet wird, z. B. wenn die Belegschaft einer Pflegestation gemeinsam plant, wie der Abschied von einem gestorbenen Patienten in Zukunft gestaltet werden soll.
- Es werden viele Situationen simuliert, z. B. die Erhebung von Art und Stärke der Schmerzen bei dementen Patienten.
- Es werden Rollenspiele eingesetzt, z. B.: Wie spreche ich mit einem Arzt?

- Die TN werden einbezogen in Planung und Organisation des Lernprozesses. Sie werden ermutigt, eigene Erfahrungen einzubringen.
- Die TN haben immer wieder Gelegenheit, nach dem Grundsatz „Lernen durch Lehren" ihre Erkenntnisse an andere TN weiterzugeben.

Zusammenfassend bleibt festzuhalten, dass das Curriculum nicht nur aus einer Ansammlung von Unterrichtsstoff besteht, sondern zugleich die Methoden einer aktiven Aneignung dieser Inhalte umfasst.

Exemplarisch wird im Folgenden ein Themenkomplex aus dem Curriculum vorgestellt:

6.2.4 Krisenintervention

In der palliativen Praxis sind aktuelle lebensbedrohliche Krisen und Notfälle meist mit schwierigen und problematischen Entscheidungsnotständen verbunden, da sich das Behandlungsziel meist nicht mehr um eine Lebensverlängerung, sondern auf eine möglichst sorgfältige und konsequente Linderung von Beschwerden verlagert. Krisen und Notfallsituationen können Scheidewege auf dem letzten Lebensweg sein. Von den einen wird ein lebensbedrohender Notfall als willkommenes Ereignis empfunden, welches unter Umständen ein längeres Leiden beendet. Anderseits bestehen bei ausreichender Symptomkontrolle häufig ein unübersehbarer Lebenswunsch und eine befriedigende Lebensqualität. Eine besondere Situation ergibt sich dann, wenn die Akzeptanz des Patienten noch nicht erreicht, die Trauerarbeit von ihm und seiner Familie noch nicht geleistet und vielleicht auch das Abschiednehmen und das Bearbeiten letzter Lebenskonflikte noch nicht abgeschlossen ist. Angehörige berichten immer wieder, dass sie gerade in den letzten Stunden am Sterbebett mit Patienten ins reine gekommen sind, und dass durch die Abarbeitung von noch unbewältigten Konflikten teilweise Schuldgefühle abgebaut und ein innerer Frieden gewonnen werden konnte. In derartigen Fällen kann eine Behandlung und Beherrschung akuter lebensbedrohender Notfallsituationen von großem Gewinn sein. Große Erleichterung tritt ein in einer Krisensituation, wenn früher schon über solche Situation gesprochen wurde und wenn der Patient seinen Willen schriftlich fixiert hat. Es gilt innerhalb des betreuenden Teams und mit den Angehörigen, das sinnvolle Ausmaß therapeutischer Interventionen abzuwägen und festzulegen. Es sollte stets eine sinnvolle Relation zwischen dem Aufwand und der Belastung durch die notfallmäßigen medizinischen und pflegerischen Interventionen und dem überhaupt erreichbaren Therapieerfolg bestehen, besonders dann, wenn es um die Entscheidung einer Krankenhauseinweisung geht. Besteht ein gemeinsamer Konsens, dass eine ungünstige Relation zwischen dem erreichbaren Ziel und den Belastungen und Nebenwirkungen der zur Verfügung stehenden Therapiemöglichkeiten besteht, so ist die Frage des Therapieverzichts unumgänglich. Sicher ist in jedem Fall die individuelle Situation des einzelnen Patienten zu berücksichtigen. Intensive weitere therapeutische Maßnahmen werden fragwürdig, wenn die Grunderkrankung keine weiteren sinnvollen therapeutischen Optionen zulässt. Grundsätzlich sollte bedacht werden, dass die Behandlung eines Notfalls bei einem terminalen Patienten erst die Entwicklung von anderen Komplikationen und Beschwerden ermöglicht. Nicht jeder Notfall muss daher behandelt werden. Für den Grenzbereich zwischen dem Machbaren und dem Sinnvollen lassen sich in der Palliativen Praxis weder Richtlinien festlegen noch Empfehlungen aussprechen. Nur der Patient selbst kann, bei klarem Bewusstsein und bei Kenntnis seiner Prognose, über die weitere Therapie entscheiden.

Mögliche Krisensituationen

- Einflussstauung,
- Stenose der Luftwege,
- Atemnot,
- Ergüsse,
- Querschnittsyndrom,
- Hyperkalzämie,
- Hypoglykämie,
- akute Blutungen,
- Aspiration,
- Gerinnungsstörungen,
- Infektionen und Sepsis,
- Obstruktion,
- stärkste Schmerzen.

Zielgruppen des Curriculums sind

- Pflegefachkräfte, die in stationären Einrichtungen der Alten- und Krankenpflege arbeiten oder in der ambulanten Alten- und Krankenpflege beschäftigt sind – ggf. auch als Selbstständige,
- Pflegehilfskräfte, darunter eine große Zahl von Personen mit geringer deutscher Sprachkompetenz,
- Pflegedienstleitungen,
- Niedergelassene Ärzte, die mit Altenpflegeeinrichtungen zusammenarbeiten.

Auch wenn die Bereitschaft von Ärzten, gemeinsam mit Altenpfleger/inne/n an einer Qualifizierungsmaßnahme teilzunehmen, zum jetzigen Zeitpunkt noch eher gering sein dürfte, hält die Expertengruppe es für notwendig und sinnvoll, sich mit dem Curriculum auch an Ärzte zu wenden. Damit wird zum einen der Tatsache Rechnung getragen, dass viele Ärzte noch keine Fortbildung auf dem Gebiet der Palliativmedizin besucht haben. Zum anderen dient der gemeinsame Besuch eines Kurses auch der Vertrauensbildung zwischen Ärzten und Pflegekräften, die bei der Betreuung von Schwerstkranken, Sterbenden, Dementen und Schmerzpatienten eng kooperieren müssen.

Zur Etablierung und Weiterentwicklung des Konzepts in der ambulanten und stationären Alten- und Krankenpflege hat die Robert Bosch Stiftung die Home Care Akademie in Langenargen mit der Organisation der Bundesgeschäftsstelle Palliative Praxis (www. palliative-praxis.de) beauftragt.

6.3 MeDeS – Menschen mit Demenz in weit fortgeschrittenen Stadien der Erkrankung Sorgsam betreuen. Beraten – Qualifizieren – Begleiten

Christina Kuhn, Anja Rutenkröger

Ausgangssituation

In der Versorgungsforschung sind Menschen mit Demenz in weit fortgeschrittenen Stadien der Erkrankung erst in den letzten Jahren in den Fokus gerückt. Diese Krankheitsphase ist geprägt von vielfältigen Veränderungen der körperlichen Funktionen, der Kognition und der funktionalen Verhaltenskompetenz, was zur Folge hat, dass neurologische Reflexe und Bewegungsfähigkeit abnehmen. Dieser Personenkreis stellt höchste Anforderungen an eine angemessene pflegerische Betreuung, und es verwundert kaum, wenn die Unzufriedenheit professionell Pflegender steigt, weil sie dieser Personengruppe nicht die nötige Zuwendung und Aufmerksamkeit im Pflegealltag entgegenbringen können. Wissenschaftliche Studienergebnisse der letzten Jahre belegen zudem ein Versorgungsdefizit, das v. a. die Mängel einer angemessenen Schmerzregulation (Volicer 2006) aufdeckt. Um diesen Defiziten zu begegnen, wird im englischsprachigen Ausland Palliative Pflege seit Mitte der 1990er-Jahre auch als Angebot für Menschen mit Demenz diskutiert.
Die vielfältigen Veränderungen (Beschreibungen der Symptome finden sich in anderen Beiträgen) dürfen jedoch nicht darüber hinwegtäuschen, dass diese Menschen weiterhin Personen bleiben, die sich mit eingeschränkten kognitiven Fähigkeiten und eingeschränkten verbalen und nonverbalen Kommunikationsmöglichkeiten sozial verhalten können.
Das Ziel eines palliativen Pflege- und Behandlungsansatzes ist es, Schmerzen und andere physiologische Symptome zu kontrollieren und dem Betroffenen, aber auch den Angehörigen gleichzeitig psychische, soziale und spirituelle Pflege und Unterstützung zukommen zu lassen (WHO 2002). Palliative Pflege stellt die Lebensqualität des Erkrankten und seiner Familie in den Mittelpunkt und kommt dann zum Einsatz, wenn kurative Behandlungsmöglichkeiten an ihre Grenzen stoßen. Eine palliative Pflege betont einen ganzheitlichen Ansatz, der eine interdisziplinäre Kooperation aller am Pflegeprozess beteiligten Professionen und der Angehörigen erfordert.

In ihren Zielsetzungen und Inhalten weist die Palliative Pflege sehr viele Parallelen zu dem Ansatz der personzentrierten Pflege von Menschen mit Demenz auf (Downs et al. 2006). Beide Ansätze stellen die gesamte Person mit ihren physischen, emotionalen, sozialen, aktivitätsbezogenen und spirituellen Bedürfnissen ins Zentrum. Ein wichtiger Impuls aus der personzentrierten Pflege ist es, der demenzerkrankten Person unabhängig vom Schweregrad ihrer Einschränkungen die Fähigkeit zuzugestehen, dass Kommunikation möglich ist. Dies betont den sozialen Aspekt und die Bedeutung von Interaktion im Pflegeprozess. Lebensqualität für diesen Personenkreis erfordert Anpassungen in der Umwelt und entsteht aus angemessenen Interaktionen zwischen Bewohnerinnen und Pflegenden, die im Sinne einer Sorgsamkeit, die Betreuung an den Bedürfnissen dieser Menschen orientieren.

Mitarbeiterkompetenz und eine interdisziplinäre Zusammenarbeit sind für beide Ansätze (Palliative Pflege und personzentrierte Pflege) grundlegend, und für eine kompetente

Palliativbetreuung ist eine fundierte und kontinuierliche Verhaltensbeobachtung Voraussetzung. Fünf Kernkompetenzen werden in der Begleitung von Menschen in weit fortgeschrittenen Stadien der Demenz hervorgehoben:

- körperliche Symptome erkennen und Symptomkontrolle einleiten,
- nonverbale Kommunikation beherrschen,
- emotionale und spirituelle Unterstützung anbieten,
- Gesprächskompetenzen mit Angehörigen und anderen Berufsgruppen einsetzen,
- komplementäre Maßnahmen anwenden (Boes 2007).

Der Qualifikation von Mitarbeiterinnen kommt in der Betreuung dieser Personengruppe eine große Bedeutung zu. Deshalb hat die Demenz Support Stuttgart gGmbH in Zusammenarbeit mit einem interdisziplinären Beraternetz (Thomas Herrmann, Gabriele Flebus, Barbara Klee-Reiter, Christine Seiz-Göser, Martin Schäfer, Angela Veser, Christina Wißmann) ein Qualifizierungskonzept entwickelt, das den Kurztitel „MeDeS – Beraten – Qualifizieren – Begleiten" trägt. Die Begleitung von Menschen mit Demenz in fortgeschrittenen Stadien der Erkrankung ist ein Schwerpunktthema in der wissenschaftliche Arbeit der Demenz Support Stuttgart. Sowohl durch die Auswertung der internationalen Literatur und die Veröffentlichung der Ergebnisse in der Online-Zeitschrift „DeSS orientiert" (www.demenz-support.de) als auch durch die Evaluation mehrerer „Pflegeoasen" konnte Wissen generiert werden, das in dieses Qualifizierungskonzept einfließt. Menschen mit Demenz in fortgeschrittenen Stadien der Erkrankung sorgsam zu betreuen, benötigt ergänzend zu einem fundierten Fachwissen auch ein Umsetzungskonzept, das im Rahmen der Qualifizierung begleitet und sichergestellt wird.

Ziele

MeDeS ist ein Beratungs-, Qualifizierungs- und Begleitungsangebot für ambulante, stationäre Pflegeeinrichtungen und alternative Wohnformen, das sich an den Bedürfnissen ihrer Organisation orientiert und einen Begleitungsprozess umsetzt, um **die Lebens- und Pflegequalität von Menschen mit Demenz in weit fortgeschrittenen Stadien der Erkrankung zu verbessern.** Ein zentrales Ziel lautet deshalb: **Implementierung bzw. Stärkung einer personzentrierten palliativen Pflegekultur!** Um dies zu erreichen, basieren die Inhalte von „MeDeS – Beraten – Qualifizieren – Begleiten" auf dem personenzentrierten Ansatz (Kitwood 2000) und dem Konzept von Palliative Care (WHO 2002). In beiden Ansätzen steht sowohl die Person als auch ihre Familie mit ihren verschiedenen Bedürfnissen im Mittelpunkt. Um diese Anforderungen in die Praxis umzusetzen, bedarf es der Zusammenarbeit von Angehörigen und aller interdisziplinären Fachbereiche, die an der Betreuung der genannten Personengruppe beteiligt sind. Und es braucht zudem einen eigenen Blick auf die Angehörigen, ihre Lebenssituation und Versorgungsmöglichkeiten, ihre Belastungen und Ressourcen und, wie sie sich in dem Prozess der Pflege des an Demenz Erkrankten entwickeln werden.

Bausteine: Beratung – Qualifizierung – Prozessbegleitung

MeDeS umfasst drei zentrale Bausteine: Beratung, Qualifizierung und Prozessbegleitung (siehe Abb. 11). Der erste Beratungsschritt dient der **Analyse der Ausgangssituation**, um die Probleme vor Ort zu sondieren und ein maßgeschneidertes Angebot für den Träger zu entwickeln. Im Rahmen einer Auftaktveranstaltung wird die Organisation über den gesamten Qualifizierungs- und Begleitungsprozess informiert.

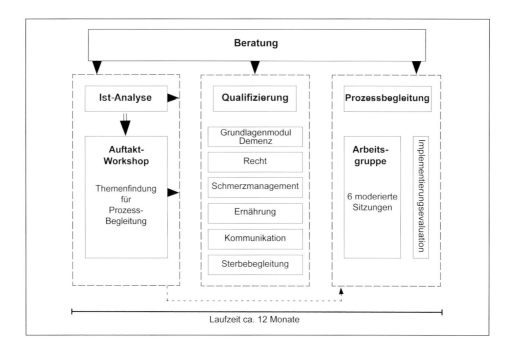

	MeDeS
Ziele	**Implementierung einer personzentrierten palliativen Pflegekultur** für Menschen mit Demenz in weit fortgeschrittenen Stadien der Erkrankung
Das besondere Merkmal	**Lösungsorientierte Organisationsentwicklung** durch maßgeschneiderte Beratung, Qualifizierung und Prozessbegleitung
Rahmenbedingungen	*Zielgruppe:* **Interdisziplinäre Teilnehmergruppe** aus relevanten Entscheidungsträgern: Heimleitung/Pflegedienstleitung, Leitung Sozialer Dienst, Hauswirtschaftsleitung, Wohnbereichsleitung und Mitarbeiterinnen, die das Konzept in der Praxis vor Ort umsetzen, Ehrenamtliche, Angehörige. *Gruppengröße:* Schulungen bis zu 20 TN, Arbeitsgruppe ca. 5-8 TN
Dauer und Zeitaufwand	*Dauer:* Gesamtprozess ist auf max. ein Jahr angelegt *Zeitaufwand:* 6 Tagesschulungen, 6 moderierte, vierstündige Sitzungen der Arbeitsgruppe, selbstorganisierte Arbeitsgruppentreffen zur Vor- und Nachbereitung der Arbeitsaufträge
Ablauf	- Auftaktveranstaltung mit Themenfindung für die Prozessbegleitung - Sechs Tagesschulungen - Parallel dazu wird eine Arbeitsgruppe gebildet, die sich aus Leitungspersonen und engagierten MitarbeiterInnen zusammensetzt und Umsetzungsschritte erarbeitet - Abschluss: Präsentation der Ergebnisse vor Leitungsebene und Team
Abschluss	Teilnahme-Zertifikat min. 48 Fortbildungspunkte zum Nachweis bei der freiwilligen Registrierungsstelle für beruflich Pflegende

Abb. 11: MeDeS: Beratungs- Qualifizierungs- und Begleitungsprozess

Der Bereich **Qualifizierung** umfasst sechs Tagesschulungen zu Themen, die in der Betreuung von Menschen mit Demenz in weit fortgeschrittenen Stadien der Erkrankung relevant sind. Die sechs Schulungsthemen werden praxisnah an einem durchgängigen Fallbeispiel vermittelt: Gerda Schmidt, 85 Jahren alt, muss aufgrund einer Demenzerkrankung in ein Pflegeheim umziehen, weil sie nicht mehr alleine zuhause leben kann. Ihr Allgemeinzustand verändert sich mit der Zeit, und so stellen sich in der Betreuung immer neue Herausforderungen, die in den Schulungen thematisiert werden. Gerda Schmid konfrontiert Pflegende mit Alltagsroutinen und fordert zur Sorgsamkeit auf. Die Vermittlung von Fachwissen bildet für die vertiefte Themenbearbeitung in der Arbeitsgruppe eine gemeinsame Grundlage.

Der dritte Baustein des Angebots stellt die **Prozessbegleitung vor Ort** dar. In sechs moderierten Sitzungen werden Lösungs- und Handlungsansätze für konkrete, drängende Problembereiche der Einrichtung erarbeitet. Die Zusammensetzung der Arbeitsgruppe orientiert sich am zu bearbeitenden Thema. Zum einen werden Vertreter unterschiedlicher Berufsgruppen und zum anderen Entscheidungsträger beteiligt, die korrigierend die Arbeitsergebnisse steuern und als Garanten für die Umsetzung sowohl bereichs- als auch berufsübergreifend Einfluss nehmen. Die Arbeitsgruppe startet in der zeitlichen Abfolge nach der ersten oder zweiten Schulungseinheit. Die Arbeitsgruppe wird von einer MeDeS-Beraterin moderiert, und in vierstündigen Treffen werden Problembereiche analysiert, Arbeitsaufträge verteilt, Lösungsansätze diskutiert und Umsetzungsschritte festgelegt. Selbstgesteuerte Arbeitsgruppentreffen sind zusätzlich notwendig, damit die Arbeitsgruppe ihre Arbeitsaufträge bearbeiten kann. Die Themenfindung für die Arbeitsgruppe findet im Auftakt-Workshop statt. Unter Beteiligung aller Leitungskräfte und interessierter Mitarbeiterinnen findet ein Austausch statt, an dessen Ende ein Problembereich identifiziert ist, der dringender Verbesserung bedarf.

Ein kompetentes Team aus erfahrenen Trainern, Gerontopsychiatrischen Fachkräften und Pflegewissenschaftlerinnen berät die Einrichtung oder den Träger vor Ort. Interdisziplinarität wird bei uns ebenso großgeschrieben, wie sie auch von den Arbeitsgruppen erwartet wird. Sowohl in den Schulungseinheiten als auch in der Arbeitsgruppe sind verschiedene Ebenen (Leitungsebene und Mitarbeiter) sowie verschiedene Arbeitsbereiche (Hauswirtschaft, Pflege, Therapeuten, Angehörige, Ehrenamtliche) beteiligt. Dies dient zur Sicherung des Ziels, die Lebensqualität der Zielgruppe nachhaltig zu verbessern. Anstehende Veränderungen sollten von möglichst vielen bzw. allen getragen werden! Während des gesamten Beratungsprozesses steht der Einrichtung bzw. dem Team eine Hauptansprechpartnerin aus dem MeDeS-Team zur Seite, um den Gesamtprozess zu koordinieren und den Informationsfluss zu sichern. Der Umsetzungsprozess wird anhand verschiedener Kriterien evaluiert, in diesem Zusammenhang lautet eine wichtige Leitfrage: Welche Lösungsansätze haben sich in der Praxis bewährt, wo ist weiterhin Entwicklungspotenzial zur Verbesserung der Lebens- und Pflegequalität der Menschen mit weit fortgeschrittenen Demenz zu erkennen?
Der Gesamtprozess umfasst eine Laufzeit von bis zu einem Jahr mit dem Ziel, eine personzentrierte und palliative Pflegekultur für Menschen mit Demenz in weit fortgeschrittenen Stadien der Erkrankung zu implementieren. MeDeS begleitet Einrichtungen und Träger systematisch und zielorientiert bei dieser Herausforderung.

Literatur

Abbey, J. (2003): Ageing, dementia and palliative care. In: Aranda, S./O'Connor, M. (Hrsg.): Palliative Care Nursing – A Guide to Practice, 2nd edn. Melbourne: Ausmed, S. 313–326

Boes, C. (2007): Palliativkompetenz: Qualität durch Qualifizierung. In: DeSSorientiert, (1), S. 28–32

Downs, M./Small, N./Froggatt, K. (2006): Person-centred Care for People with Severe Dementia. In: Burns, A./Winblad, B.: Severe Dementia. Chistester, West Sussex: John Wiley & Sons, S. 193–204

Kitwood, T. (2000): Demenz: Der personzentrierte Ansatz im Umgang mit verwirrten Menschen, dt. Übersetzung: Müller-Hergl, C. (2000). Bern: Hans Huber

World Health Organisation (2002): WHO Definition of Palliative Care. http://www.who.int/cancer/palliative/definition/en/print.html (Zugriff am 19.06.2009)

Volicer, L. (2006): Quality of life in end-of-life dementia. In: Les Cahiers de la Fondation Médéric Alzheimer(2), S. 88–97

6.4 „Wer mit sich selbst schlecht umgeht, wie kann der gut sein?" Aspekte der Begleitung der Begleiter

Ida Lamp

Menschen in der Begleitung von Personen mit weit fortgeschrittener Demenz sind hohen physischen und psychischen Anforderungen und Belastungen ausgesetzt. Die Gefahr von Überforderung, erhöhter Krankheitsanfälligkeit und Burnout sind die Folge.

So darf es im Rahmen einer solchen Publikation nicht fehlen zu betonen, dass eine gute Achtsamkeit für sich selbst, dass Selbstfürsorge (Selbstsorge; Michel Foucault) nötig ist, um gesund zu bleiben. Das mag einmal ein wachsamer Umgang mit ausgleichender Bewegung und Training von Muskelkraft sein: Regelmäßige Spaziergänge also, die Teilnahme an Rückenschulung und Sportgruppen oder der Gang zum Fitnessstudio gehören für Menschen in der Begleitung an Demenz Erkrankter auf den Wochenplan. Zum guten Umgang mit sich selbst gehören aber auch die Selbstverständlichkeiten des Alltags, die oftmals zu kurz kommen, wie z. B. regelmäßig zu essen und zu trinken, Pausen einzuhalten, für ausreichend Schlaf zu sorgen, inneren und äußeren Abstand zu der Person oder den Menschen zu nehmen, die man pflegt.

Eine große Entlastung für Begleitende ist es, wenn sie Entspannungsmethoden – wie Progressive Muskelentspannung, Autogenes Training, QiGong, Eutonie u. ä. – erlernen und regelmäßig anwenden.

Auch „Blödeln" und auf jeden Fall der Sinn für Humor sind entlastend für Begleiterinnen. Das weiß schon der Volksmund, der sagt „Lachen ist gesund" oder „Lachen ist die beste Medizin".

Manch einer wird vielleicht auch religiöse Kraftquellen benennen, wie meditieren oder beten, die dazu helfen, in Belastungssituationen gesund zu bleiben. Der Kirchenlehrer Bernhard von Clairvaux war der Überzeugung, dass man nur gut zu anderen sein kann, wenn man auch gut mit sich selbst umgeht. „Wer mit sich selbst schlecht umgeht, wie kann der gut sein?" schreibt er in einem Brief an Papst Eugen. In dieser Hinsicht kann Religiosität ein starker Appell zur Selbstliebe und zum guten Umgang mit sich sein. Auf jeden Fall birgt sie die Chance, mit dem Fragmenthaften des Lebens, mit eigenem Unvermögen und Grenzen gut umzugehen, da nicht alles allein von menschlicher Kraft und eigenem Einsatz erwartet werden muss. Im Gebet und im Gestus (etwa im Anzünden einer Kerze) kann ich den Menschen, den ich begleite, Gottes Liebe anvertrauen und kann als Begleitende mich selbst bei Gott bergen.

Neben der persönlichen Psychohygiene kann soziale Psychohygiene als präventive Maßnahme bedeutsam sein, das bedeutet: Begleiter von Demenzerkrankten sollten den Austausch mit anderen suchen – als Angehörige in Angehörigengruppen, als Pflegende im Bereich kollegialer Unterstützung, in Fachgesellschaften und Netzwerken oder durch Formen der Supervision, von Balint-Gruppen oder Fallbesprechungsgruppen am Arbeitsplatz.

Kleine persönliche Checklisten und Selbstbefragungen helfen im persönlichen Bereich. Sie haben den Charme, dass sie ganz individuell auf die Person und ihre Schwachstellen zugeschnitten verfasst werden können. Solch einen Fragebogen zur Selbstbefragung (unten ein Beispiel) kann man beliebig mit eigenen wichtige Themen ergänzen und erweitern. Er ist nicht wie ein Psychotest in Zeitschriften gedacht, dessen Punkte Auskunft über den Persönlichkeits-Typ geben. Vielmehr will er zur Auseinandersetzung mit sich selbst anregen: Sich solchen Fragen zu stellen, kann dazu führen, die Themen wachzuhalten. Die Antworten werden nicht jeden Tag gleich ausfallen! So helfen solche Selbstbefragungen, die eigenen Möglichkeiten von Reifen und Wachstum zu begreifen und auch mehr und mehr zu erahnen: Mein Verhältnis zu mir, meine Beziehungen, meine Haltungen dem Leben gegenüber sind bedeutsam für die Auseinandersetzung und den Umgang mit Krankheit, Leiden, Sterben und Tod – in der Begleitung und in meinem je persönlichen Leben. Sie machen unter Umständen frühzeitig darauf aufmerksam, dass und wo jemand Unterstützungsbedarfe hat.

Da Menschen in der Pflege und Begleitung von Menschen mit fortgeschrittener Demenz selbst ihr wichtigstes „Werkzeug" sind, gibt es geradezu eine Selbstverpflichtung und eine institutionelle Verpflichtung, dieses Werkzeug zu pflegen, zu warten, zu schärfen, einzustellen oder auch zu schonen und zu putzen. In diesem Sinne dienen Supervision und auch Fallbesprechungen und -konferenzen der Selbstpflege des Einzelnen sowie den komplexen Beziehungsstrukturen von Pflegeteams und der Qualitätssicherung.

Eine Supervisionsgruppe hat im Idealfall ca. 8 Teilnehmende und trifft sich in einem vierwöchigen Abstand ca. 10–15 mal in dieser festen Konstellation. Eine Sitzung dauert dann ca. 1,5 bis 2 Stunden. Man kann aber auch andere Settings (Rahmenbedingungen) wählen. Wichtig ist auf jeden Fall, dass die Gruppe nicht zu groß ist, damit alle zu Wort kommen, sich wirklich zeigen und persönlich sprechen können.

Für besonders betroffene Einzelpersonen oder für Gruppen beteiligter Menschen werden mit solchen moderierten bzw. begleiteten Angeboten Räume für Persönlichkeitswachstum, Gruppenzusammenhalt, Entlastung und Verbesserung von Arbeitsabläufen, für Perspektivwechsel und Standortbestimmung geschaffen. Supervisionen sind kooperative Prozesse, die zeitlich begrenzt die Auseinandersetzung mit der praktischen Arbeit ermöglichen. Sie dienen – in unserem Fall – dazu, die komplexen Probleme der Sterbebegleitung von Menschen mit fortgeschrittener Demenz zu reflektieren – auch im Horizont eigener biografischer Erfahrungen, Wertvorstellungen und Ängste und im Hinblick auf Erweiterung von Handlungsspielräumen. Supervision dient dazu, sich als Person in die Prozesse von Pflege und Begleitung gut einbringen zu können. Sie hilft zu fragen und zu erkennen:

- Was braucht es, damit ich nicht ausbrenne?
- Was braucht es, damit ich mich mit meinem Engagement wohlfühle?
- Was braucht es, damit ich eine schwierige Situation gut bewältige?

- Wie können wir die Zusammenarbeit zum Wohl der uns Anvertrauten und zur Erhöhung eigener Arbeitszufriedenheit verbessern? Usw.

Supervision wird auch den ehrenamtlich Engagierten angeboten. Sie dient z. B. dazu, die Beziehungsgestaltung zwischen dem ehrenamtlichen Helfer und dem Sterbenden mit den ihm Nahestehenden zu reflektieren:
- Wie kann am Anfang ein fruchtbarer Kontakt zustande kommen?
- Wie können beide Seiten sich annähern?
- Welche Nähe ist in dieser konkreten Beziehung für eine Begleitung notwendig und möglich?
- Wie viel Distanz sollte dennoch bleiben?

Supervision dient auch dazu, Hilfen zu entwickeln für den Umgang mit einem schwierigen Kranken oder einer zerstrittenen Familie, oder Fragen nach der Rollengestaltung in der Begleitung zu klären:
- Welche Rolle nimmt der Helfende gegenüber dem Sterbenden ein?
- Was ist sein Platz im Familien-, Nachbarschafts- und Freundeskreissystem des Kranken?
- Welche Aufgaben sollte er übernehmen? Welche besser nicht?
- Wie viel Zeit will und kann der Helfende investieren?
- Wie können Grenzen des Engagements ausdrücklich gemacht werden gegenüber den Hilfesuchenden? Welche ist die Rolle des Ehrenamtlichen im Zusammenspiel mit anderen beteiligten Hauptamtlichen (Pflegedienst, Familienhilfe, Seelsorger etc.)?
- Wie können Ehrenamtliche reagieren, wenn es da Konflikte gibt?

Supervision kann helfen, eigene Gefühle – etwa die Traurigkeit über das Dahinschwinden des Kranken, den Ekel vor den Exkrementen, die Wut über die Kinder eines Sterbenden, die nur auf das Erbe warten (einige extreme Beispiele) – einmal „rauszulassen" und ins Fließen zu bringen; Gefühle, die schon lange im Bauch des Helfers rumoren. Dazu gehört auch, die Dankbarkeit für eine gelungene Begegnung, die den Helfenden sehr bereichert hat, anderen mitzuteilen. Gerade dafür ist eine Supervisionsgruppe ein geeigneter und geschützter Raum. Mittels Supervision ist es möglich zu erkunden, wie sehr eigene Gefühle die Reaktionen des Begleitenden bestimmen; die Angst vor der eigenen Sterblichkeit zu bearbeiten, an die Begleitende angesichts von Sterben, Tod und Trauer immer wieder neu geführt werden: die Angst wahrzunehmen, sie wieder zu erkennen und neue kreative Formen des Umgangs mit ihr zu suchen (Student 1998); „die Zusammenarbeit in der Hospizgruppe, zwischen ehrenamtlichen Helfern und Hauptamtlichen, zwischen Hospiz und Pflegedienst und Ärzten zu reflektieren und zu verbessern sowie Konflikte zu bearbeiten." (Drolshagen 2001).

Auch Fallbesprechungen und Fallkonferenzen dienen zur Entlastung, da sie gemeinsame Problemlösungen und Entscheidungen ermöglichen, die von allen Beteiligten mitgetragen werden. Die Fallkonferenz folgt einem festen Ablauf, ähnlich wie bei der Kollegialen Beratung/Fallbesprechung. In der Fallkonferenz gibt es einen bestimmten Moderator; in Kollegialer Beratung/Fallbesprechung wird der Prozess durch die feste Gesprächsstruktur und nicht durch eine Moderatorin/einen Moderator bestimmt. Derjenige, der den „Fall"/das Problem einbringt, wird von allen befragt, bis allen möglichst viele Aspekte des Problems klar geworden sind. Dann tritt die Person, die das Thema eingebracht hat, zurück und hört dem (unzensierten, kreativen) Brainstorming der anderen Teilnehmenden und ihrer anschließenden kritischen Bewertung und Diskussion der möglichen Lösungen aufmerksam zu. Zuletzt nimmt derjenige, den das Problem beschäftigt hat, eine eigene Wertung der gehörten Lösungen vor. Evtl. werden noch gemeinsam Maßnahmen konkretisiert und in ihren inhaltlichen und zeitlichen Abfolgen bedacht.

Für ethische Fallbesprechungen liegen eigene Ablaufmodelle vor (z. B. Heinemann 2005). Obwohl auch sie entlastenden Charakter für Begleitende haben, fokussieren sie deutlicher auf die Situation der Abwägung zwischen dem Selbstbestimmungsrecht des Patienten/ Bewohners und der Fürsorgepflicht der Pflegenden. Da dieses Spannungsverhältnis im Kontext der Pflege und Begleitung von Menschen mit schwerer Demenz immer besteht, ist die Befähigung zu fall- und situationsbezogener Verantwortung und zur Güter-Abwägung zwischen dem Wohl des Erkrankten und dem Wohl der anderen Betroffenen unabdingbar (Wunder 2008; mit Bezug auf Schwerdt 2002).

Als Beispiel eines strukturierten Gespräches hier der **Ablauf einer moderierten Fallkonferenz.** Vorab wird festgelegt, wer das Gespräch moderiert und welche Zeitfenster dafür zur Verfügung stehen:

1. Problemanalyse
   - Worin besteht das Problem?
   - Was sollte sich ändern?
   - Wie äußert sich das Problem?
   - Wann, wie, wo, bei wem, wie oft kommt es vor?
   - Wer hat das Problem?
   - Was würde sich ändern, wenn das Problem nicht da wäre?
2. Wissenssammlung – personbezogen
   - Was wissen wir von Herrn/Frau aufgrund Biografiearbeit und Erfahrung
   - Welche Verhaltensweisen gab es bislang?
   - Welche Ressourcen nehmen wir wahr?
   - Was, nehmen wir an, fühlt, denkt, will Herr/Frau?
   - bezogen auf die geschichtliche Zeit, die Kultur, die religiös-kirchliche Sozialisation und Bindung, Geschlecht, Herkunft und Zugehörigkeit, Milieu u. a. m., mit denen die Person sicher (oder eventuell bzw. phantasiert) zu verbinden ist.
   - Was wissen wir über diese verschiedenen Einflussfaktoren?
3. Eigene Erklärungsmodelle der Teilnehmenden
   (ohne Wertung der anderen benennbar!)
4. Lösungsvorschläge für das Problem, wie es jetzt verifiziert wurde
   - Bislang erfolgreiche Strategien,
   - Ideensammlung,
   - Maßnahmenplanung: Wer macht was?
   - Vernetzung der unterschiedlichen Begegnungsformen/Strategien,
   - Einstellungsänderung.

Wo nötig, werden möglichst kurze Fortbildungseinheiten als Folge des erkannten Bedarfs eingeplant und umgesetzt. Anschließend wird deren Bedeutung zur Lösung der (vielleicht sogar schon vergangenen) Situation noch einmal reflektiert.

Regelmäßig eine kleine Sammlung von positiven Erlebnissen zu machen, dient der Achtsamkeit sich selbst gegenüber. Aspekte dafür sind etwa:
- Hör-Erlebnisse
- Geschmacks-Erlebnisse
- Gute Bewegungs-Gefühle
- Gute Erfahrungen mit sich selbst, der Natur, der Umwelt
- Gemeinschaftserlebnisse
- Eigenbeschäftigung (wie Lesen, Meditieren)

Selbstbefragung zur Psychohygiene
- Habe ich Zeiten, die nur mir allein gehören?
- Bin ich in meinem Körper zu Hause? Fühle ich mich wohl in meiner Haut?
- Habe ich Möglichkeiten, mich zu entspannen? (Welche?)
- Sorge ich dafür, dass ich genügend Pausen und Schlaf bekomme?
- Entwickle ich meine Fähigkeiten, mit mir selbst in Kontakt zu sein, mich wahr-zu-nehmen, zuzuhören, ehrlich mir selbst gegenüber zu sein...?
- Vertrete ich mich selbst, indem ich z. B. das für mich einfordere, was ich zum Leben brauche oder andere um das bitte, was ich möchte?
- Ist die Nahrung, die ich zu mir nehme, nahrhaft? Nehme ich mir Zeit zum Essen? Sind mir die Lebensmittel wirklich Mittel zum Leben? Trinke ich genügend?
- Wie gehe ich mit Alkohol, Tabak, Süßigkeiten, Glücksspiel um? Kenne ich mein Maß?
- Nehme ich Rücksicht auf mich, meine Gefühle, Wünsche und Bedürfnisse? Wie tue ich das?
- Zeige ich mir selbst gegenüber Wertschätzung? Wie?
- Entwickle ich Fähigkeiten, mit anderen Menschen in einen aufrichtigen, gleichbe-rechtigten Kontakt zu treten und darin zu bleiben? Was kann ich dafür tun?
- Unterhalte ich persönliche, nährende, tragende Beziehungen? Haben sie Dauer? Genügend Zeit/Rhythmus?
- Genieße ich die Unterstützung anderer Menschen (Bekannte, Freunde, Familie, Nachbarschaft, Arbeitskolleg/innen, Selbsthilfegruppe ...)? (Was könnte ich in die-ser Hinsicht tun?)
- Freue ich mich des Lebens? Bin ich zufrieden mit dem Leben, das ich führe?
- Mag ich mich? Gehe ich versöhnlich, geduldig, lernbereit mit den Seiten von mir um, die ich nicht so mag?
- Kann ich mir verzeihen?
- Traue ich mich, mich anderen zu öffnen? Lasse ich andere an mich heran, lasse ich mich von anderen berühren, in meinen Grundfesten erschüttern? Und dann?
- Habe ich Humor? Kann ich lachen, Freude zeigen? Tue ich etwas dafür, diese Seite des Lebens zu spüren?
- Kann ich Fehler als Lernerfahrungen sehen – wie auch mich an Erfolgen freuen?
- Gestehe ich mir ohne Einschränkung zu, tiefe Liebe zu empfinden und zu leben?

Literatur

Drolshagen, C. (2001): Supervision. In: Lamp, I. (Hrsg.): Hospizarbeit konkret. Gütersloh: Gütersloher Verlagshaus, S. 108–119

Fengler, J. (2008): Entlastung des Personals, Burnout, Supervision. In: Aulbert, E./Nauck, F./Radbruch, L. (Hrsg.): Lehrbuch der Palliativmedizin, 2. Aufl. Stuttgart/New York: Schattauer, S. 94–107

Heinemann, W. (2005): Ethische Fallbesprechung. Eine interdisziplinäre Form klinischer Ethikberatung. Hrsg. von der Malteser Träger Gesellschaft. Köln: Malteser Trägergesellschaft http://www.malteser.de/53.MTG_Malteser_Traegergesellschaft/53.20.Downloads/ethische_fallbesprechung.pdf (Zugriff am 22.06.2009)

Schwerdt, R. (2003): Ethisch-moralische Kompetenzentwicklung als Indikator für Professionalisierung. Regensburg: Katholischer Berufsverband für Pflegeberufe e. V. 2. Aufl.

Stähli, A. (2004): Umgang mit Emotionen in der Palliativpflege. Stuttgart: Kohlhammer

Steinkamp, N./Gordijn, B. (2005): Ethik in Klinik und Pflegeeinrichtungen. Ein Arbeitsbuch. 2. Aufl. Neuwied: Luchterhand

Student, J. C. (1998): Fünf Thesen zur Fortbildung von Sterbebegleiterinnen, infokara 2/1998; http://christoph-student.homepage.t-online.de/Downloads/Fortbildung_von_SterbebegleiterInnen.pdf?foo=0.9219504890099077 (Zugriff am 22.06.2009)

Wunder, M. (2008): Demenz und Selbstbestimmung. In: Ethik in der Medizin 1/2008, S. 17–25

7 Rechtliche Aspekte einer Begleitung am Lebensende

7.1 Vorsorgevollmacht

Rainer Beckmann

Vollmacht statt Betreuung

In Krankheit und Alter kommt es häufig zu Situationen, in denen die Betroffenen zeitweise oder auf Dauer nicht mehr in der Lage sind, ihre persönlichen und rechtlichen Angelegenheiten zu erledigen. Dies gilt insbesondere auch für Demenzkranke. Ihre ärztliche Behandlung erfordert rechtsverbindliche Willenserklärungen, zu denen die Patienten selbst nicht mehr in der Lage sind. Für solche Fälle hat der Gesetzgeber das Betreuungsrecht (§§ 1896 ff. BGB) geschaffen. Anstelle des Patienten handelt dann ein vom Gericht bestellter Betreuer (s. Kap. 7.3).

Wer jedoch seine rechtliche Vertretung in Gesundheitsangelegenheiten selbst in die Hand nehmen will, kann durch die Erteilung einer Vorsorgevollmacht eine Betreuung überflüssig machen, weil eine mit Vollmacht ausgestattete Vertrauensperson („Vollmachtnehmer", „Bevollmächtigter") die notwendigen Entscheidungen trifft. Das gesetzliche Betreuungsverfahren ist subsidiär. „Die Betreuung ist nicht erforderlich, soweit die Angelegenheiten des Volljährigen durch eine Bevollmächtigten (...) ebenso gut wie durch einen Betreuer besorgt werden können" (§ 1896 Abs. 2 S. 2 BGB). Bei Vorliegen einer wirksamen Vorsorgevollmacht besteht in der Regel kein rechtlicher Betreuungsbedarf mehr. Deshalb sind Besitzer von Vollmachtsurkunden verpflichtet, das Betreuungsgericht[6] von deren Existenz zu unterrichten, sobald sie Kenntnis von der Einleitung eines Betreuungsverfahrens erhalten (§ 190c S. 2 BGB).

Als Bevollmächtigter sollte eine Person ausgewählt werden, zu der der Patient uneingeschränktes Vertrauen besitzt. In erster Linie kommt ein naher Angehöriger in Betracht, wie der Ehegatte, ein erwachsenes Kind oder der Lebenspartner. Entgegen einer landläufigen Annahme haben diese Personen nicht automatisch die Befugnis, als Vertreter des Patienten zu handeln. Sie müssen ausdrücklich durch den Patienten (= Vollmachtgeber) mittels einer besonderen Erklärung (Vollmacht) zur Stellvertretung ermächtigt werden. Falls keine Vertrauensperson vorhanden ist, bleibt nur die Möglichkeit, in einer Betreuungsverfügung Wünsche zur Person eines künftigen Betreuers anzugeben bzw. bestimmte Personen von der Bestellung als Betreuer auszuschließen (s. Kap. 7.3).

---

[6] Die frühere Bezeichnung „Vormundschaftsgericht" ist durch das am 1. September 2009 in Kraft getretene Gesetz zur Reform des Verfahrens in Familiensachen und in den Angelegenheiten der freiwilligen Gerichtsbarkeit vom 17. Dezember 2008 (BGBl. I, S. 2586 ff.) in „Betreuungsgericht" geändert worden.

Rechtswirkungen der Vollmacht

Sinn einer Gesundheitsvorsorgevollmacht ist es sicherzustellen, dass Entscheidungen über die medizinische und pflegerische Versorgung eines Patienten getroffen werden können, sobald und solange dieser selbst nicht mehr entscheiden kann. Die Vollmacht gibt dem Bevollmächtigten die Befugnis, quasi „nach außen" hin – gegenüber Ärzten, Krankenhäusern und Pflegeeinrichtungen – für den Patienten zu handeln. Im „Innenverhältnis" zwischen Vollmachtgeber und Vollmachtnehmer liegt in aller Regel der – unentgeltliche – „Auftrag" (§ 662 BGB) vor, die Gesundheitsangelegenheiten des Patienten zu regeln. Dies ist insbesondere dann anzunehmen, wenn eine nahestehende Person als Bevollmächtigter agiert. Nur sehr selten kann von einer entgeltlichen „Geschäftsbesorgung" (§ 675 BGB) ausgegangen werden.

Der Bevollmächtigte ist aufgrund der zwischen ihm und dem Vollmachtgeber im Innenverhältnis bestehenden Rechtsbeziehung (Auftrag oder Geschäftsbesorgung) verpflichtet, den Weisungen des Vollmachtgebers zu folgen. Als Weisungen in diesem Sinne sind auch die in einer Patientenverfügung (s. Kap. 7.2) niedergelegten Anordnungen des Patienten anzusehen. Aufgabe des Bevollmächtigten ist es also, den früher erklärten oder aktuell anzunehmenden Willen des Patienten im Rahmen des rechtlich Zulässigen umzusetzen.

Geschäftsfähigkeit

Eine Vollmacht kann allerdings nur von Personen erteilt werden, die selbst noch am Rechtsleben wirksam teilnehmen können, also geschäftsfähig sind. Dies gilt grundsätzlich für alle Personen über 18 Jahren (§ 2 BGB i.V.m. §§ 104, 106 BGB). Wer dauerhaft oder vorübergehend nicht geschäftsfähig ist (§§ 104 Nr. 2, 105 Abs. 2 BGB), kann keine Vollmacht mehr erteilen, was auf viele Demenzkranke zutreffen dürfte. Im Frühstadium der Erkrankung kann jedoch die Geschäftsfähigkeit noch gegeben sein. Damit die Vollmacht später nicht angezweifelt werden kann, sollte bei Patienten mit beginnender Demenz durch ein fachärztliches Attest die Geschäftsfähigkeit zum Zeitpunkt der Vollmachterteilung bestätigt werden. Solange der Vollmachtgeber noch geschäftsfähig ist, kann die Vollmacht jederzeit und formlos widerrufen werden.

Form der Vollmachterteilung

Eine Vollmacht kann grundsätzlich mündlich erteilt werden. Dies empfiehlt sich jedoch aus Gründen der Beweiskraft nicht. Da bei Demenzkranken ohnehin häufig ein schriftliches ärztliches Attest erforderlich sein wird (s. o.), sollte eine Vollmacht zur Regelung von Gesundheitsangelegenheiten immer **schriftlich** erteilt werden. Die Vollmacht muss zwingend Schriftform haben, wenn vom Vertreter nicht nur Entscheidungen über allgemeine Behandlungsmaßnahmen, sondern auch über besonders gefährliche Maßnahmen, eine freiheitsentziehende Unterbringung oder freiheitsentziehende Maßnahmen getroffen werden sollen (§§ 1904 Abs. 5, 1906 Abs. 5 BGB).

Ist der Vollmachtgeber nicht (mehr) in der Lage, die Vollmacht zu unterschreiben, kann die Unterschrift auch durch ein Handzeichen – einzelne Buchstaben oder notfalls ein Kreuz – ersetzt werden, wenn dieses notariell beglaubigt wird (§ 126 Abs. 1 BGB). Liegt ein solcher Fall vor, ist besonders darauf zu achten, dass keine Zweifel an der Geschäftsfähigkeit des Vollmachtgebers bestehen oder diese ggf. durch eine ärztliche Bescheinigung ausgeräumt werden.

Nicht zwingend, aber „aus Sicherheitsgründen" durchaus ratsam ist die notarielle Beurkundung der Vollmacht. Im Gegensatz zur notariellen Beglaubigung stellt der Notar bei der notariellen Beurkundung nicht nur die Identität des Unterzeichners der Vollmacht fest, sondern prüft auch deren Inhalt und klärt über die rechtlichen Folgen der Vollmachterteilung auf. Dies stellt einen Schutz gegen fehlerhafte, ungenaue oder unzweckmäßige Formulierungen dar (§ 17 Abs. 1 Beurkundungsgesetz – BeurkG). Im Gespräch mit dem Notar können Einzelheiten über den Umfang der Bevollmächtigung geklärt werden. Nach § 11 BeurkG ist der Notar auch verpflichtet, die Geschäftsfähigkeit des Vollmachtgebers zu prüfen und ggf. Zweifel an der Geschäftsfähigkeit in der Urkunde festzuhalten. Sind solche Zweifel in einer notariell beurkundeten Vollmacht nicht vermerkt, wird in der Praxis davon auszugehen sein, dass der Vollmachtgeber geschäftsfähig gewesen ist.

Ein weiterer Vorteil der notariellen Beurkundung liegt darin, dass das Original vom Notar aufbewahrt wird. Vollmachtgeber und Vollmachtnehmer erhalten eine sogenannte „Ausfertigung" (eine Kopie, die im Rechtsverkehr an Stelle des Originals tritt). Geht die Ausfertigung verloren, kann jederzeit eine neue Ausfertigung erteilt werden, auch wenn der Vollmachtgeber inzwischen die Geschäftsfähigkeit verloren hat. Der Verlust einer privat schriftlich erteilten Vollmacht wiegt dagegen schwerer: Die Berechtigung zur Stellvertretung kann dann nicht mehr nachgewiesen werden, und eine Neuerteilung der Vollmacht scheidet aus, wenn der Vollmachtgeber inzwischen geschäftsunfähig geworden ist.

Umfang der Vorsorgevollmacht

Die Bereiche, in denen der Bevollmächtigte den Vollmachtgeber vertreten soll, werden vom Vollmachtgeber festgelegt. Es ist zwar möglich, eine Vollmacht zur „Regelung von Gesundheitsangelegenheiten" zu erteilen. Allerdings ist diese Bezeichnung des Umfangs der Vertretungsmacht sehr allgemein und kann daher zu Missverständnissen oder Streit Anlass geben. Es empfiehlt sich daher, die Befugnisse des Bevollmächtigten näher zu konkretisieren.

In erster Linie sollte die Vollmacht die Befugnis enthalten, über Untersuchungen des Gesundheitszustandes, Heilbehandlungen sowie Maßnahmen der ambulanten oder stationären Pflege zu entscheiden. Soll der Vertreter auch in besonders gefährliche Eingriffe, bei deren Durchführung die begründete Gefahr besteht, dass der Vollmachtgeber aufgrund der Maßnahme stirbt oder einen schweren und länger dauernden gesundheitlichen Schaden erleidet, einwilligen bzw. die Einwilligung verweigern oder widerrufen können (§ 1904 Abs. 1 u. 2 BGB), oder über eine freiheitsentziehende Unterbringung oder freiheitsentziehende Maßnahmen (§ 1906 Abs. 1 u. 4 BGB) entscheiden dürfen, ist dies besonders hervorzuheben und muss in der schriftlichen Vollmacht ausdrücklich erwähnt werden. Als freiheitsentziehende Maßnahmen gelten z. B. das Anbringen von Bettgittern, das Fixieren mit Gurten, die Gabe sedierender Medikamente oder die Wegnahme von Fortbewegungsmitteln. Der Bevollmächtigte muss hinsichtlich der Entscheidung über die genannten besonders gefährlichen bzw. freiheitsentziehenden Maßnahmen sowie über eine freiheitsentziehende Unterbringung die Genehmigung des Betreuungsgerichts einholen (§§ 1904 Abs. 1 u. 2, 1906 Abs. 2 S. 1 u. 4 BGB). Das Genehmigungserfordernis entfällt jedoch, wenn zwischen Betreuer und behandelndem Arzt Einvernehmen darüber besteht, dass die Erteilung, die Nichterteilung oder der Widerruf der Einwilligung bei gefährlichen medizinischen Maßnahmen dem in einer Patientenverfügung niedergelegten oder dem mutmaßlichen Willen des Patienten entspricht (s. § 1904 Abs. 4 i.V.m. § 1901 a Abs. 1 u. 2 BGB).

Weiterhin erscheint es sinnvoll, in der Vollmacht die Befugnis zu erteilen, über den Aufenthaltsort (Unterbringung in einem Alten- oder Pflegeheim ohne Freiheitsentziehung) zu entscheiden (§ 1906 Abs. 1 BGB), die Krankenunterlagen einzusehen und die behandelnden Ärzte, das nichtärztliche Personal und Pflegekräfte von der Schweigepflicht gegenüber dem Bevollmächtigten zu entbinden.

Gerade bei Demenzkranken ist darüber hinaus in den meisten Fällen ein umfassender Vertretungsbedarf gegeben, insbesondere in Hinblick auf die Besorgung von Behörden- und Vermögensangelegenheiten. Inwieweit diese Bereiche ebenfalls dem Gesundheitsbevollmächtigten zur Entscheidung übertragen werden sollen, hängt von den Umständen des Einzelfalls ab.

Aufbewahrung

Im Falle des Falles soll der Bevollmächtigte für den Vollmachtgeber (Patienten) rasch handeln können. Daher empfiehlt es sich, dem Bevollmächtigten die Vollmacht auszuhändigen und einen Hinweis bei den persönlichen Papieren aufzubewahren, aus dem ersichtlich ist, wer als Gesundheitsbevollmächtigter bestellt worden ist. Befindet sich der Vollmachtgeber bereits in ärztlicher Behandlung, sollte auch der Arzt über die Person des Bevollmächtigten unterrichtet werden.

Seit 2005 ist es auch möglich, eine Vorsorgevollmacht im Zentralen Vorsorgeregister der Bundesnotarkammer registrieren zu lassen, das ursprünglich nur für die Eintragung notariell beurkundeter Vorsorgevollmachten gedacht war. Durch die Registrierung entstehen geringe einmalige Kosten. Daneben gibt es eine Reihe von Vereinen und Verbänden, die eine Registrierung von Vorsorgevollmachten und Patientenverfügungen anbieten. Ob die Nutzung dieser meist gebührenpflichtigen Einrichtungen sinnvoll ist, muss im Einzelfall entschieden werden. Wenn durch Absprachen zwischen dem Vollmachtgeber, den Angehörigen und ggf. dem behandelnden Arzt sichergestellt ist, dass der Bevollmächtigte rasch über das Eintreten des Vertretungsfalles informiert wird, erscheint eine weitergehende Registrierung nicht erforderlich.

Beratung und Information

Beratungen zu Vorsorgevollmachten bieten neben allen Rechtsanwälten und Notaren (gegen Gebühr) auch die Betreuungsvereine an, die seit 2005 gesetzlich anerkannt sind (§ 1908f BGB). Informationen kann man auch von örtlichen Hospizgruppen oder -vereinen erhalten.

Schriftliches Material zu Rechtsfragen, die sich in Zusammenhang mit Krankheit und Sterben ergeben, gibt es in großer Zahl im Internet und im Buchhandel. Viele dieser Publikationen enthalten auch Formulare für Vorsorgevollmachten, in denen durch Ankreuzen verschiedener Alternativen der Umfang der Vollmacht dem jeweiligen Einzelfall angepasst werden kann.

Bezugs- bzw. Internetadressen:
- Bundesministerium der Justiz, Mohrenstraße 37, 10117 Berlin: Formulare „Vorsorgevollmacht" und „Betreuungsverfügung"; Broschüren „Betreuungsrecht" und „Patientenverfügung". Internet: http://www.bmj.bund.de
- Bayerisches Staatsministerium der Justiz (Hrsg.): Vorsorge für Unfall, Krankheit und Alter. Durch Vollmacht, Betreuungsverfügung, Patientenverfügung. Beck Verlag Mün-

chen (im Buchhandel: 3,90 Euro). Internet: http://www.verwaltung.bayern.de/Anlage1928142/VorsorgefuerUnfall,KrankheitundAlter.pdf
- Landesärztekammer Baden-Württemberg: http://www.aerztekammer-bw.de/15/patientenverfuegung/
- Zentrales Vorsorgeregister der Bundesnotarkammer: http://www.vorsorgeregister.de

7.2 Patientenverfügung

Rainer Beckmann

Von der Vorsorgevollmacht zu unterscheiden ist die Patientenverfügung. Sie regelt nicht, **wer** anstelle des Patienten entscheiden soll, sondern enthält Anweisungen, **wie** der Patient ärztlich behandelt werden möchte, wenn er nicht mehr in der Lage ist, selbst zu entscheiden. Der Arzt, das Pflegepersonal, der Bevollmächtigte oder der Betreuer müssen sich grundsätzlich an die Vorgaben der Patientenverfügung halten. Die Verbindlichkeit von Patientenverfügungen ist seit Inkrafttreten des 3. Gesetzes zur Änderung des Betreuungsrechts am 1. September 2009 ausdrücklich im Bürgerlichen Gesetzbuch verankert.

Definition

Ziel von Patientenverfügungen ist es sicherzustellen, dass der früher erklärte Wille des Patienten bei künftigen Behandlungsentscheidungen beachtet wird. Als Patientenverfügung definiert § 1901a Abs. 1 BGB die schriftliche Festlegung eines einwilligungsfähigen Volljährigen für den Fall seiner Einwilligungsunfähigkeit, „ob er in bestimmte, zum Zeitpunkt der Festlegung noch nicht unmittelbar bevorstehende Untersuchungen seines Gesundheitszustandes, Heilbehandlungen oder ärztliche Eingriffe einwilligt oder sie untersagt". In den meisten Patientenverfügungen wird festgelegt, in welcher Krankheitssituation der Patient künftig bestimmte **Behandlungsmaßnahmen ablehnt.** Häufig beziehen sich solche Ablehnungserklärungen auf lebensverlängernde Maßnahmen – wie künstliche Ernährung oder Flüssigkeitszufuhr, Beatmung, Wiederbelebungsversuche u. ä. Die grundsätzliche Verbindlichkeit solcher Erklärungen beruht darauf, dass Eingriffe in die körperliche Unversehrtheit rechtlich als Körperverletzungen gelten (Verstoß gg. Art. 2 Abs. 2 S. 1 GG; § 223 StGB). Eingriffe in die körperliche Unversehrtheit müssen durch die Einwilligung des Patienten gerechtfertigt sein. Versagt der Patient die Einwilligung in eine Behandlungsmaßnahme, bleibt sie rechtswidrig und darf nicht durchgeführt werden. Dies gilt unabhängig davon, welcher Art die Erkrankung ist und in welchem Stadium der Erkrankung sich der Patient befindet (§ 1901a Abs. 3 BGB).

Grundsätzliche Problematik

Patientenverfügungen ermöglichen selbstbestimmte Entscheidungen am Lebensende. Diese Form der Selbstbestimmung hat jedoch Grenzen, da es zahlreiche Unsicherheitsfaktoren gibt. Zum einen fehlt es jeder Vorausverfügung an der Unmittelbarkeit der Entscheidungssituation, sodass zum Zeitpunkt der Erstellung der Verfügung nicht alle für eine optimale Entscheidung erforderlichen Informationen bekannt sind. Wird die

Patientenverfügung frühzeitig abgefasst, erhöht sich durch den zeitlichen Abstand auch die Unsicherheit über die spätere Anwendungssituation und die dann bestehenden Behandlungsmöglichkeiten. Wird eine Patientenverfügung dagegen erst nach dem Beginn einer schweren Erkrankung abgefasst, können die dann bestehenden Begleitumstände die Freiheit der Willensscheidung beeinträchtigen. Die Angst vor künftigem Leiden oder eine bereits als leidvoll empfundene Situation sind keine guten Ratgeber, wenn es darum geht, den Wunsch nach Unterlassung bestimmter Behandlungsmaßnahmen zu äußern. Ferner kann der Verweis auf die mit einer Patientenverfügung auszuübende „Autonomie" dazu führen, dass ein ohnehin vielen Belastungen ausgesetzter Patient sich in eine Entscheidungssituation hineingedrängt fühlt, die er lieber vermeiden würde.

Dem wird von den Befürwortern von Patientenverfügungen entgegengehalten, dass sich all diese Unsicherheits- und Begrenzungsfaktoren bei der Entscheidungsfindung einkalkulieren lassen. Das Risiko, sich frühzeitig und möglicherweise unkorrigierbar festzulegen, könne und dürfe vom Patienten eingegangen werden.

Wirksamkeitsvoraussetzungen

Patientenverfügungen sind nach der gesetzlichen Regelung nur dann wirksam, wenn sie von einem Volljährigen in Schriftform verfasst werden; eine notarielle Beglaubigung ist nicht erforderlich. Darüber hinaus muss der Urheber zum Zeitpunkt der Abfassung der Erklärung „einwilligungsfähig" sein. Hierunter wird die Fähigkeit verstanden, Art, Bedeutung und Tragweite (insb. Risiken) der ärztlichen Maßnahme erfassen zu können. Da im Verlauf von Demenzerkrankungen die Einwilligungsfähigkeit zunehmenden Beeinträchtigungen unterliegt, sollte man sich möglichst frühzeitig darüber klar werden, ob eine Patientenverfügung noch erstellt werden kann oder überhaupt erstellt werden soll. Niemand ist verpflichtet, eine Patientenverfügung zu verfassen; sie darf auch nicht zur Bedingung eines Vertragsschlusses (z. B. eines Heim- oder Versicherungsvertrags) gemacht werden (§ 1901a Abs. 4 BGB). Eine objektive Notwendigkeit zur Abfassung einer Patientenverfügung besteht jedenfalls dann nicht, wenn über eine Vorsorgevollmacht sichergestellt ist, dass eine Vertrauensperson die erforderlichen medizinischen Entscheidungen für den Patienten treffen kann.

Inhalt

Welche inhaltlichen Festlegungen in einer Patientenverfügung erfolgen sollen, ist allein Sache des Patienten. Grundsätzlich kann jeder denkbare Wunsch in Bezug auf die künftige Behandlung, insbesondere auch in Bezug auf Behandlungsbegrenzungen formuliert werden. Wünsche, dass bestimmte medizinische Maßnahmen durchgeführt werden, sind für den Arzt aber nur verbindlich, wenn für sie eine medizinische Indikation besteht und die Maßnahmen von der Krankenversicherung gedeckt sind (oder aus eigenen Mitteln finanziert werden). Die Ablehnung möglicher Behandlungsmaßnahmen ist dagegen immer verbindlich, da der Arzt nur mit Einwilligung des Patienten körperliche Eingriffe vornehmen darf.

Entscheidend ist, dass die Verfügung **möglichst eindeutig** die gewünschte Anwendungssituation kennzeichnet. Allgemeine Aussagen wie „Ich möchte keine Apparatemedizin" oder „Ich möchte in Ruhe und Frieden sterben" sind wenig hilfreich. Es ist daher sinnvoll, die Beratung eines Arztes und ggf. auch eines Juristen in Anspruch zu nehmen und sich über mögliche Anwendungsfälle bzw. Formulierungsvorschläge zu informieren. Solche

Vorschläge gibt es z. B. in Broschüren des Bundesjustizministeriums, der Landesjustiz-behörden oder in Formularen, die im Buchhandel, bei Patientenorganisationen und Hospizvereinen erhältlich sind (s. Quellenhinweise am Ende von Kap. 7.1).

Registrierung/Bestätigung

Eine besondere Registrierung von Patientenverfügungen ist nicht vorgeschrieben. Es empfiehlt sich jedoch – wie bei Vorsorgevollmachten – das soziale Umfeld über die Existenz der Verfügung zu informieren, damit die Wünsche des Patienten möglichst ohne Zeitverzögerung im Falle des Falles berücksichtigt werden können.
Der Gesetzgeber hat auch davon abgesehen, eine wiederholte Unterzeichnung der Patien-tenverfügung in regelmäßigen zeitlichen Abständen – wie sie oft empfohlen wird – zu ver-langen. Einer solchen Bestätigung sind bei Demenzerkrankungen ohnehin enge Grenzen gesetzt. Je weiter die Krankheit fortschreitet, desto eher wird man an der Einwilligungsfä-higkeit des Patienten Zweifel haben können. Eine im Zustand der Einwilligungsfähigkeit verfasste Patientenverfügung behält aber ihre Verbindlichkeit. Sie kann jederzeit formlos widerrufen werden, solange die Einwilligungsfähigkeit besteht (§ 1901a Abs. 1 S. 3 BGB).

Praktische Umsetzung

Patientenverfügungen sind seit mehreren Jahren in der höchstrichterlichen Rechtspre-chung (BGH-Beschluss v. 17. März 2003, Az: XII ZB 2/03) und seit September 2009 auch ausdrücklich im Bürgerlichen Gesetzbuch als verbindliche Ausprägungen des Patienten-willens anerkannt. Wenn die Festlegungen in der Verfügung auf die aktuelle Lebens- und Behandlungssituation zutreffen, hat der Betreuer bzw. Bevollmächtigte dem Willen des Patienten „Ausdruck und Geltung zu verschaffen" (§ 1901a Abs. 1 S. 1 BGB).
Bei der Feststellung des Patientenwillens soll der rechtliche Vertreter des Patienten zu-nächst den nahen Angehörigen und weiteren Vertrauenspersonen des Patienten Gelegen-heit zur Äußerung geben, sofern dies ohne erhebliche Verzögerung möglich ist (§ 1901b Abs. 2 BGB). Anschließend erörtern der behandelnde Arzt und der Patientenvertreter, ob eine ärztlicherseits für erforderlich gehaltene Maßnahme dem Willen des Patienten entspricht. Sind sie sich hierin einig, kann die Behandlungsmaßnahme durchgeführt bzw. unterlassen oder abgebrochen werden (§ 1904 Abs. 4 BGB). Besteht zwischen Arzt und Betreuer/Bevollmächtigtem kein Einvernehmen, ist dagegen eine Entscheidung des Be-treuungsgerichtes erforderlich (§ 1904 Abs. 1 u. 2 BGB). Maßstab für die gerichtliche Entscheidung ist wiederum der Wille des Patienten (§ 1904 Abs. 3 BGB).
Kommt es zu einer notärztlichen Behandlung, kann häufig aus zeitlichen Gründen nicht nach einer Patientenverfügungen gesucht oder deren Aussagekraft kurzfristig geprüft werden. Sollten in einem solchen Fall Behandlungsmaßnahmen ergriffen werden, die vom Patienten in seiner Verfügung abgelehnt wurden, können diese auch noch nachträg-lich beendet werden (z. B. Abstellen lebensverlängernder Apparate oder Absetzen von Medikamenten, wenn dies in der Patientenverfügung eindeutig verlangt wird).

Mutmaßlicher Wille

Liegt keine Patientenverfügung vor oder treffen die Festlegungen einer Patientenverfü-gung nicht auf die aktuelle Lebens- und Behandlungssituation zu, hat der rechtliche

Vertreter des Patienten dessen Behandlungswünsche oder dessen mutmaßlichen Willen festzustellen und auf dieser Grundlage zu entscheiden, ob er in eine ärztliche Maßnahme einwilligt oder sie untersagt. Der mutmaßliche Wille ist aufgrund konkreter Anhaltspunkte zu ermitteln. Zu berücksichtigen sind insbesondere frühere mündliche oder schriftliche Äußerungen, ethische oder religiöse Überzeugungen und sonstige persönliche Wertvorstellungen des Patienten (§ 1901 Abs. 2 BGB). Doch hierbei ist Vorsicht und Zurückhaltung geboten, damit nicht beiläufige, situationsbedingte, eher pauschale und ohne Bindungswillen abgegebene Meinungsäußerungen im Nachhinein zu einem „mutmaßlichen Willen" verdichtet werden, der die Einstellung lebensverlängernder Maßnahmen rechtfertigen soll.

In jedem Fall ist ein erkennbar geäußerter „natürlicher Wille" – also auch ein rein tatsächliches Verhalten, das einer bestimmten Willensrichtung Ausdruck verleiht – gegenüber dem theoretisch ermittelten „mutmaßlichen Willen" vorrangig.

7.3 Betreuung

Rainer Beckmann

Rechtliche Betreuung

Für Patienten, die aufgrund ihrer Demenzerkrankung ganz oder teilweise nicht mehr in der Lage sind, ihre Angelegenheiten selbst zu besorgen, bestellt das Betreuungsgericht (eine besondere Abteilung des örtlichen Amtsgerichts) einen Betreuer, wenn der Patient nicht zuvor selbst durch Erteilung einer Vollmacht Vorsorge getroffen hat (s. Kap. 7.1). Die Betreuung kann auf Antrag des Patienten oder von Amts wegen – d. h. wenn das Gericht auf andere Weise von dem Betreuungsbedarf erfährt – zustandekommen (§ 1896 Abs. 1 BGB). Aufgabe des Betreuers ist es, „die Angelegenheiten des Betreuten rechtlich zu besorgen und ihn in dem hierfür erforderlichen Umfang persönlich zu betreuen" (§ 1897 Abs. 1 BGB). Unter Betreuung im Sinne des Gesetzes ist also primär die **rechtliche Vertretung** des Betreuten zu verstehen, die einen „hierfür erforderlichen" persönlichen Kontakt voraussetzt. Eine darüber hinaus gehende persönliche oder gar pflegerische Betreuung ist nicht notwendig. In der Praxis wird diese dennoch nicht selten vom Betreuer wahrgenommen, wenn es sich um einen nahen Angehörigen handelt. Zwingend ist dies aber nicht.

Betreuungsverfügung

Solange ein Demenzkranker zur konkreten Äußerung seiner Wünsche fähig ist, kann er diese in einer Betreuungsverfügung niederlegen, damit sie auch dann noch bei der Durchführung der Betreuung beachtet werden können, wenn er nicht mehr ausreichend kommunizieren kann. Diese Wünsche können sich sowohl auf die Person des Betreuers (analog zur Vollmachterteilung, Kap. 7.1) als auch auf vorzunehmende oder zu unterlassende Behandlungsmaßnahmen (analog zur Patientenverfügung, Kap. 7.2) beziehen. Darüber hinaus kann der Betroffene auch allgemeine Anweisungen zur Durchführung der Betreuung erteilen, z. B. ob das Vermögen für die Erben erhalten oder sukzessive verbraucht werden soll, welche Verwandten zum Geburtstag Geschenke bekommen sollen, welche Pflegeeinrichtung seinen Vorstellungen entspricht oder in welcher Form er bestattet werden möchte.

Besonders wichtig sind Angaben zur Person eines möglichen Betreuers, insbesondere wenn bei mehreren in Betracht kommenden Personen eine bestimmte Person ausgewählt oder ausdrücklich nicht zum Betreuer bestellt werden soll.

Jeder, der eine Betreuungsverfügung in Besitz hat, ist verpflichtet, sie an das Betreuungsgericht abzuliefern, sobald er Kenntnis von der Einleitung eines Betreuungsverfahrens erhält (§ 1901c S. 1 BGB).

Gerichtliche Bestellung eines Betreuers

Die Person des Betreuers wird vom Gericht unter Beachtung der Wünsche des Betreuten bestimmt. In erster Linie hat das Betreuungsgericht einem personellen Vorschlag des Betreuten zu entsprechen, solange er nicht dem Wohl des Betreuten zuwiderläuft (§ 1897 Abs. 4 S. 1 BGB). In zweiter Linie kommen als Betreuer der Ehegatte, Kinder oder Eltern in Betracht, schließlich alle Personen mit verwandtschaftlichen oder persönlichen Bindungen. Eine mit dem Betreuten sonst nicht näher verbundene Person, die beruflich Betreuungen wahrnimmt (sog. „Berufsbetreuer"), soll nur dann als Betreuer bestellt werden, wenn keine andere geeignete ehrenamtlich tätige Person zur Verfügung steht (§ 1897 Abs. 6 S. 1 BGB).

Demenzerkrankungen treten nur in äußerst seltenen Fällen plötzlich auf. Daher steht regelmäßig genügend Zeit zur Verfügung, um die Auswahl und Bestellung eines Betreuers durch das Betreuungsgericht zu veranlassen. Sollte jedoch eine kurzfristige Entscheidung notwendig sein, kann diese schnell durch einstweilige Anordnung ergehen (§ 300 FamFG). Solange ein Betreuer nicht bestellt ist, hat das Betreuungsgericht selbst die erforderlichen Maßnahmen zu treffen (§§ 1908i i.V.m. 1846 BGB).

Befugnisse des Betreuers/Umfang der Betreuung

Im Verlauf einer Demenzerkrankung wird sich der Betreuungsbedarf verändern. Während am Anfang nur einzelne Befugnisse des Patienten auf einen Betreuer übertragen werden müssen, um den Patienten vor Selbstschädigungen zu bewahren, ist bei schwerwiegendem Verlauf ab einem bestimmten Zeitpunkt eine umfassende rechtliche Betreuung erforderlich, die praktisch alle Lebensbereiche erfasst. Aus Respekt vor der Persönlichkeit des Patienten ist daher der Aufgabenkreis des Betreuers zunächst nur auf einzelne Bereiche zu beschränken. Sobald dies erforderlich wird, kann der Aufgabenbereich durch erneuten Beschluss des Betreuungsgerichts erweitert werden.

Als Aufgabenbereiche eines Betreuers kommen – wie bei der Vollmachterteilung (s. Kap. 7.1) – üblicherweise in Betracht:
- ärztliche und pflegerische Maßnahmen,
- die Bestimmung des Aufenthaltsorts,
- die Entscheidung über freiheitsentziehende Maßnahmen,
- die Entscheidung über die Unterbringung (z. B. in einer geschlossenen psychiatrischen Klinik),
- Vermögensangelegenheiten (z. B. Haushaltsauflösung, Bankgeschäfte),
- Behörden-, Renten-, Sozialhilfeangelegenheiten u. ä.

Einem Betreuer kann auch das Aufgabengebiet „Geltendmachung von Rechten des Betreuten gegenüber seinem Bevollmächtigten" übertragen werden, wenn sich Anhaltspunkte dafür ergeben, dass der Bevollmächtigte die Vollmacht zum Nachteil des Vollmachtgebers nutzt (sog. „Überwachungs-" oder „Kontrollbetreuer"; § 1896 Abs. 3 BGB). Jeder, der Kenntnis von einem solchen Sachverhalt hat, kann das Betreuungsgericht informieren, das von Amts wegen den Fall überprüfen muss und ggf. einen Kontrollbetreuer einsetzt. Falls notwendig, kann dann der Kontrollbetreuer im Namen des Patienten die früher erteilte Vollmacht widerrufen.

In seinem Aufgabengebiet ist der Betreuer kraft Gesetzes rechtlicher Vertreter des Betreuten (§ 1902 BGB) und kann somit für den Betreuten rechtswirksame Erklärungen abgeben. Mit der Bestellung eines Betreuers werden aber eigene rechtsgeschäftliche Handlungen des Betreuten nicht automatisch unmöglich oder unwirksam. Insoweit kommt es allein darauf an, ob der Betreute zum Zeitpunkt der Erklärung geschäftsfähig ist oder nicht. Bei fortschreitender Erkrankung kommt es daher darauf an, dass das Betreuungsgericht zusätzlich einen Einwilligungsvorbehalt im Sinne von § 1903 BGB anordnet, um den Demenzkranken vor nachteiligen Folgen seines Handelns zu schützen. Der Patient benötigt dann – von geringfügigen Angelegenheiten und rechtlich lediglich vorteilhaften Geschäften abgesehen – die Einwilligung des Betreuers zur Abgabe von rechtsgeschäftlich wirksamen Erklärungen.

Maßstab: Wohl des Betreuten

Der Betreuer nimmt die rechtlichen Angelegenheiten des Betreuten so wahr, „wie es dessen Wohl entspricht", wobei seine Wünsche und Vorstellungen zu berücksichtigen sind (§ 1901 Abs. 2 BGB). Das „Wohl des Betreuten" ist als **individueller** Maßstab zu verstehen. Der Betreuer handelt in diesem Rahmen eigenverantwortlich und wird vom Gericht nicht lückenlos überwacht. Nur für bestimmte, im Gesetz ausdrücklich genannte Entscheidungen benötigt der Betreuer die Genehmigung des Betreuungsgerichts (gefährliche medizinische Maßnahmen, Sterilisation, freiheitsentziehende Unterbringung und andere freiheitsentziehende Maßnahmen, Aufgabe der Mietwohnung, §§ 1904–1907 BGB).

Bestehen gegen das Agieren des Betreuers Bedenken, kann jeder – Verwandter, Arzt, Pflegeperson – das Betreuungsgericht einschalten, damit dieses von sich aus eine Überprüfung vornimmt und ggf. Maßnahmen zur Sicherung des Wohls des Betreuten trifft. Dies kann bis zur Entlassung des Betreuers (§ 1908b BGB) führen. Unabhängig von einem solchen Fehlverhalten soll ein Berufsbetreuer auch dann entlassen werden, wenn die Betreuung durch einen oder mehrere ehrenamtliche Betreuer möglich ist.

Kosten

Die Kosten, die durch eine Betreuung entstehen, können sehr unterschiedlich ausfallen. Handelt es sich um einen ehrenamtlichen Betreuer, erhält dieser eine jährliche Aufwandspauschale in Höhe von 323 Euro (§ 1908i i.V.m. 1835a BGB; Stand Mai 2009). Die Tätigkeit eines Berufsbetreuers wird dagegen nach einem pauschalierten Stundenansatz vergütet (§§ 4 ff. des Vormünder- und Betreuervergütungsgesetzes). Sie kann je nach beruflicher Vorbildung des Betreuers und dem Ort der Unterbringung des Betreuten (innerhalb oder außerhalb eines Heimes) im ersten Jahr bis zu 3.630 Euro Kosten verursachen.

Verfügt der Demenzkranke über erhebliche Einkünfte oder Vermögen, dann muss er die Kosten der Betreuung selbst tragen. Bei geringem Einkommen und Vermögen fallen die Betreuungskosten nach den Maßstäben des Sozialhilferechts (SGB XII) der Justizkasse zur Last (§§ 1836 ff., 1908i BGB).

Angaben zu den Autorinnen und Autoren

Rainer Beckmann, Studium der Rechtswissenschaften, Richter am Amtsgericht, Dozent an der Palliativakademie des Julius-Spitals Würzburg, Lehrbeauftragter für Medizinrecht an der Medizinischen Fakultät Mannheim der Universität Heidelberg.

Andrea Berzlanovich, Univ.-Prof. Dr., Jahrgang 1960, ist als Gerichtsmedizinerin seit über 20 Jahren am Department für Gerichtliche Medizin in Wien tätig, hat zwischenzeitlich mehrere Jahre am Institut für Rechtsmedizin München gearbeitet. Sie hat zum Thema „Forensische Gerontologie" als erste Österreicherin im Fach Gerichtliche Medizin habilitiert und eine Arbeitsgruppe gegründet, die sich mit Tabus wie Gewalt gegen alte Menschen in häuslicher und institutioneller Pflege, insbesondere freiheitsentziehenden Maßnahmen, beschäftigt. In laufenden Studien befasst sie sich mit der Prävention von häuslicher Gewalt, der Verbesserung der Beweissicherung sowie des schonenden Umgangs mit Opfern.

Andrea Brinker, Altenpflegerin/-therapeutin, Deutsches Mitglied im Internationalen Fachgremium Wickel und Kompressen D/A/CH, Bildung und Beratung: Heilpflanzen, Wickelanwendungen und Integrative Validation nach N. Richard. Mitglied im pflegefachlichen Beirat der Alzheimer Gesellschaft Soest. Unter www.wickel.biz weitere Infos über Kurse in Deutschland, Österreich und der Schweiz.

Anne Caspers, Jahrgang 1943, verh., Lehrerin, 1987–1998 pädagogische Mitarbeiterin in der Theodor Fliedner Stiftung/Mülheim a.d.Ruhr im Förderbereich für Menschen mit Behinderungen, seit 2006 im sozialen Dienst des AWOCURA Seniorenzentrums Ernst Ermert in Duisburg mit Schwerpunkt „Einzelbetreuung demenzkranker, bettlägriger Bewohner".

Christina Ding-Greiner, Dr. med. Dipl. Gerontol., seit 2001 wissenschaftliche Mitarbeiterin am Institut für Gerontologie der Universität Heidelberg, Leitung von mehreren Projekten, davon zwei zur Situation von älteren Menschen mit chronisch psychischen Erkrankungen bzw. mit Behinderungen. Fortbildungstätigkeit: Physiologische Alternsprozesse und Krankheit im Alter, Altern bei geistiger Behinderung und psychischer Erkrankung. Lehraufträge für den Lehramtsstudiengang Pflegewissenschaft/Gerontologische Pflege und für den Aufbaustudiengang Gerontologie (Geriatrie).

Peter Dürrmann, Dipl.-Sozialpädagoge/-arbeiter, Heimleiter und Geschäftsführer der Seniorenzentrum Holle GmbH, stellv. Bundesvorsitzender des DVLAB (Deutscher Verband der Leitungskräfte von Alten- und Behinderteneinrichtungen).

Martin Haupt, PD Dr. med., Facharzt für Psychiatrie und Psychotherapie, 2002 Gründung der privatärztlichen Praxis im Neuro-Centrum Düsseldorf mit dem Schwerpunkt „Hirnleistungsstörungen/Alzheimer Sprechstunde". http://www.alzheimer-praxis-duesseldorf.de

Elke Held, Pflegefachkraft, Altentherapeutin, Master of Advanced Studies in Palliative Care Wien/Klagenfurt, Dozentin im Kontaktstudiengang Palliative Care, Freiburg, Dozentin in Palliative Care Weiterbildungslehrgängen, Stabsstelle zur Implementierung von Palliative Care.

Annette Herbke, Allgemeinmedizinerin, seit 1990 in einer allgemeinmedizinische Praxis im ländlichen Bereich (Geilenkirchen/Würm) tätig. Sie betreut viele Patienten eines Altenheims. Ihre Schwerpunkte sind Palliativmedizin und Homöopathie.

Susanne Hirsmüller, Dr. med., Psychoonkologin, Hospizleitung im Hospiz am Evangelischen Krankenhaus Düsseldorf.

Renate Hrdina, Altenfachbetreuerin mit Zusatzausbildung für gerontopsychiatrische Erkrankungen; seit 1994 bei der Österreichischen Blindenwohlfahrt, seit 2005 Wohnbereichsleiterin im J.-W.-Klein-Haus; Initiatorin und seit 2006 Co-Leiterin der Pflegestation für blinde und hochgradig sehbehinderte Menschen mit Demenzerkrankung; selbst hochgradig sehbehindert.

Andrea Huckemeier, Jahrgang 1965, Seniorenbegleiterin für Menschen mit Demenz, seit 2001 im Seniorenzentrum Essen-Steele MARTINEUM beschäftigt, zunächst auf dem Wohnbereich für gehörlose Senioren, ab April 2007 stellvertretende Leitung der Beratungsstelle für gehörlose Senioren Essen-Steele. Sie ist 1. Vorsitzende des Ev. Gehörlosenvereins Essen und wirkt außerdem in verschiedenen Arbeitskreisen mit, um die Lebens- und Versorgungssituation gehörloser älterer Menschen zu verbessern (u. a. Zweite Vorsitzende des DAFEG-Fachausschusses „Seniorenarbeit").

Hubert R. Jocham, MSc, ist Fachkrankenpfleger und Pflegewissenschaftler sowie Mitbegründer und Geschäftsführer der Home Care Akademie sowie Leiter der Bundesgeschäftsstelle Palliative Praxis.

Barbara Klee-Reiter, Jahrgang 1960, Examinierte Krankenschwester, Trainerausbildung in Gesprächsführung und -Leitung, autorisierte Trainerin für Integrative Validation, Dementia Care Mapping Evaluator, Systemische Organisationsberatung WIBK, Paderborn, Studium der Arbeitswissenschaft Universität Hannover. Seit 1999 in der Fortbildung zum Themenkreis „Pflege und Betreuung von dementiell veränderten Menschen", Beratung von stationären Einrichtungen zu demenzspezifischen Fragen, Begleitung bei Veränderungs- und Qualitätsentwicklungsprozessen, Team und Einzelcoaching; Mitglied der Deutschen Expertengruppe Demenz DED und im Kollegialen Netzwerk Gruppe 17.

Christian Kolb, Jahrgang 1969, Krankenpfleger, Weiterbildungen zu Stationsleitung, Praxisanleitung und Ethikberater, 2003–2008 Stellvertretende Stationsleitung, 2004–2008 Ethikberater am Klinikum Nürnberg, seit Juli 2008 tätig beim MDK Bayern, Ressort Pflege (Team für Sonderaufgaben), nebenher Studium Pflegemanagement (FH) (Vordiplom).

Stephan Kostrzewa, Jahrgang 1966, exam. Altenpfleger, Dipl. Sozialwissenschaftler (Fachrichtung: Soziologie/Psychologie), Berufserfahrung in der stationären und ambulante Alten- und Krankenpflege sowie Hospizarbeit, Dozent in Inhouse-Schulungen und bei verschiedenen Bildungsträgern in NRW, Fachbuchautor, seit 3 Jahren Organisationsberater und Projektbegleiter in der stationären Altenarbeit mit dem Schwerpunkte Palliative Pflege in der stationären Altenarbeit; Palliative Pflege bei Demenz; Schmerzmanagement bei Demenz; Implementierung von segregierten Wohnbereichen für Menschen mit Demenz, seit 2 Jahren in der Angehörigenarbeit/-beratung tätig mit Angehörigen von Menschen mit Demenz.

Andreas Kruse, Univ.-Prof. Dr., Jahrgang 1955, Studium der Psychologie, Philosophie und Musik, Ordinarius für Gerontologie, Direktor des Instituts für Gerontologie der Universität Heidelberg, Vorsitzender der Altenberichtskommission der Bundesregierung, Vorsitzender der Kommission „Alter" der EKD, Mitglied im Beratungsgremium der Deutschen Bischofskonferenz zur Zukunft der Pflege. Internationale und nationale Auszeichnungen.

Christina Kuhn, wissenschaftliche Mitarbeiterin bei der Demenz Support Stuttgart gGmbH, DCM Anwenderin. Arbeitsschwerpunkte: Versorgungsforschung, Beratung, Qualifizierung und Konzeptentwicklung in der Altenhilfe.

Ida Lamp, Dipl.-Theologin und Psychosoziale Beraterin, fortgebildet als Psychoonkologin, Trauerbegleiterin, Psychodrama, NLP, Integrative Validation etc., lange Zeit tätig als Seelsorgerin eines dreigliedrigen Hospizes (Ambulanter Hospiz- und Palliativdienst; Tageshospiz und stationäres Hospiz), Projektleitung und -begleitung eines Projektes zur Qualifizierung von Ehrenamtlichen in der Begleitung Demenzerkrankter und von Ehrenamtskoordinatorinnen in einem Altenheim, Geschäftsführerin des Palliativen Hospiz Solingen e. V. (Stationäres Hospiz/Ambulanter Hospiz- und Palliativberatungsdienst), seit 1986 freiberufliche Tätigkeit als Künstlerin, Beraterin und Autorin. www.ida-lamp.de, www.sprechakt.org

Thomas Leber, Jahrgang 1974, ist examinierter Krankenpfleger. Er arbeitet seit sechs Jahren in der Pflege und Betreuung von an Demenz erkrankten und psychisch veränderten alten Menschen. Seit April 2008 arbeitet er als Wohnbereichsleiter einer Wohngemeinschaft für demenzkranke alte Menschen im Johanniter-Stift Köln-Poll. Er ist Fachkraft und Multiplikator für Basale Stimulation und Moderator für Ethische Fallbesprechungen in Altenheimen.

Bernd G. Lenz, Jahrgang 1954, seit über 30 Jahren in der Pflege tätig, seit 1983 in der Psychiatrie, Fachkrankenpfleger für Psychiatrie, Mentor, Praxisanleiter, Deeskalations-Trainer, seit 2000 Honorardozent an diversen Schulen für Pflegeberufe, Autor zahlreicher Fachartikel zu Themen rund um die psychiatrische und neurologische Pflege.

Agnes Maria Mühlgassner, Dr., Jahrgang 1965, arbeitete während des Medizinstudiums projektbezogen am Institut für Ethik an der Universität Wien. Nach der Promotion war sie in einer Lehrpraxis beschäftigt und begann parallel dazu mit der freien journalistischen Tätigkeit bei der Österreichischen Ärztezeitung und ist dort seit 2001 Chefredakteurin.

Dorothea Muthesius, Dr., Musikpädagogin, Musiktherapeutin, Soziologin; seit 1981 in der Arbeit mit Menschen mit Demenz in allen Versorgungsbereichen tätig. Dozentin in der Ausbildung für Altenpfleger und Musiktherapeuten. Projektentwicklung, Forschung und Veröffentlichungen in den Themenbereichen Biographie, Gesundheitsversorgung und Musiktherapie.

Stefan Ortner, Jahrgang 1970, Diplom-Heilpädagoge, Dementia Care Mapping (DCM) Evaluator. Seit 12 Jahren in der stationären Altenpflege tätig, Schwerpunkt Betreuung von gerontopsychiatrisch beeinträchtigten Menschen. Fachberater Demenz und Leiter des Sozialen Dienstes im Johanniter-Stift Köln-Poll, freiberufliche Beratung von Einrichtungen zur Qualitätsentwicklung der Demenzpflege.

Tobias Pätzold arbeitet in einem Alten- und Pflegeheim, der Landresidenz in Algermissen. Seit 2000 ist er in der Altenpflege tätig, seit Juni 2004 als examinierter Altenpfleger und seit Januar 2008 als Fachkraft für Palliative Care. Er hat seinen persönlichen Blick auf Palliative Care für diese Publikation zur Verfügung gestellt.

Renate Puspas, Jahrgang 1956, ist ehrenamtliche Mitarbeiterin im Wohnbereich Hormecke des St. Franziskus Seniorenhaus, eine Einrichtung in Trägerschaft des Caritasverbandes Olpe in Olpe.

Christine Riesner, Krankenschwester, Leitung eines Fachseminars für Altenpflege, Studium der Pflegewissenschaft (Bachelor und Master of Science in Nursing), Evaluator Dementia Care Mapping, Trainer Dementia Care Mapping, tätig als Wissenschaftliche Mitarbeiterin im Dialogzentrum Demenz Universität Witten/Herdecke, Institut für Pflegewissenschaft, u. a. im Projekt CarenapD (care needs assessment pack for dementia). CarenapD ist ein personzentriertes Bedarfsassessment für Menschen mit Demenz und ihre pflegenden Angehörigen im ambulanten Feld. Mitarbeit in der Robert Bosch Stiftung „Für ein besseres Leben mit Demenz", Mitarbeit in der BMG-Expertengruppe „Rahmenempfehlungen zum Umgang mit herausforderndem Verhalten bei Menschen mit Demenz in der stationären Altenhilfe", Mitarbeit im Beirat des Projekts Demenzkranke im Krankenhaus GSP – Gemeinnützige Gesellschaft für soziale Projekte mbH.

Anja Rutenkröger, Dr., Pflegewissenschaftlerin bei der Demenz Support Stuttgart gGmbH, DCM Trainerin, Arbeitsschwerpunkte Versorgungsforschung, Beratung, Qualifizierung und Konzeptentwicklung in der Altenhilfe.

Jutta Schöpfer, Dr., Jahrgang 1973, ist als Ärztin am Institut für Rechtsmedizin in München beschäftigt. Da ihre wissenschaftlichen Schwerpunkte u. a. in der Klinischen Gerichtsmedizin liegen, setzt sie sich mit den vielfältigen Auswirkungen von körperlicher und sexueller Gewalt auseinander. Sie unterstützt die Arbeitsgruppe „Forensische Gerontologie".

Margit Schröer, Dipl.-Psych., Psychologische Psychotherapeutin, Psychoonkologin, Supervisorin, Klinische Ethikberaterin, 30 Jahre Tätigkeit als leitende Psychologin in einer Städtischen Klinik in Düsseldorf. medethikteam@anbi.net.

Meike Schwermann, Fachkrankenschwester, Diplom-Sozialwirtin und Diplom-Pflegewissenschaftlerin, ist seit 2002 freiberuflich in der Fort- und Weiterbildung von Fach- und Führungskräften in der Pflege und als Lehrbeauftragte an der FH Münster tätig. Sie ist Trainerin für Palliative Care und Palliative Geriatrie und Fachbuchautorin. Weitere Informationen unter www.palliativegeriatrie.de.

Dorothea Slodowy, Jahrgang 1947, Musik- und Körpertherapeutin; seit 1991 in der Altenarbeit und freier Praxis tätig. Zurzeit Dozentin im Fortbildungsbereich (Altenarbeit).

Anke Stilgenbauer, Jahrgang 1977, Dipl.-Heilpädagogin, Psychologische Beraterin, Seniorenbegleiterin für Menschen mit Demenz. Seit 2003 im Seniorenzentrum Essen-Steele MARTINEUM beschäftigt, zunächst auf dem Wohnbereich für gehörlose Senioren, ab April 2007 Leitung der Beratungsstelle für gehörlose Senioren Essen-Steele. Sie ist weiterhin in die konzeptionelle Arbeit auf dem Wohnbereich eingebunden und ist außerdem mitverantwortlich für das Pflegeberatungsbüro Essen-Steele (ein gemeinsames Projekt des MARTINEUM und der Diakoniestationen Essen). Sie ist Mitglied im Fachausschuss „Seniorenarbeit" der DAFEG und wirkt im Arbeitskreis der Ev. Pflegeberatungen in Essen mit.

Reinhard Streibel, Jahrgang 1951, Sozialarbeiter, tätig bei der AWO Bezirk Westliches Westfalen e. V. Funktion: Referatsleiter für die Arbeitsfelder Migration+Integration sowie Ambulante Dienste/Gesundheitswesen bei der AWO Bezirk Westliches Westfalen e. V., in dieser Funktion befasse ich mich seit über 20 Jahren u. a. mit Fragen des Älterwerdens von Migrantinnen und Migranten und deren Versorgung im Fall von Krankheit und Pflegebedürftigkeit. In den Jahren 1993 bis 1995 war ich maßgeblich an einem der ersten größeren Modellprojekte gemeinsam mit der Caritas und der Diakonie an insgesamt 11 Standorten in NRW beteiligt. Ziel und Auftrag war seinerzeit, Orientierungen zur Entwicklung von Handlungsstrategien für die Arbeit mit dieser Zielgruppe zu entwickeln und erproben. Daneben fungiere ich als Leiter des in Trägerschaft der AWO befindlichen Demenzservicezentrums für Menschen mit Zuwanderungsgeschichte der Landesinitiative Demenzservice NRW.

Jutta Voß, Dipl.-Sozialarbeiterin, ist tätig als Bereichsleitung des Sozialen Dienstes im St. Franziskus Seniorenzentrum in Olpe. Arbeitsschwerpunkte: Sterbebegleitung, Ehrenamt, Coachingteams und Fallbesprechungen in den Demenzbereichen.

Monika Wacker, Dipl.-Theologin, Dipl.-Pädagogin, freiberufliche Ethikberaterin.

Marina Weidner, Dipl.-Sozialpädagogin, seit 2003 als Koordinatorin beim Ökumenischen Hospiz Radevormwald tätig.

Konrad Widmann, Mag. theol., Innenausbautechniker; seit 1999 bei der Österreichischen Blindenwohlfahrt, seit 2003 Direktor des J. W. Klein-Hauses.